手耳足简易按摩

（畅销升级版）

王东坡 主编

中国轻工业出版社

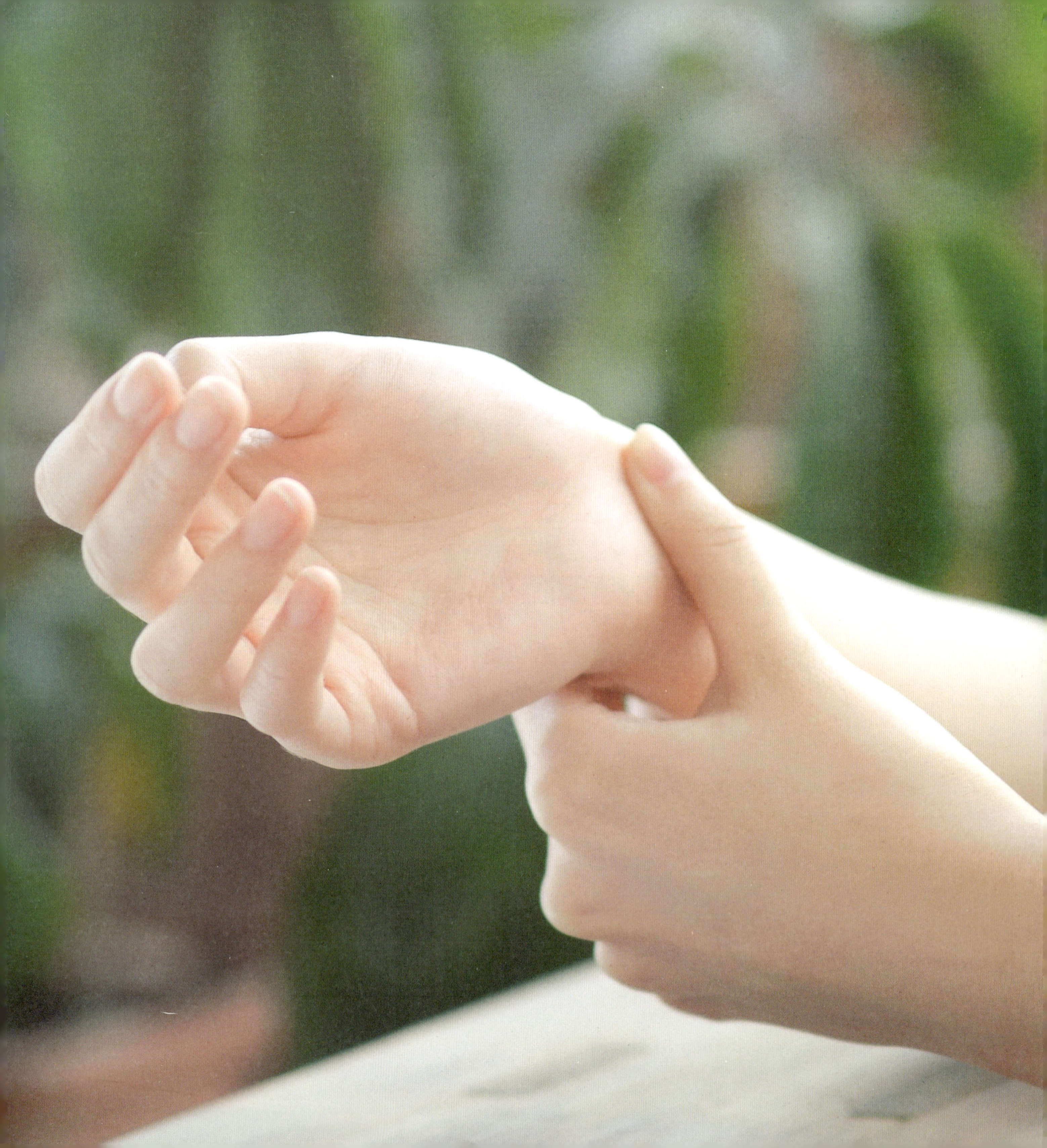

前言

不去医院，自己如何准确快速地判断身体的健康问题？

没有医生指导，你要怎样快、准、稳地找到反射区并有效按摩？

不打针吃药，自己如何利用反射区减轻病痛？

……

身体的病变，反射区都会告诉你，不仅如此，还会帮你减轻病痛。

大家都知道“一站式”服务，那这本书便是“一站式”治疗体验了。本书先教你判断身体健康问题，再帮你找准反射区，根据不同病症告诉大家按摩哪，怎么按最有效。手耳足穴位和反射区齐全，每种病症和亚健康状况都有相应按摩的反射区和手法，按摩一步一图，部分内容还配有视频演示，按摩手法多样好学，充分运用手边工具，让你看得懂，学得快，马上就上手，揭开手耳足中的健康密码。

本书还给出了“一试就灵的小方法”，让你快速有效地阻止病痛，再有的放矢地通过手耳足按摩进行治疗，不是一味地等效果，而是止病痛、去病症两不误。

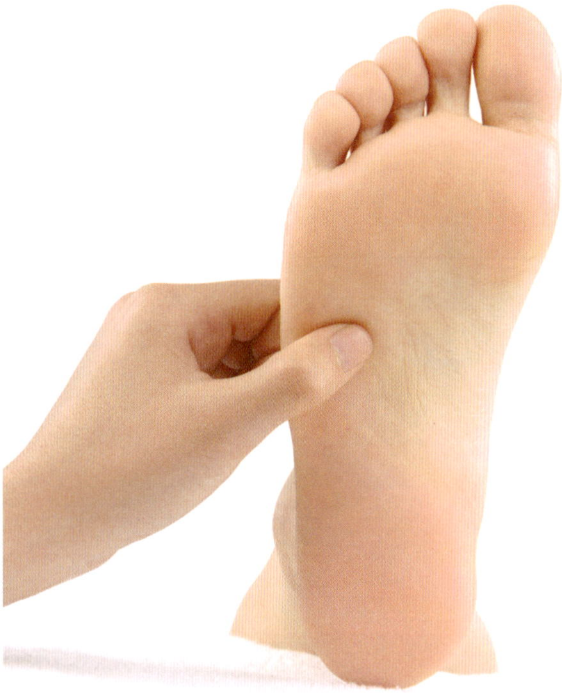

目录

PART 2

慢性病按摩篇／85

PART 3

常见症状按摩篇／115

PART 4
生殖保健按摩篇／149

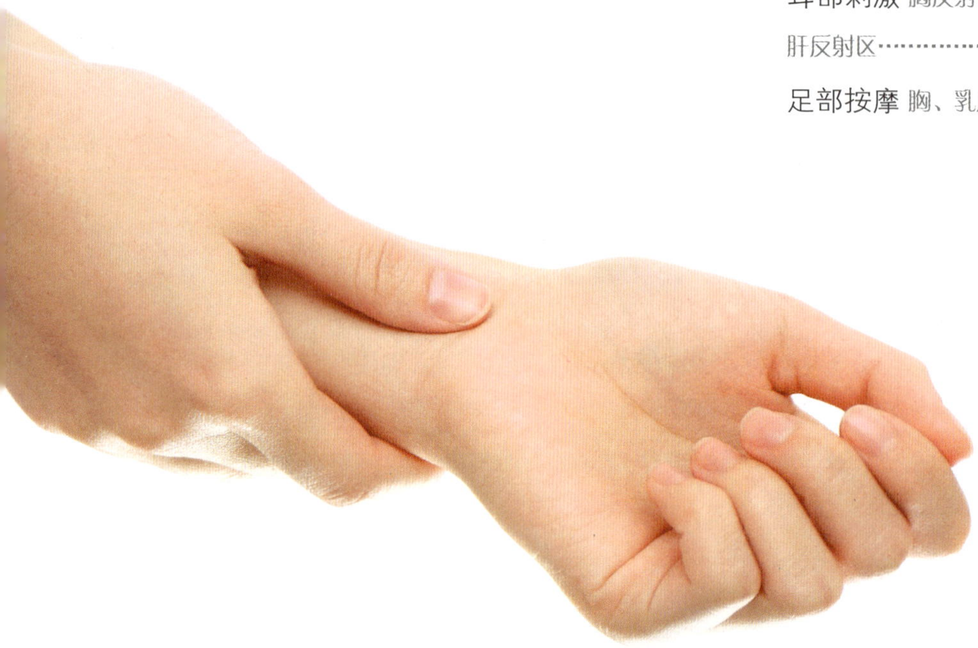

PART 5
日常保健按摩篇／165

手耳足反射区快快查

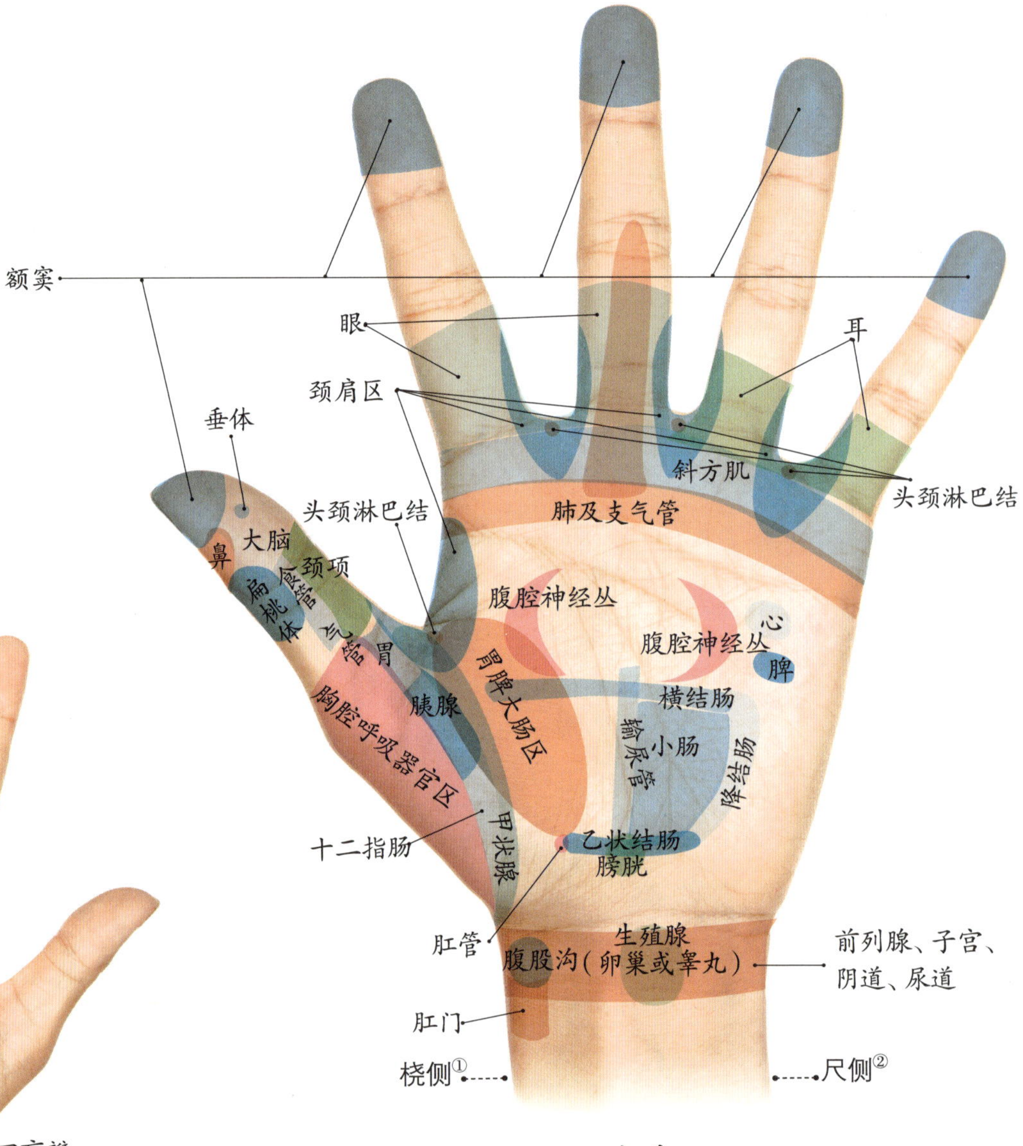

左手

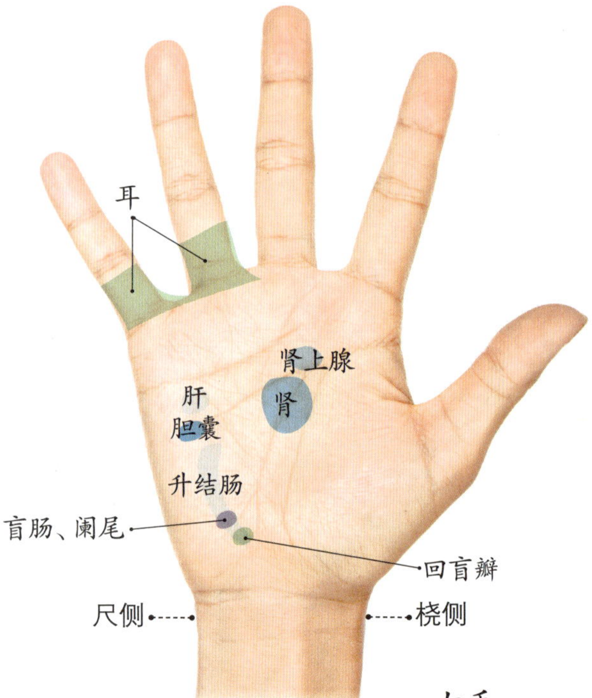

右手

注①、②：桡侧和尺侧在医学上是个方位词。以手掌为例，靠小指一侧为尺侧，靠拇指一侧为桡侧。

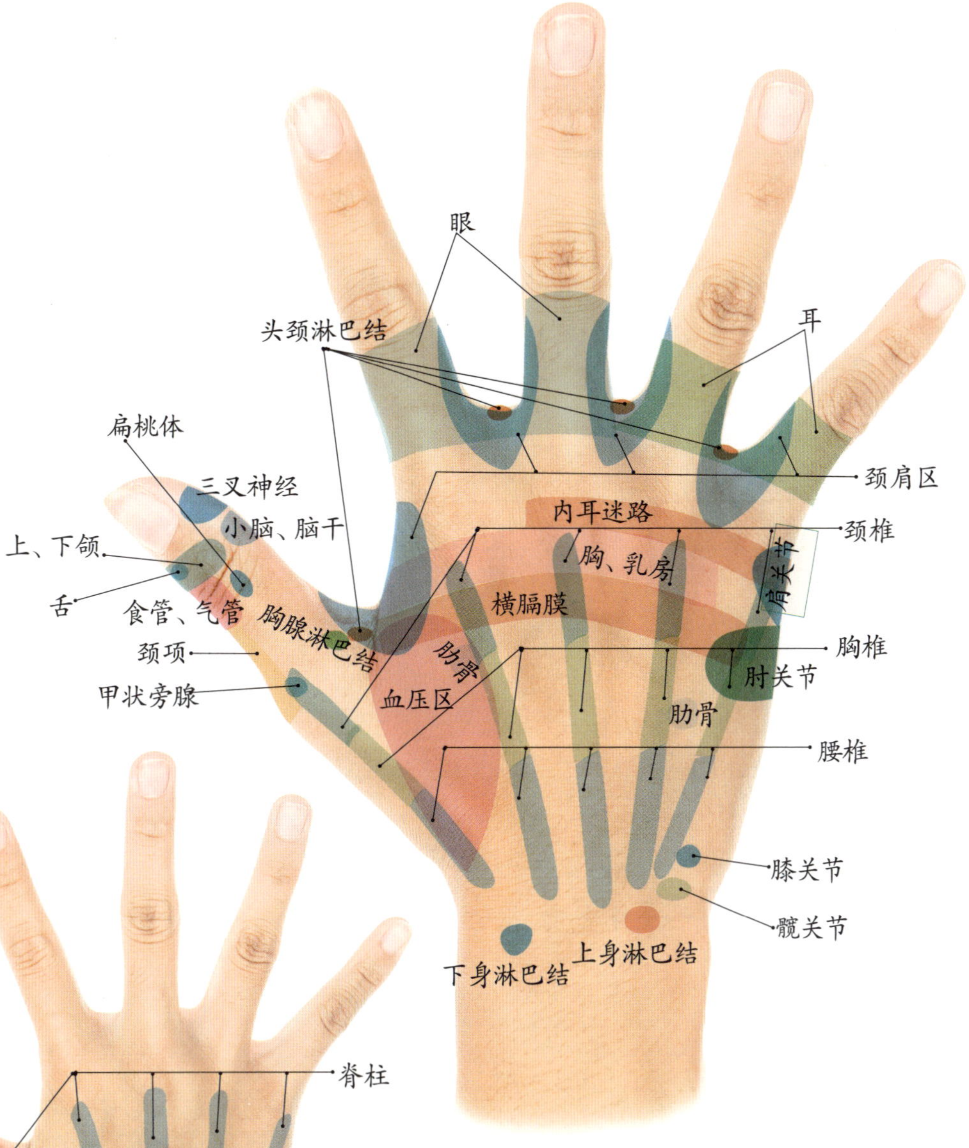
眼
头颈淋巴结
耳
扁桃体
三叉神经
颈肩区
小脑、脑干
内耳迷路
颈椎
上、下颌
胸、乳房
肩关节
舌
食管、气管
横膈膜
胸腺淋巴结
肋骨
胸椎
颈项
肘关节
甲状旁腺
血压区
肋骨
腰椎
膝关节
髋关节
下身淋巴结
上身淋巴结

右手

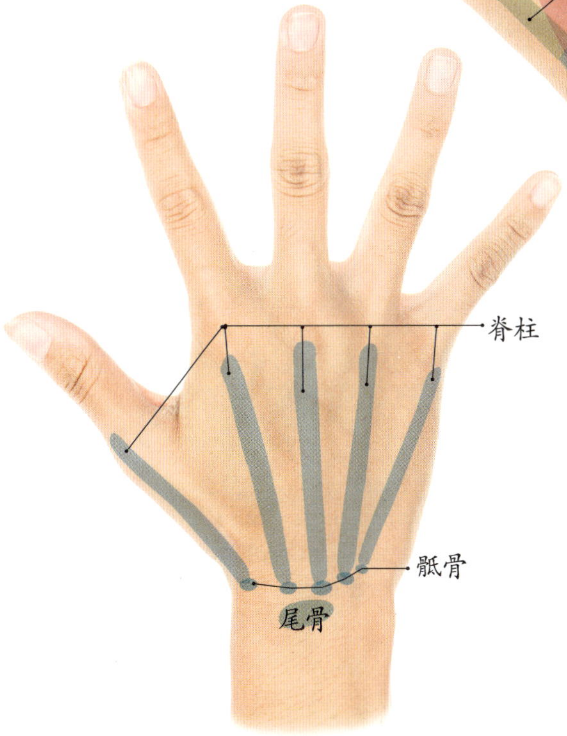
脊柱
骶骨
尾骨

右手

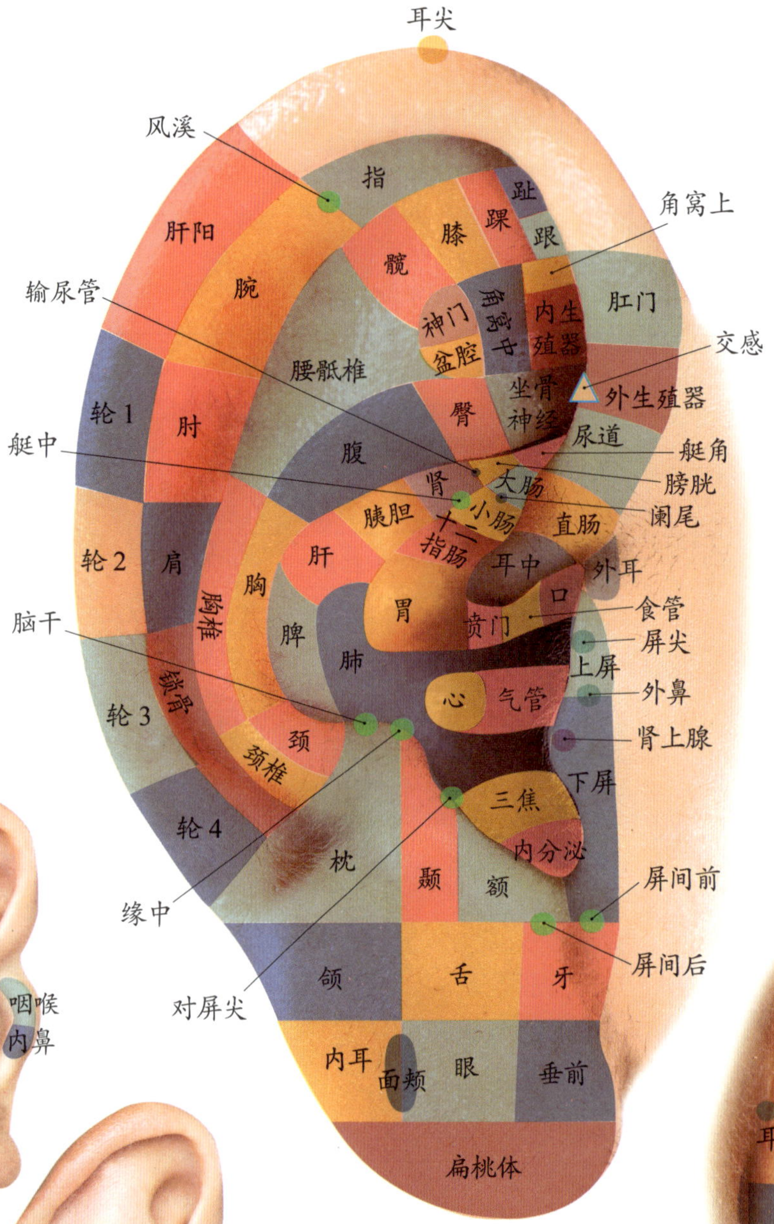

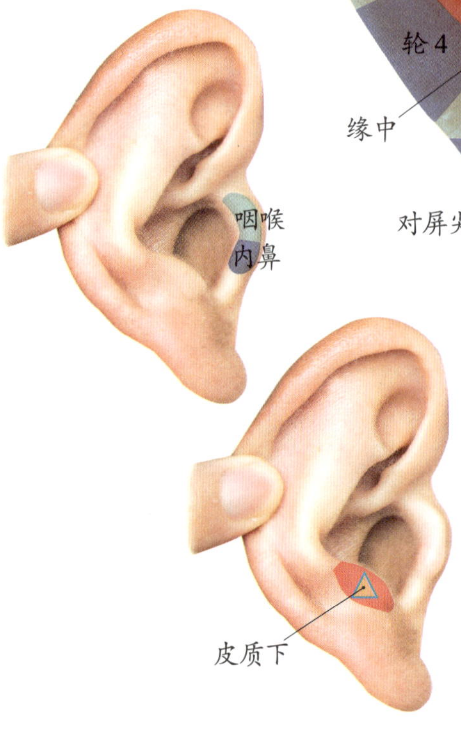

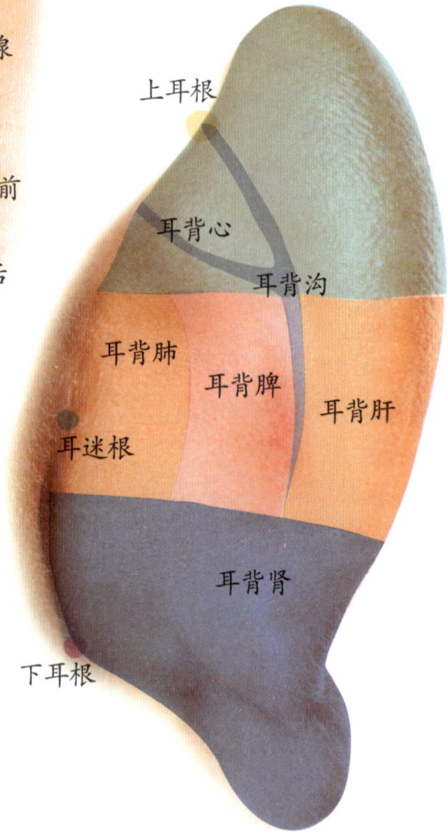

注：△表示内侧面，如交感在对耳轮下角前端与耳轮内缘相交处，皮质下在对耳屏内侧面。

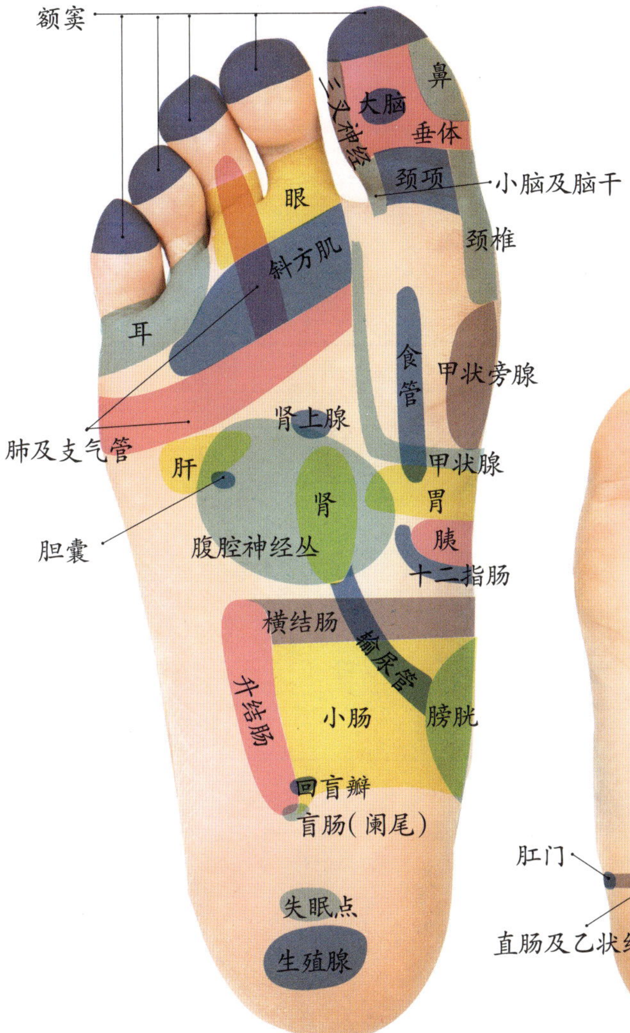
额窦
鼻
三叉神经
大脑
垂体
颈项
小脑及脑干
眼
颈椎
斜方肌
耳
食管
甲状旁腺
肾上腺
肺及支气管
肝
甲状腺
肾
胃
胆囊
腹腔神经丛
胰
十二指肠
横结肠
输尿管
升结肠
小肠
膀胱
回盲瓣
盲肠（阑尾）
失眠点
生殖腺

右足底

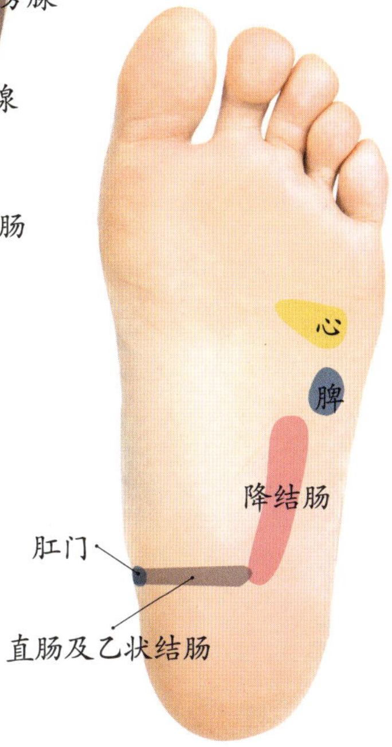
心
脾
降结肠
肛门
直肠及乙状结肠

左足底

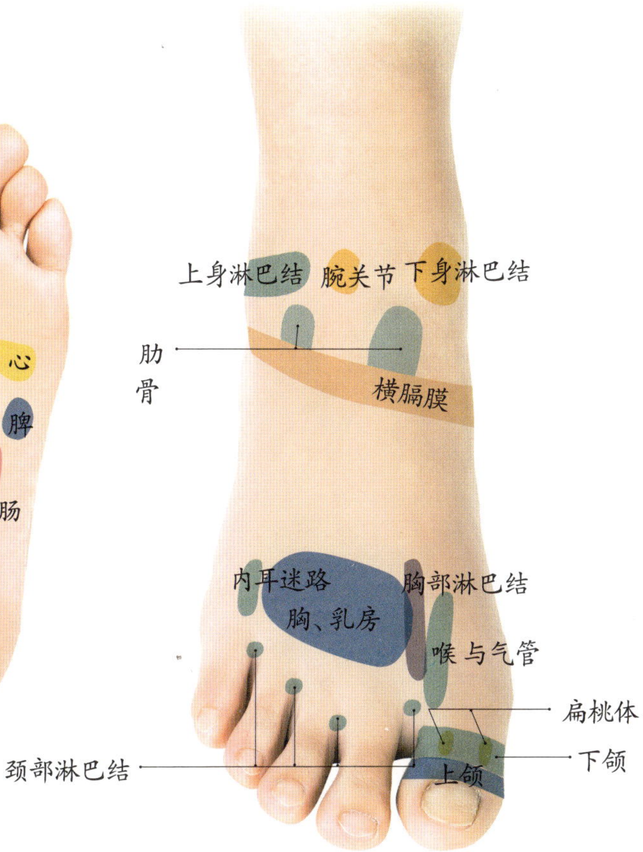
上身淋巴结
腕关节
下身淋巴结
肋骨
横膈膜
内耳迷路
胸部淋巴结
胸、乳房
喉与气管
扁桃体
下颌
上颌
颈部淋巴结

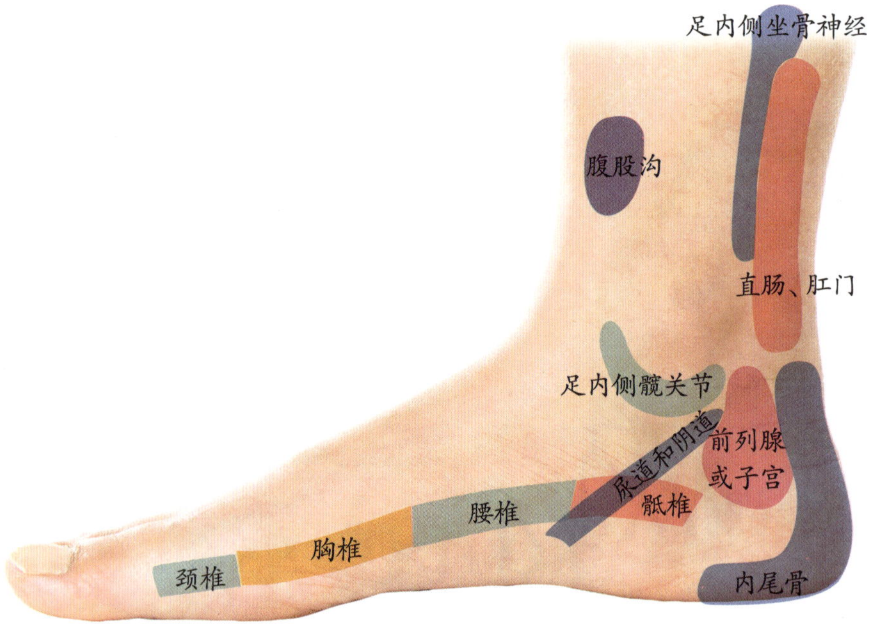
足内侧坐骨神经
腹股沟
直肠、肛门
足内侧髋关节
前列腺
或子宫
尿道和阴道
骶椎
腰椎
胸椎
颈椎
内尾骨

足内侧

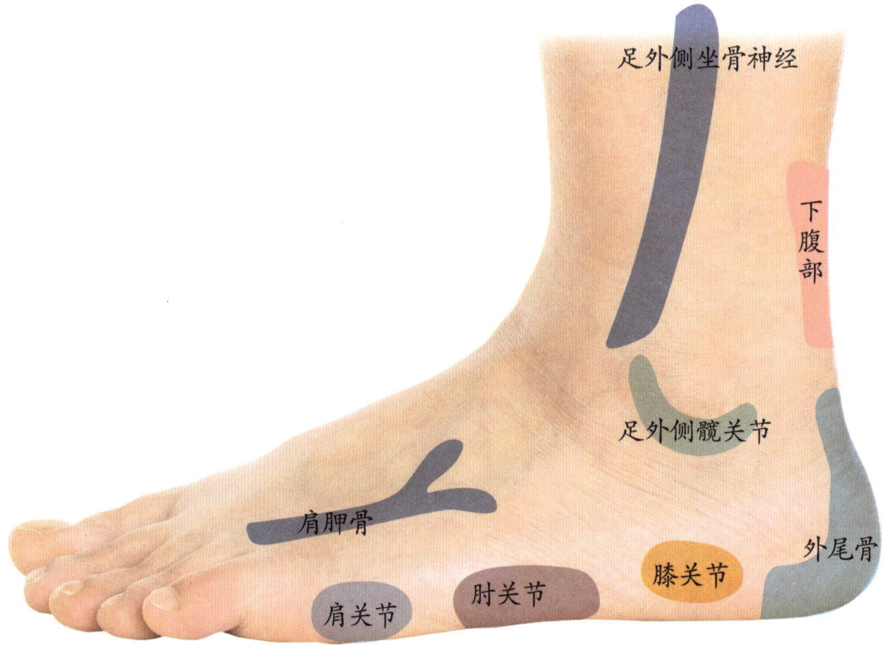
足外侧坐骨神经
下
腹
部
足外侧髋关节
肩胛骨
外尾骨
膝关节
肘关节
肩关节

足外侧

检查心脑血管系统

手

用拇指按压心反射区，如果异常疼痛，且伴有手掌出汗、手指伸不直的情况，表明心脏功能衰退。

指甲短小的人，尤其年纪偏大时应注意其颜色变化，当指甲略带暗红色，血压可能已经升高。

若指甲已呈现暗红色，则患上心脏病、脑血栓、脑出血的概率很大。

冠心病或心绞痛患者指甲多呈青紫色或出现黑红瘀斑。

如果手部温度偏低，提示人体循环系统尤其是末梢循环系统障碍，易发生心脑血管疾病，如动脉硬化、心功能不全、高脂血症等。

耳

观察心反射区，有无点状、弧状、环状的血管形态改变，有无光泽的白色点以及红晕、丘疹等。按压心反射区，感觉是否有压痛。

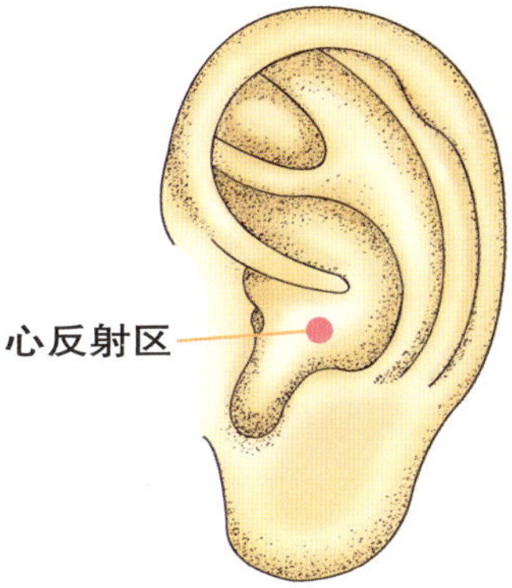

足

观察趾甲，颜色青紫说明循环系统有障碍，可能患有心血管病。

如果小趾关节僵硬，则应注意预防心脑血管系统病变。

用手揉捏，如果脚趾甲麻木无感觉，是心血管疾病的表现。

趾甲透裂、直贯甲顶则可能是中风的先兆。

用拇指按压心脏等相关反射区，会出现异常疼痛。

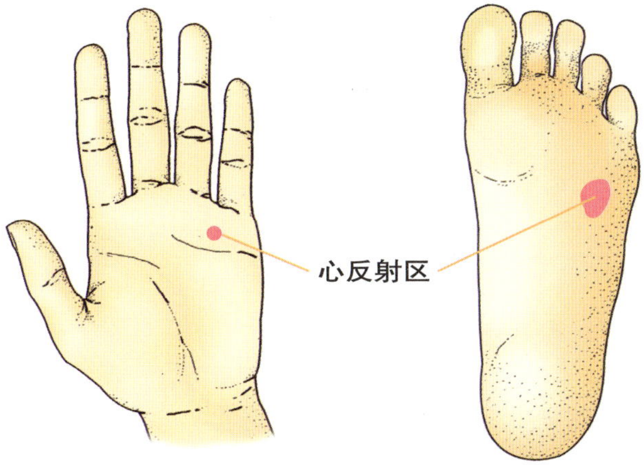

检查呼吸系统

手

肺及支气管反射区压痛，表明肺功能衰退，易出现呼吸困难、口干、感冒、多痰等症状。拇指根部下方出现许多细纹，而且出现压痛，这是呼吸器官衰弱的象征。

感冒引发肺部疾病时，掌色苍白，青筋暴露且指端发凉。

肺及支气管反射区出现较为明显的白色时，表明肺气不足，一方面呼吸失常、胸闷气短，见于哮喘等；另一方面阳气虚衰，卫外不固，易出现表虚自汗、疲倦、少气懒言、畏风惧寒等症状。

如果大鱼际丘上部的颜色发红，多有上呼吸道炎症，如急性咽喉炎、扁桃体炎、支气管炎、口舌溃疡等。

肺结核病患者，指甲很薄，有横沟，小指弯曲，且关节处有青筋暴出。

耳

肺反射区、扁桃体反射区有丘疹、压痛，也是呼吸系统出现问题的体征。

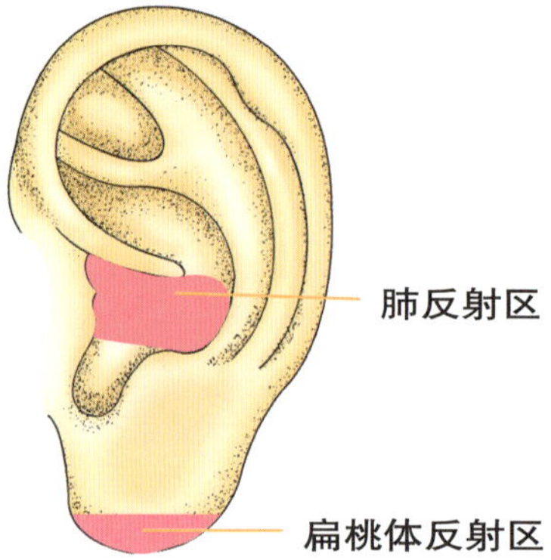

足

趾甲变紫往往是心肺有病的征象。

按压肺及支气管反射区，如果压痛明显，表明呼吸系统可能出现问题。

按压哮喘患者肺及支气管反射区，足部会出现痉挛。

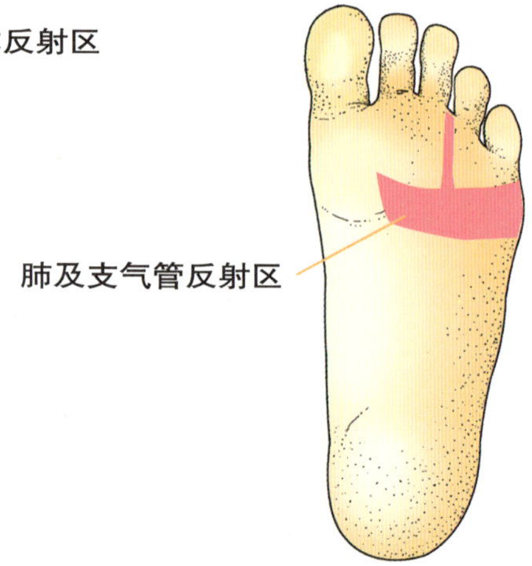

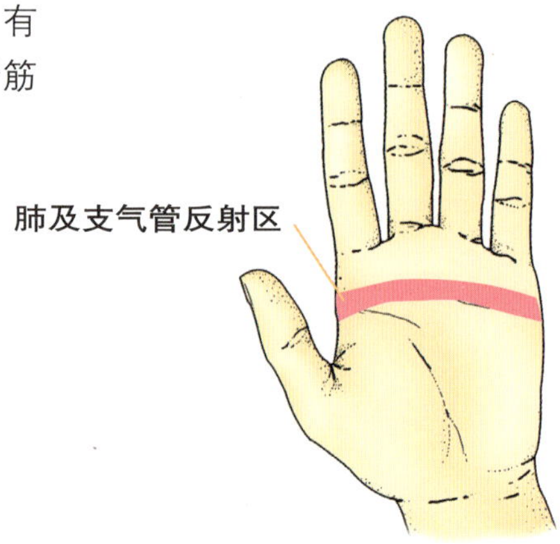

检查肝胆

手

手掌呈黄色，多表示有肝胆方面的疾病。

小鱼际处发红，色深称为肝掌，这是肝硬化的表现。

肝功能有问题者，指甲常嵌入肉里或呈勺形，有的可见手指末端偏粗偏大。

若肝脏发生病变，用手指按压肝反射区，有胀痛点。同时，在右手大拇指与食指之间的掌蹼处，也会有明显的胀痛点。

手部胆囊反射区有轻度压痛和叩击痛，为慢性胆囊炎的表现。

耳

肝功能异常时，肝反射区呈点状或片状红晕，压痛明显，肝阳反射区下呈暗红色或片状增厚。

胰胆反射区对应的耳背部呈点、片状充血或红晕，压痛，是胆部异常的表现。

在耳廓正面的胰胆反射区及耳背部的相应部位，若可触及隆起、结节或条索状物，并有压痛，则是胆结石的表现。

耳轮红肿，为上焦风热，肝胆火盛的表现。

耳鸣是肝肾阴虚的表现，除了可能患有高血压、心血管病外，还要警惕糖尿病、骨关节病和内分泌病的发生。

足

始于足的肝经、胆经功能衰退时，相应的肝反射区会出现压痛，并伴有口苦、下腹肿胀、抑郁、乏力、怕冷等症状。

趾甲动摇松脱为肝病血虚，紧扣嵌入肉里为肝气瘀滞的表现。

右扁平足者多有肝脏、胆囊疾病。

脚掌色青，多为肝郁气滞、瘀血、静脉曲张的表现。

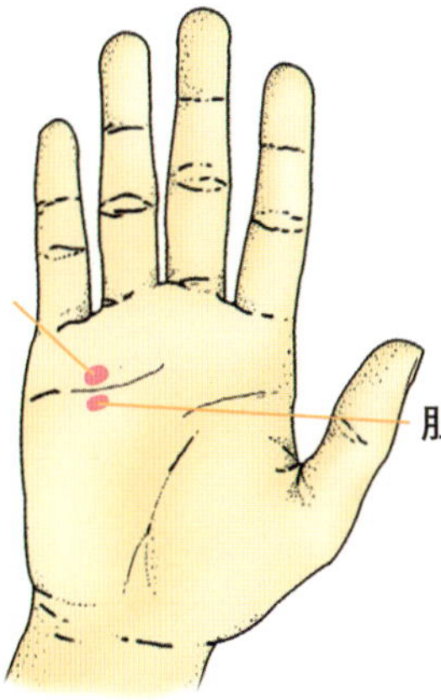

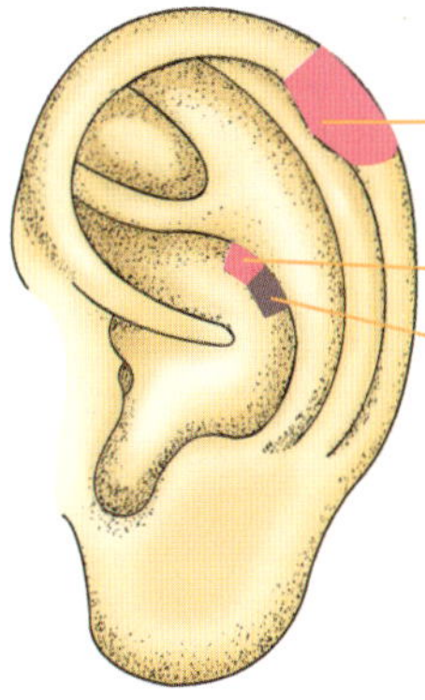

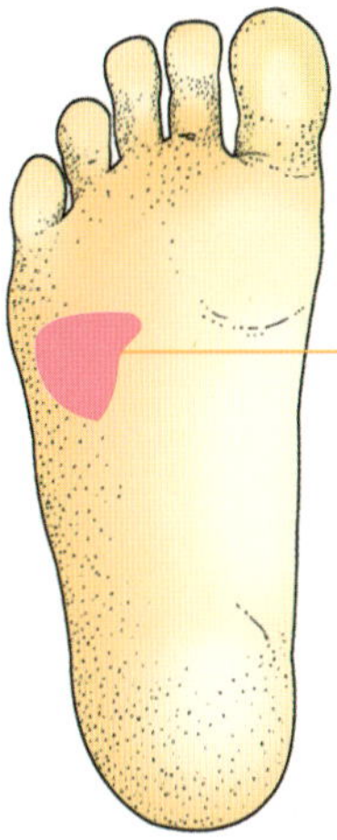

检查泌尿生殖系统

手

手掌的肾反射区有压痛，提示泌尿生殖系统的病变。

无名指与泌尿生殖系统关系较为密切，无名指苍白细小，肾脏与生殖系统功能大多较差。

无名指根第一节，提示生殖能力与内分泌功能，无名指屈纹散乱者，是体能较差的表现，若为孕妇则要适当补充钙质。

女性手部的生殖腺反射区出现青色，常见痛经、闭经等疾患。

小指根出现白环，表明腰肾、生殖器有严重的病灶，如肾盂肾炎、肾下垂、阳痿、早泄等。

两三个指甲同时有大块不规则凹变，说明慢性病已转为恶变，如子宫颈炎。

指甲白斑提示性功能低下、阳痿、早泄。

肾功能不全者，往往手指甲灰暗、黑滞。

耳

耳部的肾反射区、膀胱反射区有丘疹、充血，提示肾脏及泌尿系统出现健康隐患。

耳部有糠皮不易擦去者，提示有妇科疾病，相应穴位有压痛。

月经不调会在耳部内生殖器反射区的区域出现红色。

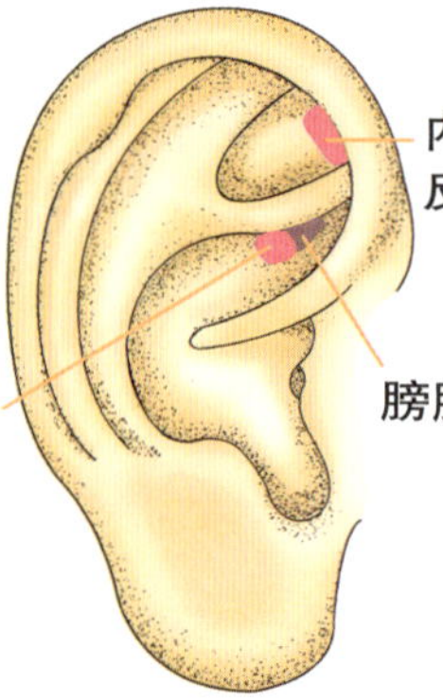

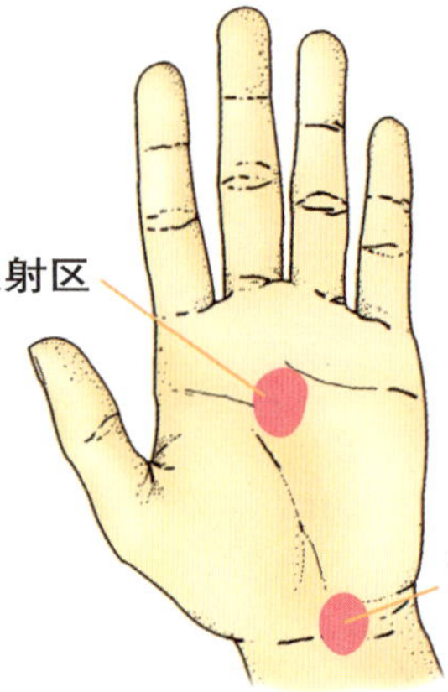

足

当始于脚部的膀胱经、肾经功能衰退，按压肾经的涌泉穴会有剧痛，还会出现尿频、尿少、耳鸣、乏力、痔疮、腰痛等症状。

观察趾甲，如果凹凸不平，往往显示有肾脏疾病；足踝水肿则为肾炎或心衰的表现。

趾甲下出现一条或数条纵行黑线为内分泌失调、痛经、月经紊乱的表现。

拇趾腹侧皮肤有网状粗纹，且有针孔状损害者，男性多表现为性功能减退、阳痿、早泄，女性则出现内分泌紊乱、月经不调、不孕等症状。

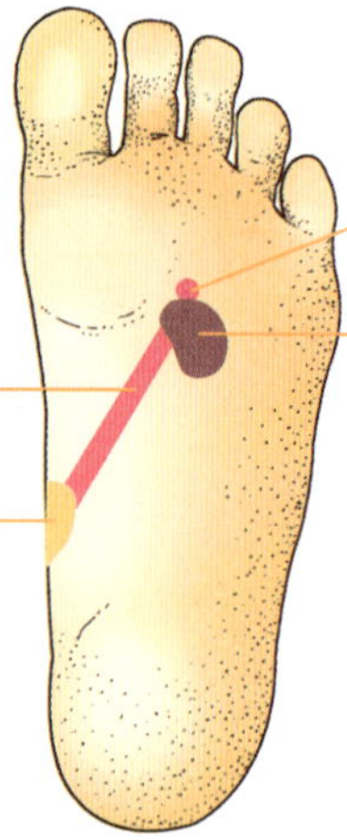

检查肠胃

手

从拇指出发的大肠经功能衰退，胃脾大肠反射区则有压痛，还会出现眼白带黄色、肩痛、牙痛、便秘、头痛等症状。

大鱼际处青筋鼓起，多为脾胃虚寒，易患泄泻。若是急性腹泻，则青筋鼓起更为明显。

大鱼际处颜色偏红，为胃中有热，可能常有便秘的症状。

指甲，尤其大拇指和食指的指甲呈黄色或浅黑色，说明消化系统有问题。

胃肠功能不健者，指甲常呈暗淡无光泽状态。

耳

用火柴头或者探头刺激胃反射区、十二指肠反射区，如有压痛或丘疹，表明胃肠或消化系统出现了问题。

胃功能不佳的人，胃反射区呈点状或片状白色，有的边缘会有红晕或呈充血状，有压痛，可触及片状隆起或条索。

十二指肠反射区呈片状凹陷，带有红润或暗红色，或者呈点状白色，边缘红润或暗红，穴位压痛，为十二指肠溃疡的表现。

耳部生出肿块，形如樱桃，多为“耳痔”，若耳肉淡红，多为脾肾两亏的表现。

足

当从脚出发的胃经、脾经功能衰退，脚部胃、脾、十二指肠、大肠、小肠的反射区会有压痛。有时在皮下可摸到颗粒状或块状的结节，或条索状物，或有水流动的感觉。还会出现面色发暗、腹胀、多汗、口腔溃疡、恶心等症状。

从侧面看，如果第二趾、第三趾的关节曲起，表示可能会有胃肠疾病。

黄趾甲，则多为黄疸型肝炎、肾病综合征、甲状腺功能减退等表现。

检查神经系统

手

手部多汗，提示自主神经功能可能失调。

大拇指缺乏韧性、出现弯曲时，多为神经衰弱的表现。

无名指指头偏曲，指节漏缝，多为七情伤感、神经衰弱之人。

观察食指，若苍白而瘦弱，其人容易疲劳，精神常萎靡不振。若食指出现白环，常会出现睡眠障碍、身体不适、头昏头痛、疲劳等症状，且白环的大小和病症的轻重有密切关系。食指第三指节太短者，容易罹患神经、精神方面的疾病。

观察大拇指，如果过分粗壮，其人多心情偏激，易动肝火；若过于扁平薄弱，其人体质多较差，神经质。

足

观察脚趾，如果五个趾甲都翘起来，说明有神经衰弱的倾向，表现为心情不畅，精神压力过大。

当趾甲上有纵行条纹出现时，表明机体虚弱，抗病能力差，易出现失眠、头痛、眩晕、乏力、腰膝酸软等症。

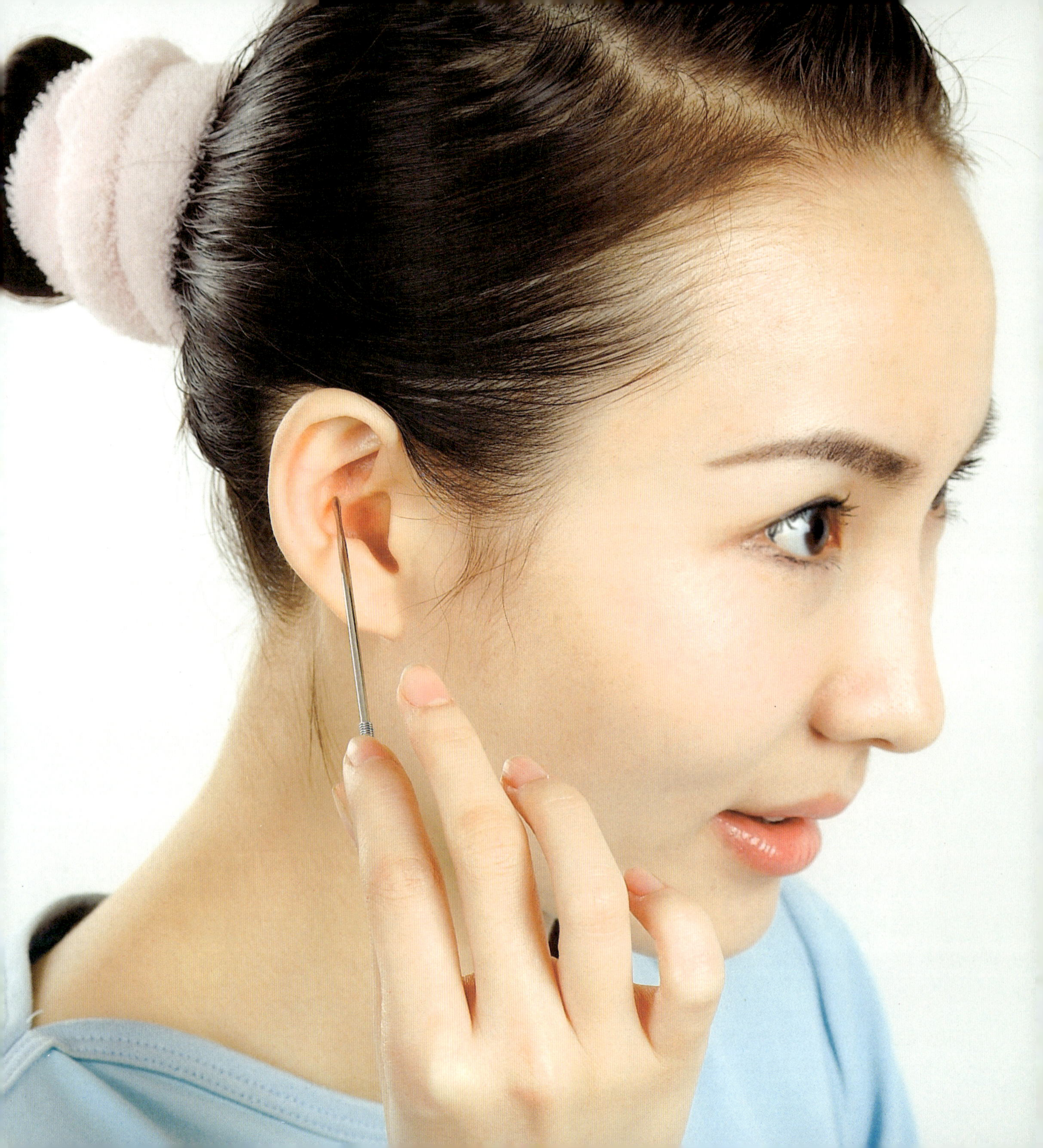

PART 1
手耳足中的健康密码

赤脚走路为什么能强身健体？用手滚动核桃为什么能让人充满活力？你知道小小的手耳足竟是你全身的一幅缩略图吗？其中的秘密在于以下这些神奇的反射区和经络穴位。

手耳足汇聚全身多条经脉

经络贯穿手耳足

“命要活得长，全靠经络养”，经络是贯通人体的庞大网络，它纵横交错，遍布全身，沟通脏腑与体表的系统，并将人体脏腑、组织、器官联结成为一个有机的整体。若是经络堵塞、气血不畅、阴阳失调，就易疲劳甚至产生疾病。

人体的五脏六腑共有十二条经脉，六条行于手，六条行于足。行于手的分别是手三阴经和手三阳经，手三阴经起于胸止于手，手三阳经起于手止于头。行于足的分别是足三阴经和足三阳经，足三阴经起于足止于胸，足三阳经起于头止于足。这十二条经脉是人体经络系统中的主要部分，每条经脉都有各自的循行路线，在经气发生病理变化时会表现出特殊的症状，对于维持人体生命活动、调整机体虚实、治疗疾病等方面有重要的意义。

穴位按摩有奇效

十二经脉在体表相应处都有穴位分布，统称经穴。这些穴位既是经络之气输注于体表的部位，又是疾病反应在体表的部位，还是针灸、推拿、气功等疗法的施术部位。在人体疾病治疗和养生保健中，穴位具有“按之快然”“驱病迅速”的神奇功效。

人体手部经络穴位丰富，既有六条经脉的穴位，又有众多经外奇穴，因此刺激手穴能治疗全身疾病。

足部是人体中穴位分布最密集的区域之一，每一只脚上有 38 处穴位。这些穴位有的掌管经气的出入，有的与脏腑有密切联系，几乎都具有特殊的功能。

“耳为宗脉之所聚”，十二经脉皆通过耳部，所以人体某一脏腑和部位发生病变时，可通过经络反映到耳廓相应点上。经常按摩耳部能疏通经络，运行气血，调理脏腑，达到防病治病的目的。

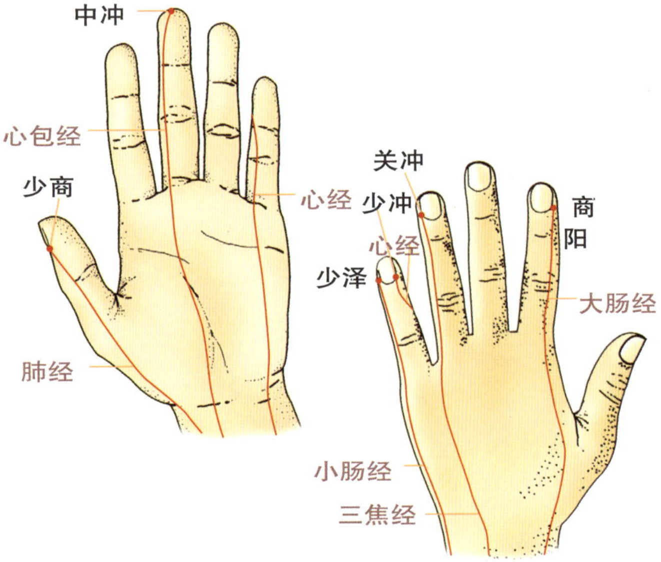

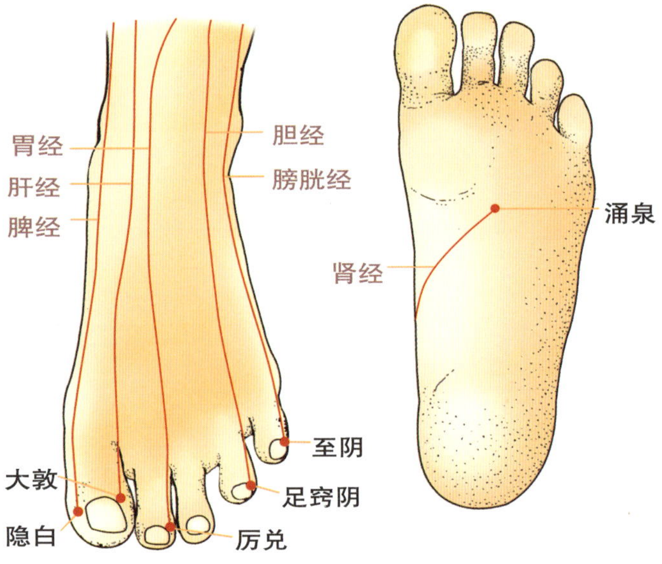

手耳足是全身的投影

20 世纪 80 年代出现的“全息生物学”从另一个方面为我们揭开了手耳足的秘密。就像从一个受精卵发育而来的人，每个细胞中都带有反映他本身特性的基因一样，机体所有器官在某个特定的部分上有着各自的“投影区”，这样的“ 投影区”叫做全息胚。

耳像子宫里蜷缩的胎儿

人们惊奇地发现，耳廓就像一个头朝下、臀朝上倒着蜷缩在子宫里的胎儿。耳部反射区与人体的各个器官相对应，人体的五脏六腑、五官七窍甚至更小的部分在耳廓上都有分布，通过按摩、贴压等方法对耳穴进行刺激，可以收到很好的治疗效果。

手足是理想的全息胚器官

手足部具有整个人体的信息，是全身的缩影。人体的循环系统、消化系统、呼吸系统、内分泌系统、代谢系统、神经系统、运动系统、生殖系统及五官都能在手足部找到相对应的区域和穴位。手足部的每一个反射区都与相应的器官有相似的生物学特性，器官出现问题在反射区会有所表现，根据反射区的变化可以判断相应器官的病痛。刺激相应的反射区和穴位可调整相应组织器官的功能，改善其病理状态，从而起到防病治病、强身健体的作用。

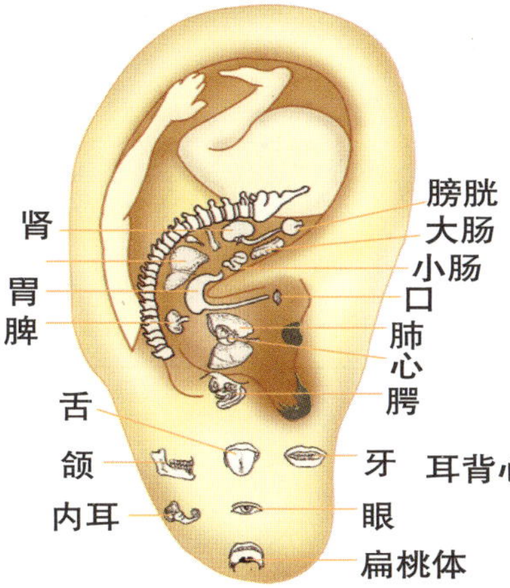

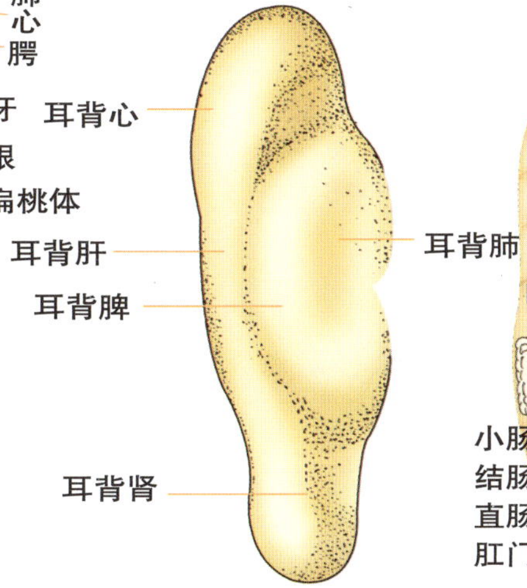

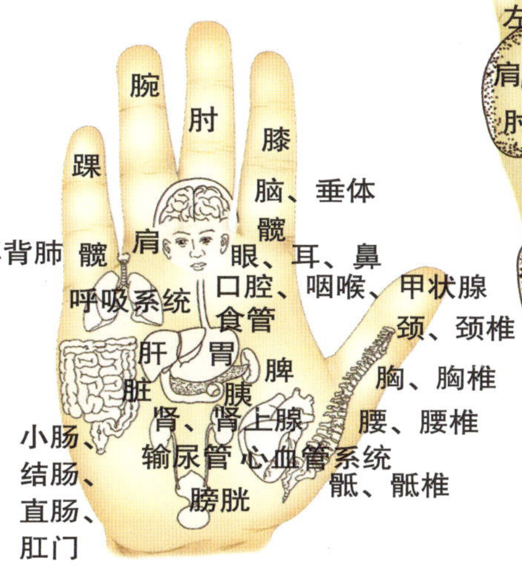

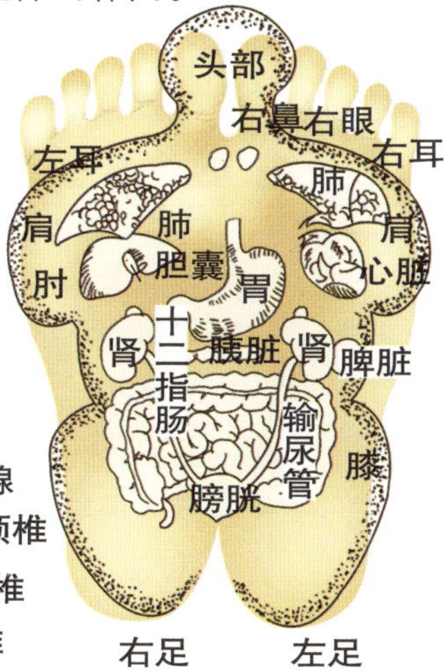

手耳足按摩须知

按摩原则——哪儿疼按哪儿

哪疼按哪是自我保健按摩的一个基本原则。

比如指压肾反射区时，疼痛严重，可能肾脏机能有障碍，可以坚持小心按摩该区域，加以刺激，促进该部位血液循环，使淤积在该部位的毒素、代谢物质等随尿液排出体外。

如果按压肺部反射区有疼痛，那么就应坚持按摩此处，这样可以改善肺和支气管的功能，使肺部氧气和二氧化碳的交换更为活跃。

同样，头痛时及时按摩头部反射区及相应的穴位；心脏不舒服时，则应该坚持按压心反射区及相应的穴位。

按摩前泡一泡手脚，效果更好

对手足进行温热的刺激，有行气活血、调理内脏功能、消除疲劳、缓解精神紧张的功用。在按摩前以温水进行手足浴，可以增强按摩的效果。

在家做手足浴，可选择适合自身需要的中药配方。药碾碎后用沸水沏开，然后用药的蒸气熏蒸双手掌心或足底部。当手足感到热时，可先移开然后再靠近，反复进行多次。待水温适宜时，将手或足浸泡在水里。浸泡约 30 分钟后擦干，转入按摩阶段。

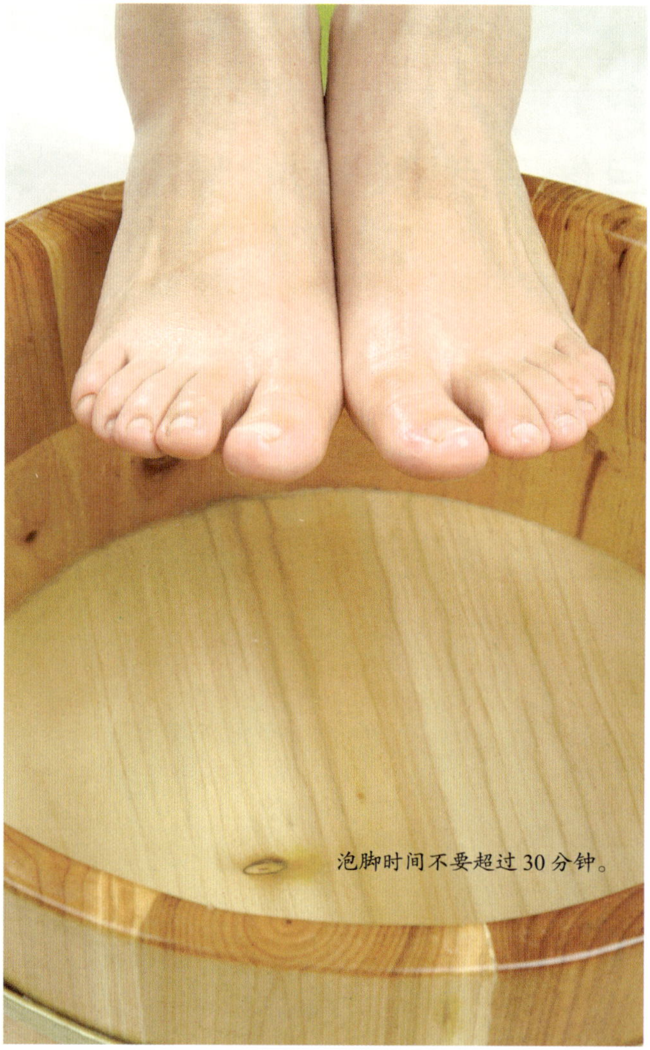

泡脚时间不要超过 30 分钟。

最常用的五种按摩方法

按摩最常用也最好用的是拇指，其次为食指和中指。对于手耳足上比较坚硬的部分，或需用力刺激的时候应握拳用关节来按压。比较柔软或用力较轻的部分则应用手指的指腹进行刺激。

扫码看视频

附赠足部按摩常用手法视频

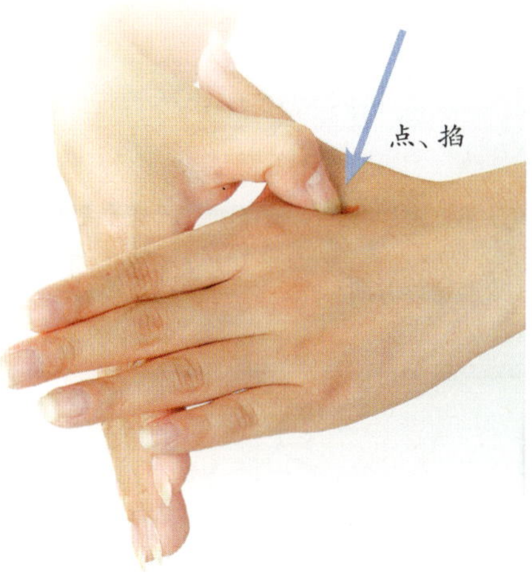

点、掐

按摩中对于穴位的刺激是非常重要的，比如手上止痛的合谷穴等应急穴位，用拇指甲尖端用力点掐是非常有效的。

按、揉

按、揉是按摩中最重要的技巧，常用手指的指腹进行刺激，根据力度分为轻（感觉非常舒适）、快（稍感疼痛）和强（相当痛，需忍耐）三种情况。

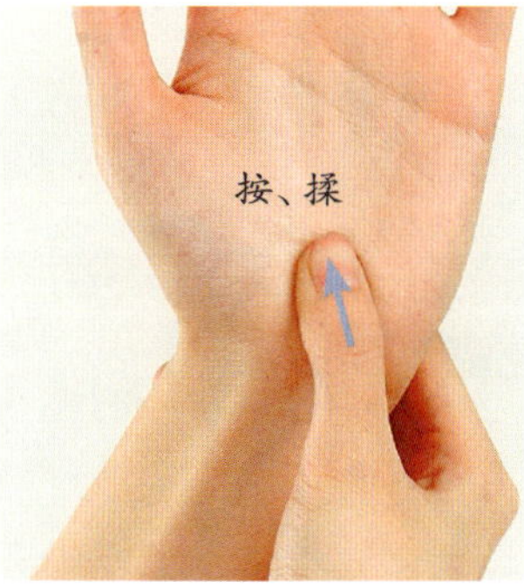

捋指（趾）

用食指和中指关节配合用力夹住指端，在充分抖动后快速撤走。运用此种方法时，抖动幅度要小，频率要快。

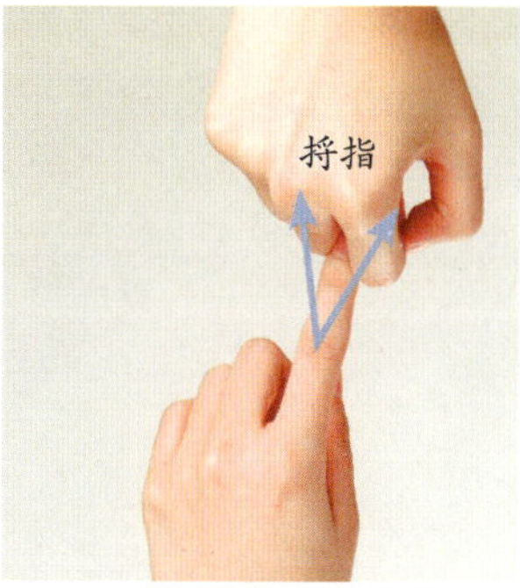

推、摩

用拇指指腹在手或脚上沿经络走向向一个方向直线推动，同时配合中、食、无名指指腹的团摩（在某一部位团状的摩擦使其发热）。这一手法对加强血液循环、舒经活络有很好的效果。

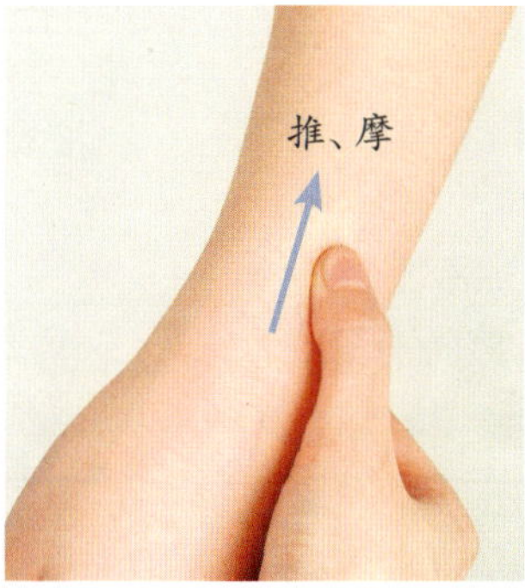

拿、捏

拇指与食指配合，或拇指与其他四指配合，将按摩部位的肌筋提起，能缓解肌肉酸痛，消除疲劳。拿捏时要用指腹来接触按摩部位，力度适中。

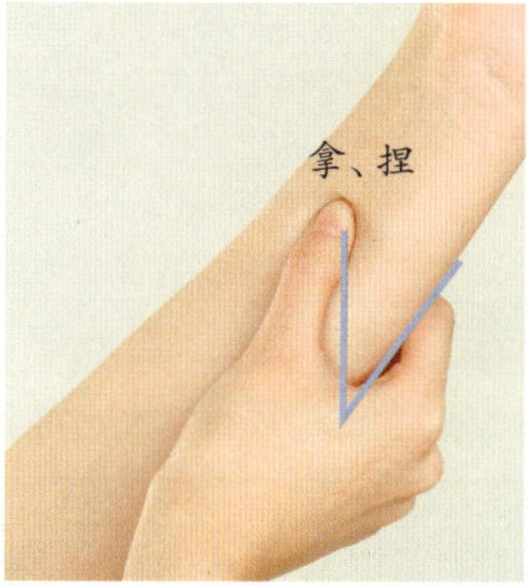

用这些工具，按摩功效更佳

温水浸泡

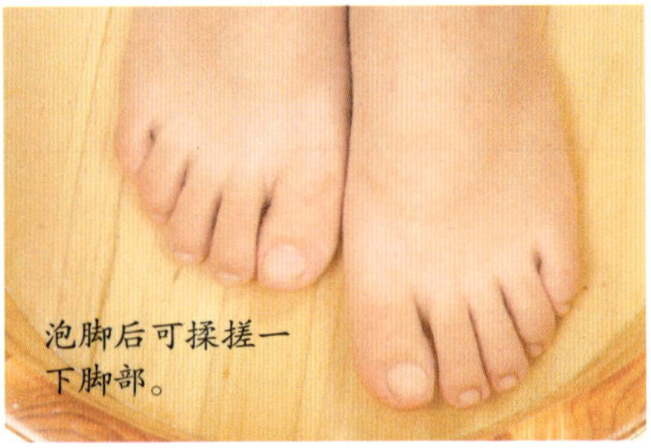

温水浸泡起到放松肌肉、加快循环的作用，不光足部可以进行温水浴，手部同样适用该方法。每天晚上临睡前，只要以温水浸泡脚部或手部20~30分钟，就能活血通络，效果加倍。

牙签、发夹、针具刺激

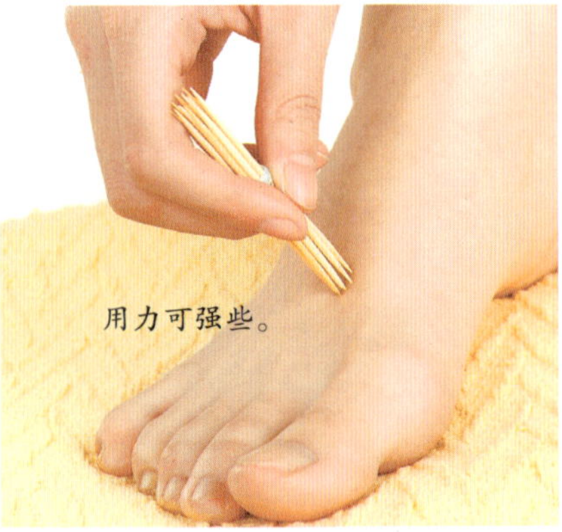

为了增强按摩效果，单独或配合使用牙签、发夹、针具等尖锐物品刺激穴位也不失为一种简便有效的方法。尖锐物刺激时间虽短但刺激强度较大，起效也快，当遇到一些急症时可以使用这种方法。

温灸

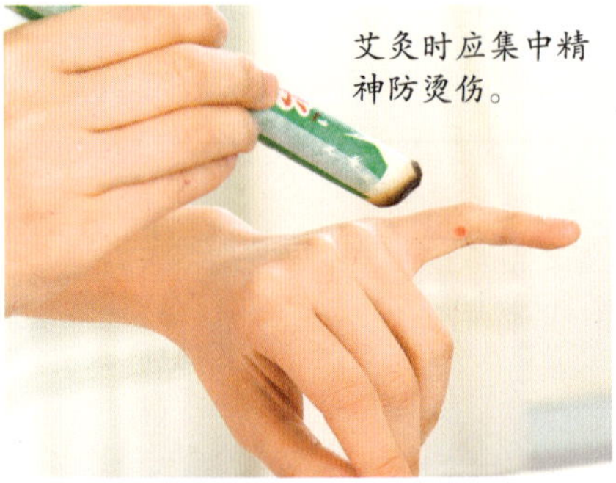

若想要增强按摩效果，则可在穴位处以附子、干姜、艾叶等制成的灸条熏灸。

核桃、木棍、高尔夫球、石子、毛刷

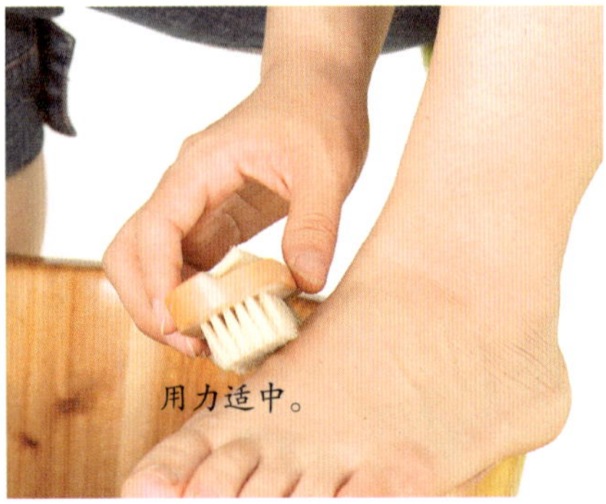

闲暇时把两颗核桃，一颗放在大拇趾下面，一颗放在小趾下面，然后将这两颗核桃不断往一个方向聚合，再往两个方向分开，这样不断转动核桃，或者用脚滚动木棍，或是高尔夫球，还可以光脚在石子路上走走，也可以用毛刷刺激手脚。这些都是采用了多面按摩的原理，这些简单的小动作可刺激各个反射区和穴位，强健体魄。

敷贴、贴压

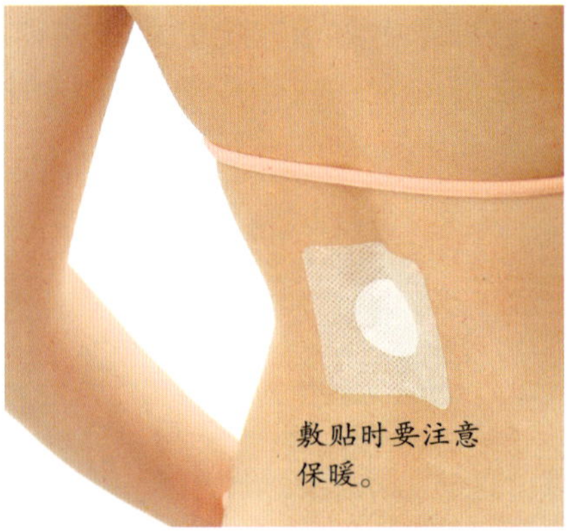

中医有“冬病夏治、夏病冬治”的传统，例如，夏季利用穴位敷贴治疗哮喘、慢性支气管炎等。当然敷贴也不一定要反季节使用，平时，像女性痛经之类，按摩后再贴上一张温经活血的膏药，效果会大大增强。同样在相应穴位处用小米、王不留行籽等贴压也能增强按摩的效果，特别是耳穴治疗，贴压和按摩更是密不可分。

按摩时要注意

按摩者在按摩每个穴位和反射区前，都应测试一下针刺样的反射痛点，以便有的放矢，在此着力按摩。

淋巴、脊椎、尾骨外侧反射区，一定要朝心脏方向按摩，以利于推动血液和淋巴循环。

手耳足上的穴位多是左右对称的，按摩时两边都刺激，效果才会好。

足部按摩后，不可用冷水洗脚，擦去多余的按摩膏后，穿上袜子保暖，睡前可洗净油脂并用热水泡脚 15 分钟。

足部按摩早晚各进行 30 分钟效果最佳，足部的膀胱、肾脏、输尿管、肾上腺反射区最好每日按摩 15 分钟。

按摩完半小时后，必须喝开水 500 毫升以上，但严重肾病患者不能超过 150 毫升。

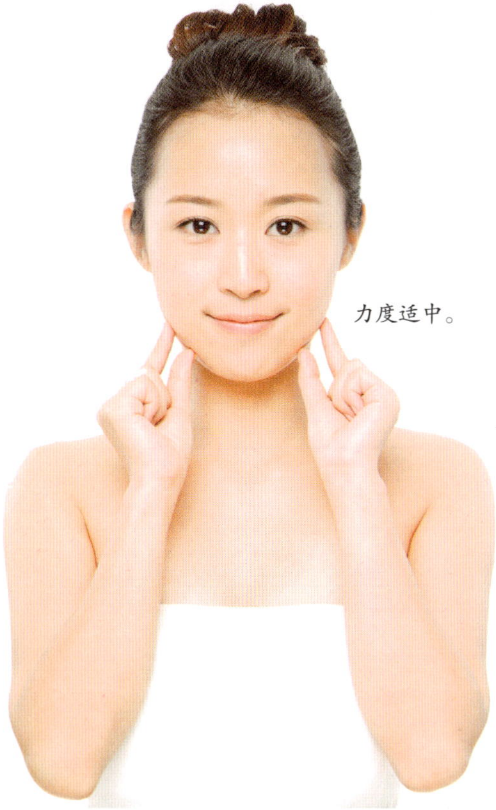

力度适中。

按摩后的正常反应

中医学中，将身体好转时发生的种种反应称为瞑眩，主要包括：困倦；打哈欠；无意间觉得热；有眼屎、鼻涕、痰；头痛；倦怠；尿量增多，味较臭，色浊；脚肿；脚底、掌心出汗；静脉明显浮现并变粗；体臭等。这些是痊愈的前兆，进行按摩后也会出现，不必太在意，一旦身体好转就会消失。

手耳足按摩的禁忌

对于长时间服用激素和极度疲劳者，不宜进行按摩。

血液病或者有出血倾向的患者不能做按摩。

骨科疾病患者不能做按摩，如患有骨折、关节脱位、骨关节结核、骨肿瘤、骨髓炎等。

沐浴后、剧烈运动后、饮酒后、高热时、女性月经期，均不宜进行按摩。

孕妇不可刺激合谷穴，否则有流产的危险。

严重心脏病、精神病、高血压及脑、肺、肝、肾等病患者均不宜按摩。

病情危重的患者，不适合按摩治疗，应及时就医，采取药物、手术等治疗措施。

久病体弱或者极度消瘦虚弱的人，可能难以承受按摩的疼痛，最好不要实施按摩。

手部反射区及穴位速查速用

健康的手

健康的手皮肤明亮，红润有光泽，富有弹性。手掌厚实柔顺，纹理匀称，五指挺直且可并拢，指节圆润有力，指尖圆秀、健壮、红润。

手部按摩前先热身

扫码看视频

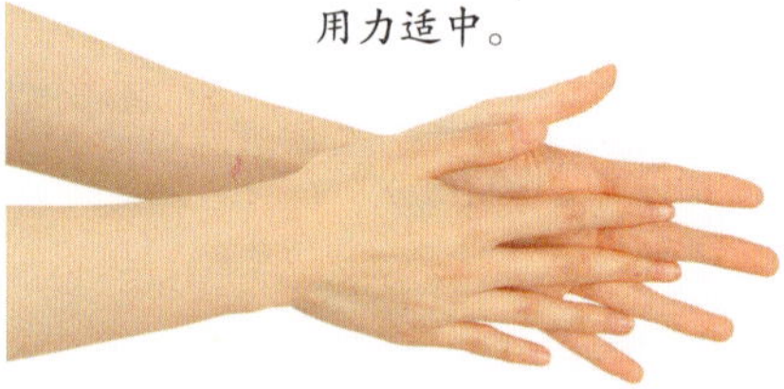

1 对搓双手。先对搓双手掌一两分钟，然后用手掌搓手背，两手交替各搓 1~3 分钟。

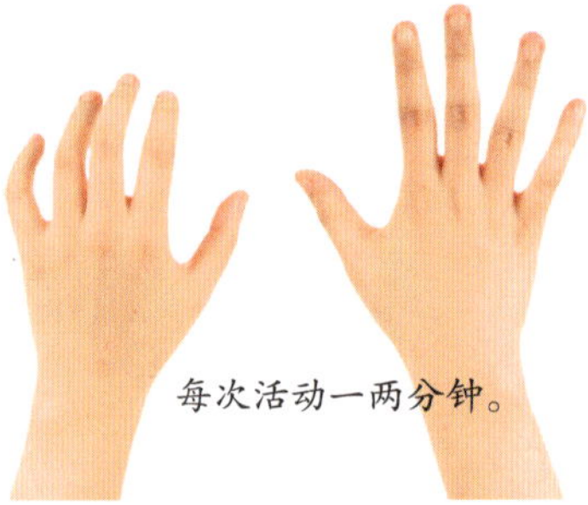

2 活动腕关节。将手腕分别向顺时针方向和逆时针方向旋转 360°，各做一两分钟。

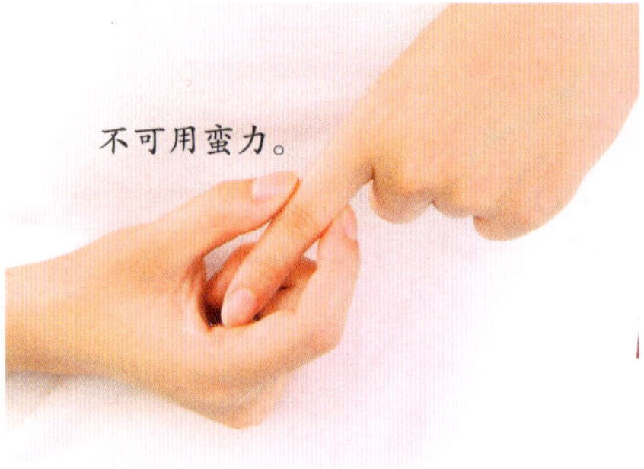

3 拉擦手指。用一手的拇指和食指，从指根到指尖拉擦另一手各手指两侧面，每指各 10 次，双手交替进行。

按摩手的顺序

先参照定位图选准治疗穴位或反射区的位置，再根据自身情况选择正确合理的按摩手法和适当的力度，进行按摩。按摩力度先轻后重，持久、有力、均匀、柔和，达到深透，即感觉被按部位发热为宜。

按摩完毕后，轻轻按揉穴区，以促进气血流通，增强治疗效果。

手部反射区

大脑反射区 脑部疲劳无影踪

定位 在双手掌面拇指指腹。

主治 脑震荡、脑卒中、头晕、头痛、感冒、神志不清、神经衰弱、视觉受损。

按摩手法 用拇指指端在该反射区按揉0.5~1分钟。也可用夹子、丝带夹住或绑住该反射区，过一段时间再松开。

额窦反射区 治鼻窦炎的良药

定位 在双手掌5个手指尖。

主治 脑卒中，脑震荡，鼻窦炎，头晕，头痛，感冒，发烧，失眠及眼、耳、口、鼻疾病。

按摩手法 用拇指指腹由指尖向指根方向推按或掐按2分钟。也可用夹子、丝带夹住或绑住该反射区，过一段时间再松开。

垂体反射区 内分泌系统的“司令官”

定位 在双手拇指指腹中心。

主治 内分泌失调，甲状腺、甲状旁腺、肾上腺、生殖腺、脾、胰等功能失调，小儿发育不良，更年期综合征。

按摩手法 用拇指指甲掐按，或用硬牙刷柄点按1分钟。

鼻反射区 鼻部疾病的大药田

定位 在双手拇指第二节桡侧，赤白肉际。

主治 鼻塞、流涕、鼻窦炎、过敏性鼻炎、急慢性鼻炎及上呼吸道感染。

按摩手法 用拇指和食指揉捏鼻反射区3~5分钟。揉动的幅度应适中，不宜过大或过小，捏拿皮肤松紧适宜，应避免肌肤从手指间滑落。

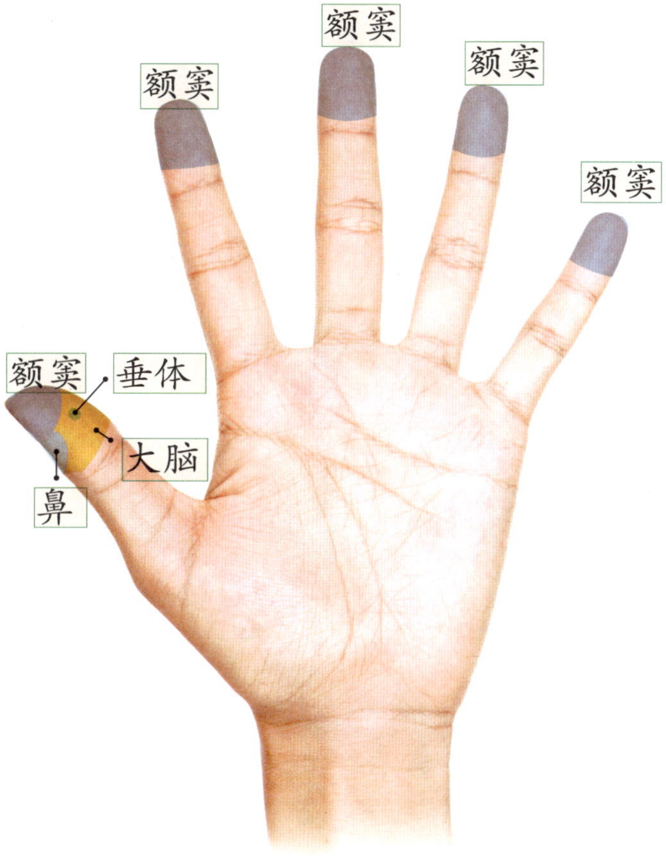

腹腔神经丛反射区 消除不良情绪

定　位　双手掌侧，第二、第三和第三、第四掌骨之间，肾反射区的两侧。

主　治　胃肠功能紊乱、腹痛、腹胀、腹泻、呃逆、更年期综合征、烦躁、失眠等。

按摩手法　围绕肾反射区两侧，用拇指指腹由指端向手腕方向推按一两分钟，每日 2 次，动作连续均匀，力度适中。

扁桃体反射区 治疗上呼吸道疾病

定　位　双手拇指近节背侧肌腱的两侧。

主　治　扁桃体炎、上呼吸道感染、发热。

按摩手法　用拇指指腹向指尖方向推按，每侧一两分钟，每日 2 次，动作连续均匀，力度适中。

颈项反射区 不再受落枕困扰

定　位　双手拇指近节掌侧和背侧。

主　治　颈项酸痛、颈项僵硬、头晕、头痛、流鼻血、高血压、落枕。

按摩手法　用拇指指腹向指根方向全方位推按一两分钟，每日 2 次，动作连续均匀，力度适中。

脾反射区 让你吃得香

定　位　在左手掌面，第四、第五掌骨远端之间。

主　治　食欲不振、消化不良、发烧、炎症、贫血、皮肤病。

按摩手法　用拇指指尖点按一两分钟，每日 2 次，动作连续均匀，力度适中。

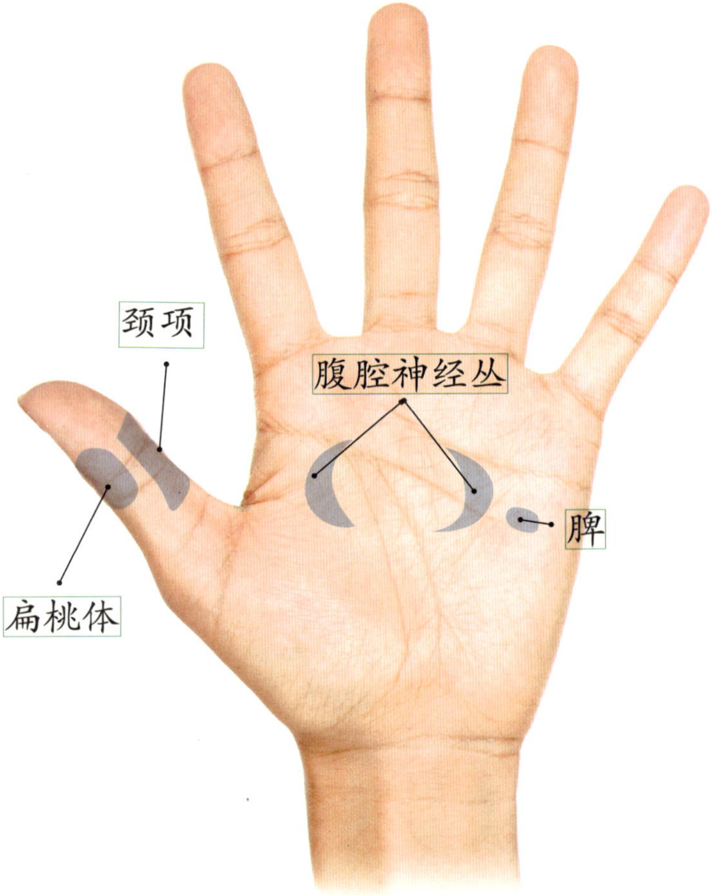

颈肩区反射区 颈肩的止痛药

定　位　双手各指根部近节指骨的两侧及各掌指关节结合部，手背为颈肩后区，手掌为颈肩前区。

主　治　颈肩部病痛如肩周炎、颈椎病、肩部软组织损伤、落枕。

按摩手法　用拇指指腹向指根推按一两分钟，每日 2 次，动作连续均匀，力度适中。

食管、气管反射区 人体食道的“通畅区”

定　位　双手拇指近节指骨桡侧赤白肉际处。

主　治　食管炎、食管肿瘤、气管炎。

按摩手法　用拇指指腹向指根方向推按一两分钟，每日 2 次，动作连续均匀，力度适中。

斜方肌反射区 肩颈疼痛不用怕

定　位　在双手掌侧面，眼、耳反射区的下方，呈横带状区域。

主　治　颈肩背部疼痛、颈椎病、落枕。

按摩手法　用拇指指腹从尺侧向桡侧推按一两分钟，每日 2 次，动作连续均匀，力度适中。

肺及支气管反射区 支气管炎的治疗方

定　位　肺反射区在双手掌面，横跨第二、第三、第四、第五掌骨，靠近掌指关节的带状区域；支气管反射区在双手中指第三近节指骨。

主　治　肺炎、支气管炎、肺气肿、肺结核、肺癌、胸闷。

按摩手法　用拇指从尺侧向掌侧推按 10~20 次，由中指根部向指尖方向推按 10~20 次，掐按中指根部敏感点 10~30 次。

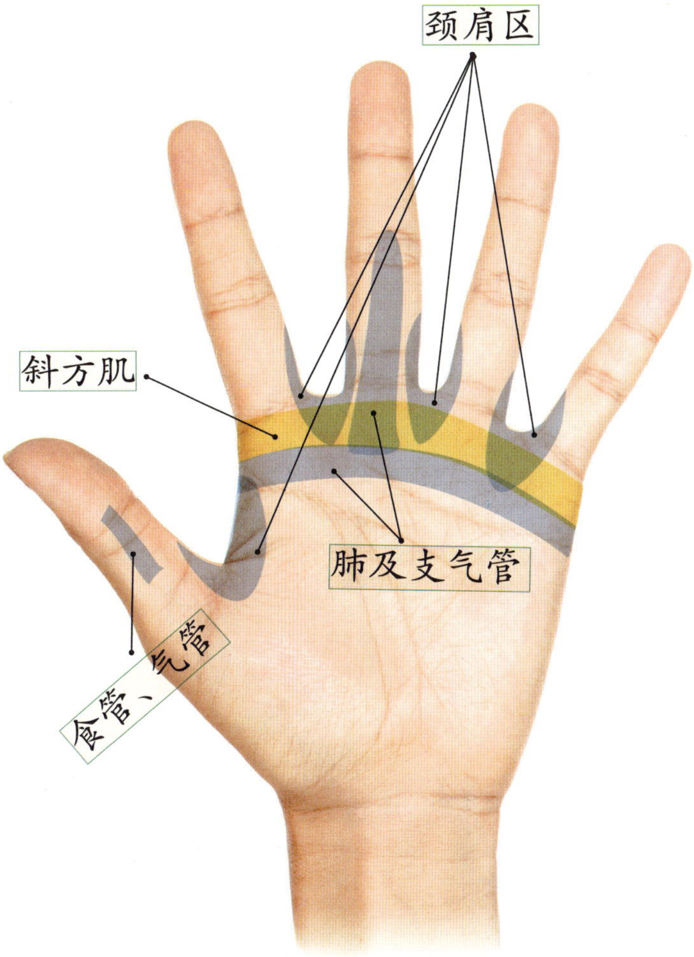

甲状腺反射区 除躁安眠的“保养区”

定　位 在双手掌面，第一、第二掌骨之间，由近心端弯向虎口方向，呈一弯带状区域。

主　治 甲状腺功能亢进或低下、甲状腺炎、心悸、失眠、感冒、烦躁、肥胖。

按摩手法 用拇指指腹从桡侧赤白肉际处向虎口推按一两分钟，每日 2 次，动作连续均匀，力度适中。

心反射区 人体的“安神养心区”

定　位 左手掌侧，手掌及手背部第四、第五掌骨之间，掌骨远端处。

主　治 心律不齐、心绞痛、心悸、胸闷、高血压、低血压、心脏缺损和循环系统疾病。

按摩手法 用拇指指腹向手指方向推按一两分钟，每日 2 次，动作连续均匀，力度适中。

输尿管反射区 专治输尿管疾患

定　位 在双手掌面膀胱反射区和肾反射区之间的带状区域。

主　治 输尿管炎、输尿管结石、输尿管狭窄、高血压、动脉硬化、风湿症、泌尿系统感染。

按摩手法 用拇指指腹向手腕方向推按一两分钟，每日 2 次，动作连续均匀，力度适中。

膀胱反射区 可对付膀胱炎

定　位 在双手掌面大、小鱼际交接处的凹陷中。

主　治 膀胱炎、尿道炎、膀胱结石、高血压、动脉硬化、泌尿系统与膀胱疾患。

按摩手法 用拇指指腹向手腕方向推按一两分钟，每日 2 次，动作连续均匀，力度适中。

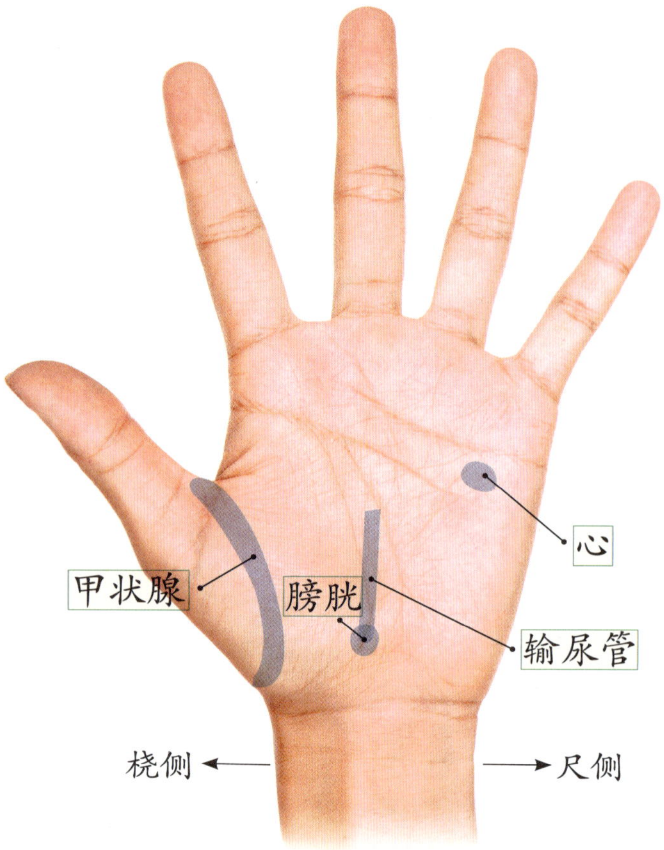

左手

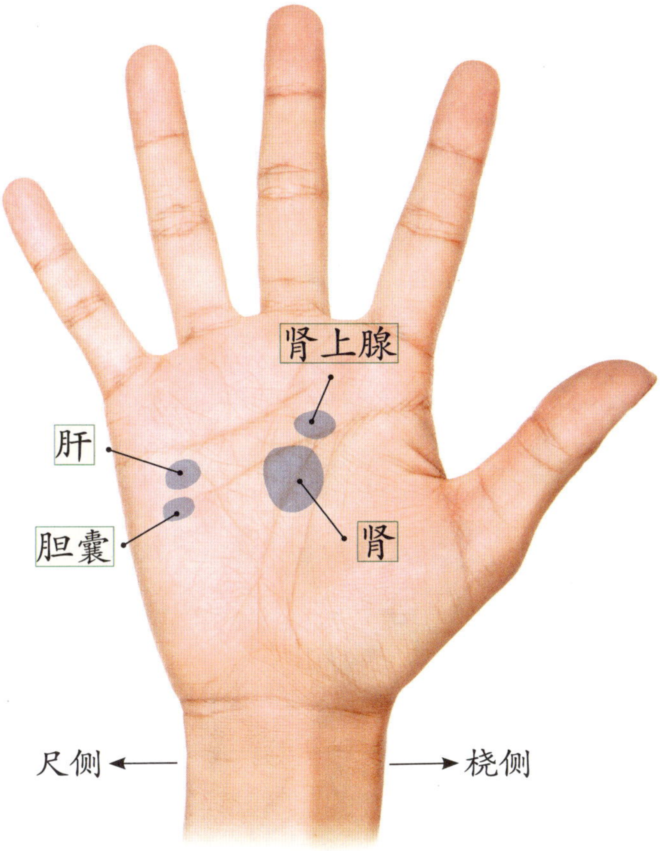

右手

肾反射区 手部的“强腰健肾区”

定位 在双手掌面第三掌骨中点，即手心处，相当于劳宫穴的位置。

主治 肾炎、肾结石、游走肾、肾功能不良、尿毒症、腰痛、泌尿系统感染、高血压、浮肿。

按摩手法 用拇指指腹按压一两分钟，每日 2 次，动作连续均匀，力度适中。

肾上腺反射区 治头晕降血压

定位 双手掌侧，第二、第三掌骨体远端之间。

主治 头晕、高血压、指端麻痹、手掌多汗、掌中热、肾上腺皮质不全症。

按摩手法 用拇指指尖点按一两分钟，每日 2 次，力度宜轻柔，不要损伤皮肤。

肝反射区 让你有个好脾气

定位 右手掌侧，第四、第五掌骨体之间近掌骨头处。

主治 肝炎、肝硬化、腹痛、消化不良、腹胀、眩晕、眼病、脾气暴躁等。

按摩手法 用拇指与食指拿捏此反射区 1 分钟，力度尽量加重，以能感觉到酸胀为宜。

胆囊反射区 轻松防治胆囊炎

定位 右手掌侧，第四、第五掌骨之间，肝反射区的腕侧下方。

主治 胆囊炎、胆结石、胆道蛔虫症、厌食、消化不良、胃肠功能紊乱、高脂血症、痤疮。

按摩手法 用拇指指腹按压或拇、食指拿捏一两分钟，每日 2 次，动作连续均匀，力度适中。

生殖腺（卵巢或睾丸）反射区 给你“性”福

定　位　双手掌根，腕横纹的中部，相当于大陵穴处。

主　治　性功能低下、不孕不育症、前列腺增生、月经不调、痛经等。

按摩手法　用拇指指腹按揉一两分钟，每日 2 次，动作连续均匀，力度适中。

前列腺、子宫、阴道、尿道反射区 主治各种生殖疾病

定　位　在双手掌腕横纹上，生殖腺反射区两侧的带状区域。

主　治　前列腺增生、前列腺炎、子宫肌瘤、子宫内膜炎、宫颈炎、阴道炎、白带异常、尿道炎、尿路感染等。

按摩手法　用拇指指腹由中间分别向两侧推一两分钟，每日 2 次，动作连续均匀，力度适中。

胃反射区 治胃病有妙招

定　位　双手第一掌骨体远端。

主　治　胃痛、胃胀、胃酸过多、消化不良、胃下垂、恶心、呕吐、急慢性胃炎。

按摩手法　用拇指指腹揉按此反射区，力度略重，每次持续 3 分钟，每日 3 次。也可用牙签或发夹的末端进行刺激。

胰腺反射区 糖尿病患者的“调理区”

定　位　在双手胃反射区和十二指肠反射区之间，第一掌骨体中部。

主　治　胰腺炎、糖尿病、消化不良。

按摩手法　用拇指指腹向手腕方向推按一两分钟，每日 2 次，动作连续均匀，力度适中。

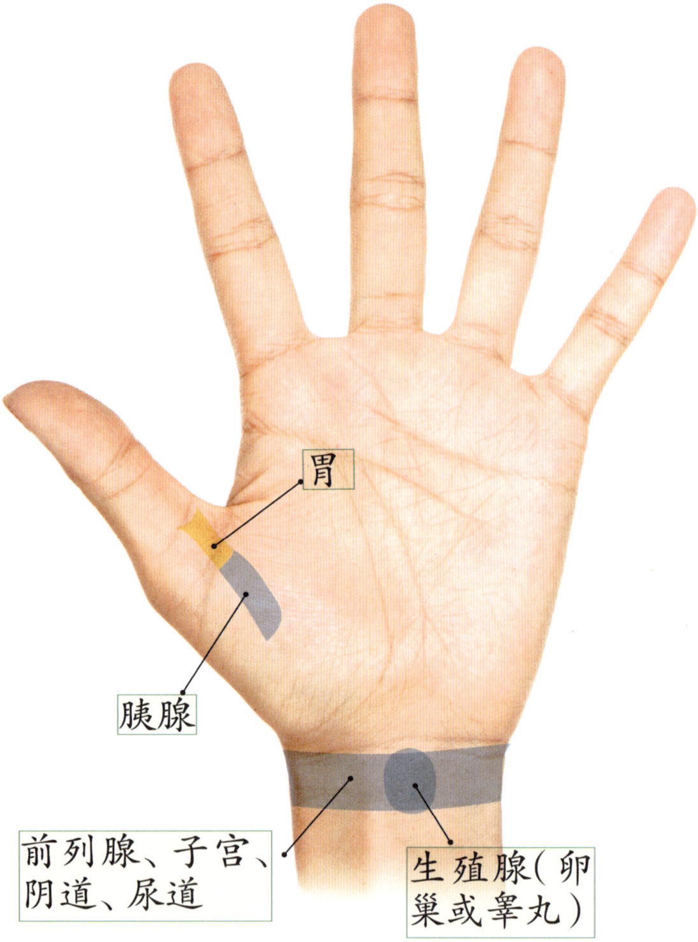

十二指肠反射区 消化不良就找它

定　位　在双手掌面，第一掌骨体近端，胰腺反射区的下方。

主　治　十二指肠溃疡、食欲不振、消化不良、腹胀、食物中毒。

按摩手法　用拇指指腹向手腕方向推按一两分钟，每日 2 次，动作连续均匀，力度适中。

腹股沟反射区 小腹胀痛不易发

定　位　双手掌侧腕横纹的桡侧端，桡骨头凹陷中。相当于太渊穴处。

主　治　性功能低下、前列腺增生、生殖系统病变、疝气、小腹胀痛。

按摩手法　用拇指指腹按揉一两分钟，每日 2 次，动作连续均匀，力度适中。

小肠反射区 治疗急慢性肠炎的良药

定　位　双手掌中部凹陷中，各结肠反射区包围的部分。

主　治　急慢性肠炎、消化不良、食欲不振、肠胃胀闷。

按摩手法　用拇指指腹向手腕方向快速、均匀推按一两分钟，每日 2 次，力度适中。

升结肠反射区 解决腹痛腹泻的烦恼

定　位　右手掌侧，第四、第五掌骨之间上行至约与虎口水平的带状区域。

主　治　便秘、腹痛、肠炎、腹泻。

按摩手法　用拇指指腹向手指方向推按一两分钟，每日 2 次，动作连续均匀，力度适中。

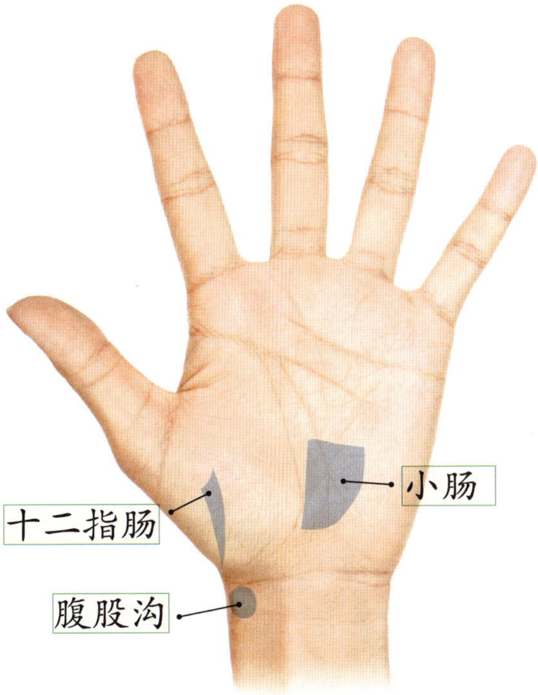

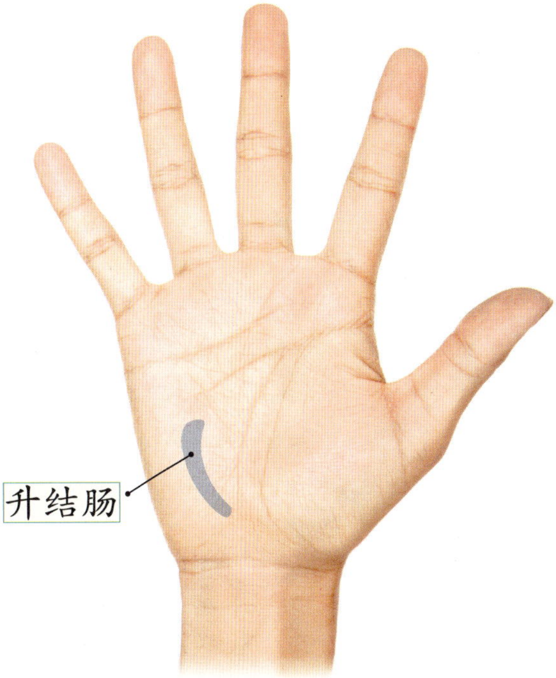

盲肠、阑尾反射区 拇指掐揉治阑尾炎

定　位 右手掌侧，第四、第五掌骨底与钩骨结合部近尺侧。

主　治 腹胀、腹泻、消化不良、阑尾炎。

按摩手法 用拇指指腹按揉一两分钟，每日 2 次，动作连续均匀，力度适中。

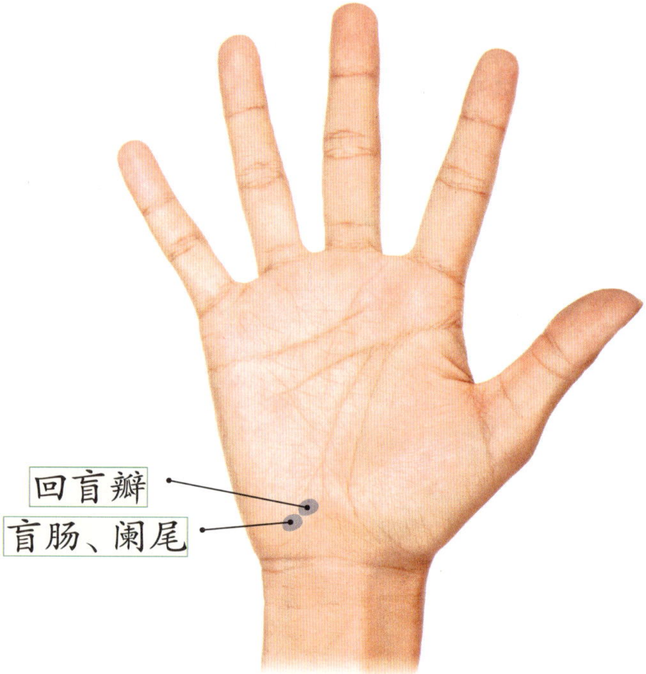

回盲瓣反射区 腹胀腹痛不再怕

定　位 右手掌侧，第四、第五掌骨底与钩骨结合部近桡侧。

主　治 下腹胀、腹痛。

按摩手法 用拇指指腹按揉一两分钟，每日 2 次，动作连续均匀，力度适中。

横结肠反射区 防治结肠炎

定　位 右手掌侧升结肠反射区上端与虎口之间的带状区域；左手掌侧虎口与降结肠之间的带状区域。

主　治 腹泻、腹胀、腹痛、结肠炎、便秘。

按摩手法 左手自尺侧向桡侧推按，右手自桡侧向尺侧推按，各一两分钟，每日 2 次，动作连续均匀，力度适中。

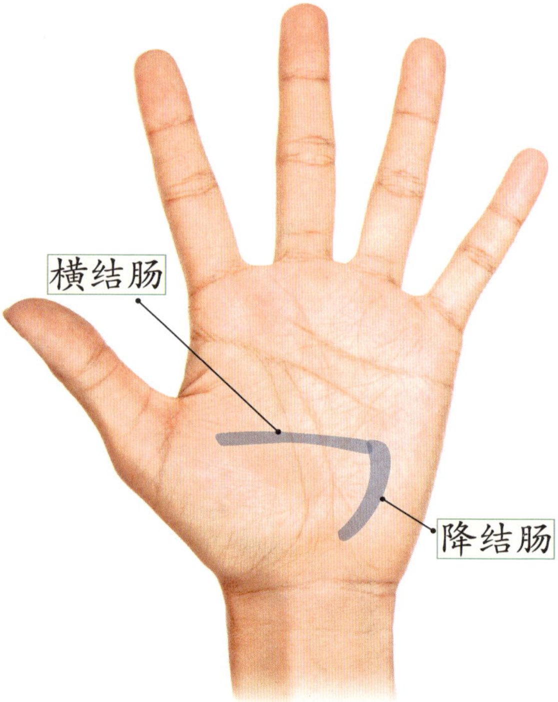

降结肠反射区 腹泻便秘双调节

定　位 左手掌侧，第四、第五掌骨之间，虎口至钩骨之间的带状区域。

主　治 腹泻、腹痛、腹胀、肠炎、便秘。

按摩手法 用拇指指腹向手腕方向推按一两分钟，每日 2 次，动作连续均匀，力度适中。

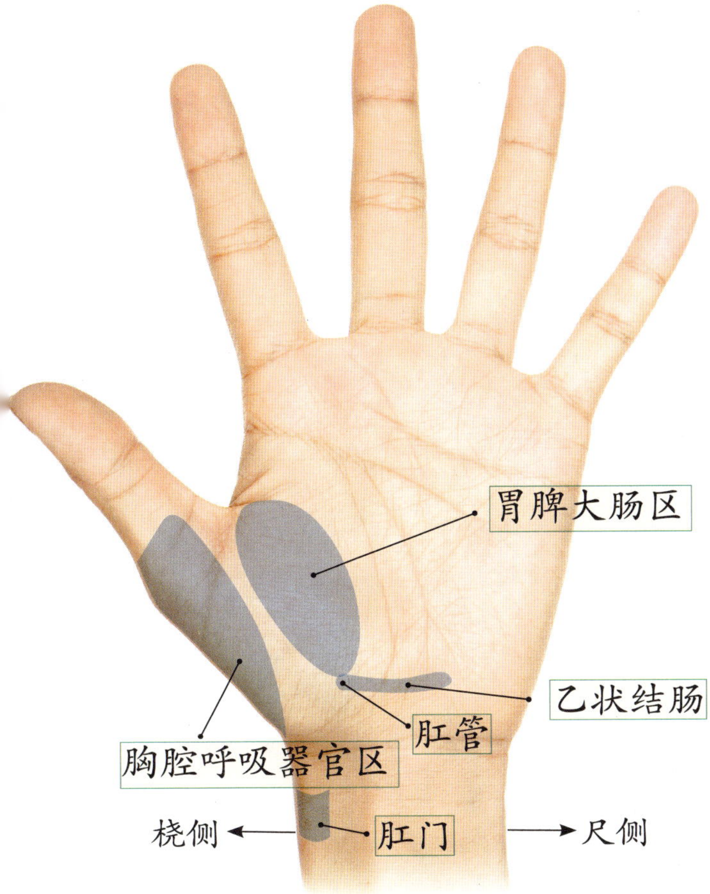

乙状结肠反射区 常按可消除腹痛

定　位 左手掌侧，第五掌骨底与钩骨交接的腕掌关节处至第一、第二掌骨结合部的带状区域。

主　治 腹痛、腹胀、腹泻、直肠炎、直肠癌、便秘、脱肛。

按摩手法 用拇指指腹由尺侧向桡侧推按一两分钟，每日2次，动作连续均匀，力度适中。

肛管、肛门反射区 摆脱便秘烦恼

定　位 左手掌侧，肛门位于第二腕掌关节处，肛管位于乙状结肠反射区的末端。

主　治 便秘、便血、肛门周围炎、痔疮、脱肛。

按摩手法 用拇指指腹反复按摩此反射区一两分钟，每日2次，动作连续均匀，力度适中。

胸腔呼吸器官区反射区 让你呼吸畅通

定　位 双手掌侧，拇指指间关节横纹至腕横纹之间的区域。

主　治 胸闷、气喘、咳嗽、肺炎、支气管炎、哮喘。

按摩手法 用拇指指腹向腕横纹推按一两分钟，每日2次，动作连续均匀，力度适中。

胃脾大肠区反射区 健脾益胃

定　位 双手掌面，第一、第二掌骨之间的椭圆形区域。

主　治 消化不良、食欲不振、腹痛、腹胀、腹泻、肠炎、便秘。

按摩手法 用拇指指腹按揉3~5分钟，每日2次，动作连续均匀，力度适中。

小脑、脑干反射区 提高身体平衡力

定　位 在双手掌侧，拇指指腹尺侧面。

主　治 脑震荡、高血压、头晕、头痛、失眠、感冒、肌肉紧张、肌腱关节疾病。

按摩手法 用拇指指腹由指尖向指根方向推按或掐按 2 分钟。也可用夹子、丝带夹住或绑住该反射区，过一段时间再松开。

三叉神经反射区 保护三叉神经

定　位 在双手掌面，拇指指腹尺侧缘的远端，小脑、脑干反射区的上方。

主　治 面部神经麻痹、偏头痛、失眠、感冒、腮腺炎、神经痛。

按摩手法 用拇指向虎口方向推按或掐按 1 分钟。也可用夹子、丝带夹住或绑住该反射区，过一段时间再松开。

耳反射区 耳部保健区

定　位 在双手掌和手背第四、第五指指根部之间。

主　治 耳鸣、耳炎、重听。

按摩手法 用拇指指尖寻找敏感点掐按或点按，每侧 5~10 次，用力宜轻柔，动作宜协调、有规律。

眼反射区 眼部不适就按此区

定　位 在双手掌和手背第二、第三指指根部之间。

主　治 结膜炎、角膜炎、近视、远视、青光眼、白内障、怕光流泪、老花眼、眼底出血。

按摩手法 用拇指由桡侧向尺侧推按，掌面、背面各 30~50 次，着力部位要紧密接触，做到轻而不浮、重而不滞。

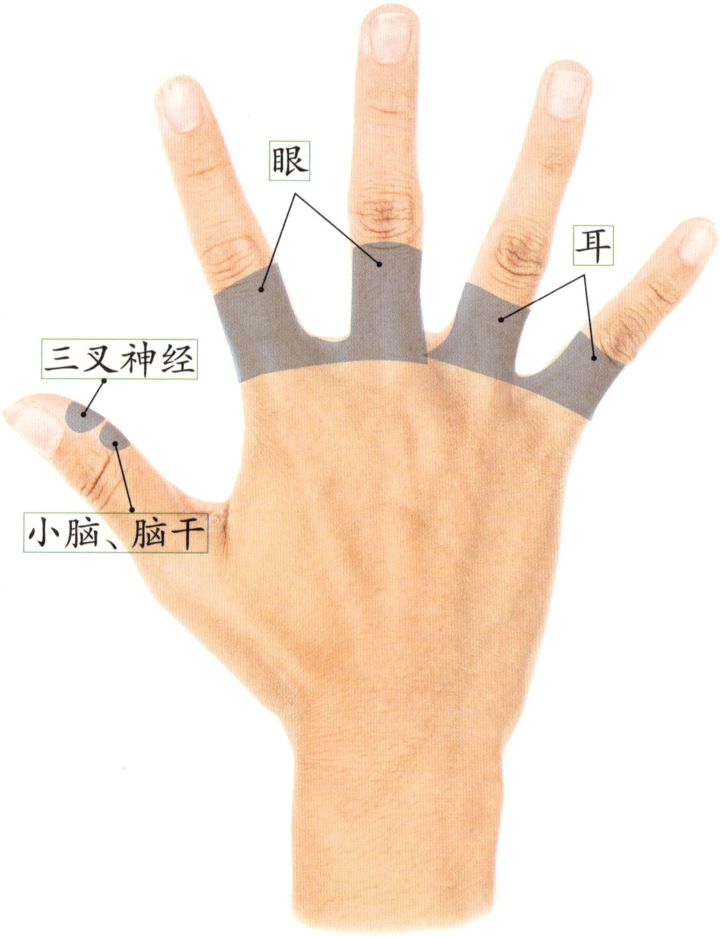

舌反射区 口腔溃疡不再来

定　位 双手拇指背侧，指间关节横纹的中央处。

主　治 口腔溃疡、味觉异常。

按摩手法 用拇指指尖掐按或点按一两分钟，每日 2 次，动作连续均匀，力度适中。

上、下颌反射区 牙的保健医师

定　位 双手拇指背侧，拇指指间关节横纹上下的带状区域，远端为上颌，近端为下颌。

主　治 颞颌关节功能紊乱综合征、牙周炎、牙龈炎、龋齿、口腔溃疡。

按摩手法 用拇指指腹由尺侧向桡侧推按一两分钟，每日 2 次，动作连续均匀，力度适中。

甲状旁腺反射区 防治痉挛效果好

定　位 在双手桡侧第一掌指关节背侧凹陷处。

主　治 过敏、痉挛、失眠、呕吐、恶心、指甲脆弱、癫痫发作。

按摩手法 用拇指指尖点按一两分钟，每日 2 次，力度宜轻柔，不要损伤皮肤。

内耳迷路反射区 头晕耳鸣按此区

定　位 双手背侧，第二、第三、第四、第五掌指关节之间的根部结合部。

主　治 头晕、耳鸣、晕动症、高血压、低血压、平衡障碍。

按摩手法 用拇指、食指指端沿指缝向手指方向推按一两分钟，力度宜柔和。

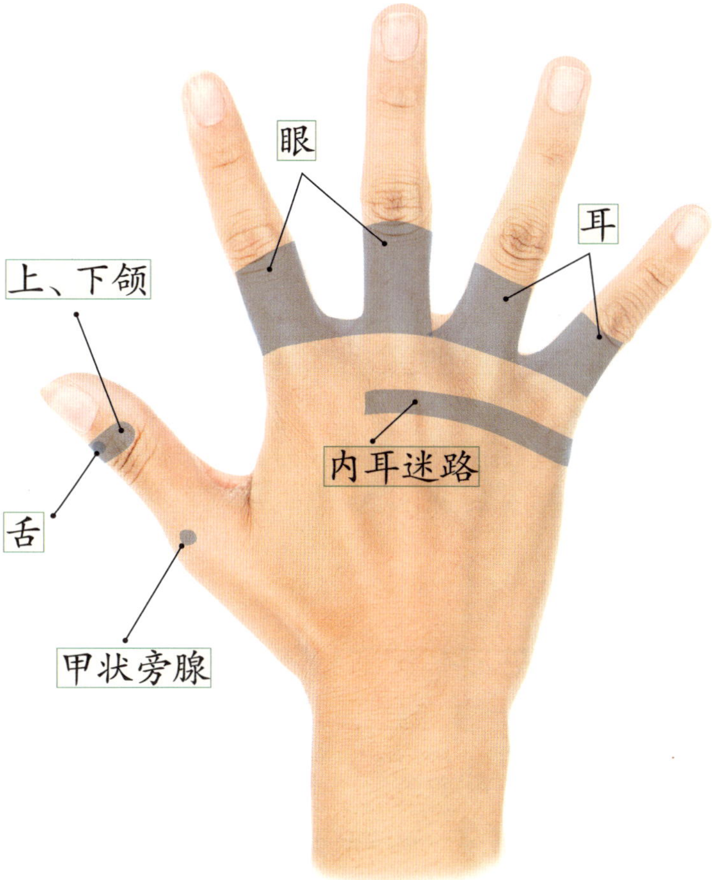

喉、气管反射区 人体的“快速止咳药”

定　位　双手拇指近节指骨背侧中央。

主　治　上呼吸道感染、咽喉炎、气管炎、咳嗽、气喘。

按摩手法　用拇指向手腕方向推按一两分钟，每日 2 次，力度适中。

横膈膜反射区 快速止嗝有奇效

定　位　双手背侧，横跨第二、第三、第四、第五掌骨中部的带状区域。

主　治　呃逆、恶心、呕吐、腹胀、腹痛。

按摩手法　用拇指指腹由桡侧向尺侧推按一两分钟，每日 2 次，动作连续均匀，力度适中。

肩关节反射区 肩周疾病无处躲

定　位　在双手小指掌指关节后的赤白肉际。

主　治　肩关节周围炎、肩部损伤、手臂酸痛、手麻、白内障。

按摩手法　用拇指指尖掐按一两分钟，每日 2 次，动作连续均匀，力度适中。

肘关节反射区 让双臂活力满满

定　位　双手背侧，第五掌骨体中部尺侧处。

主　治　肘部疾病（如网球肘、尺骨鹰嘴滑囊炎、肱骨内上髁炎等）、上肢瘫痪、手臂麻木等。

按摩手法　用拇指指腹按揉一两分钟，每日 2 次，动作连续均匀，力度适中。

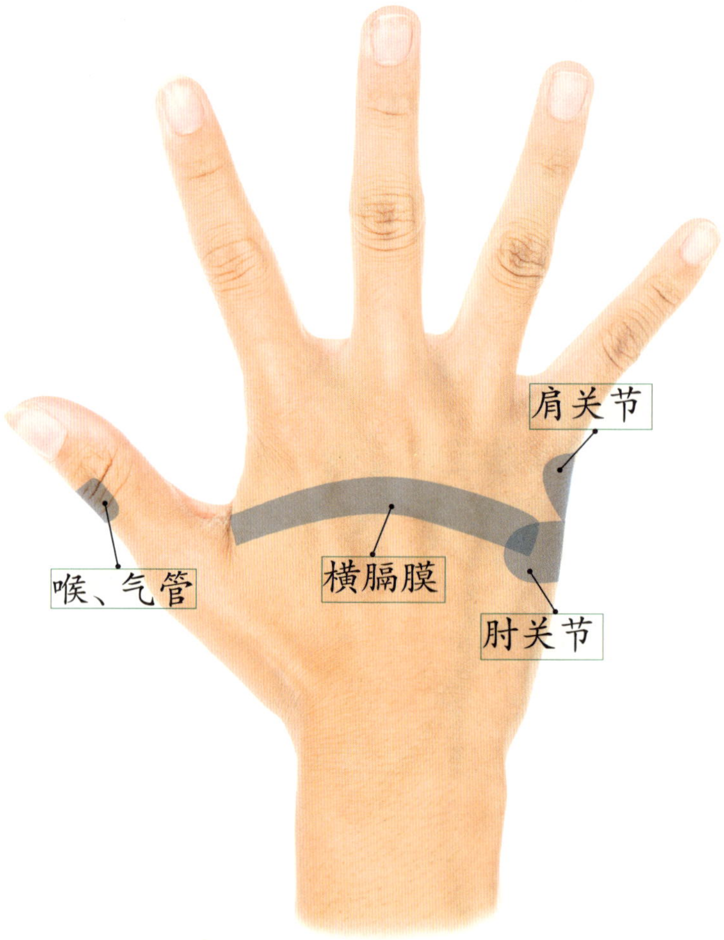

胸、乳房反射区 各种胸部病症就找它

定位 在手背第二、第三、第四掌骨的远端。

主治 胸部病症、呼吸系统病症、心脏病、乳房疾病。

按摩手法 用拇指指腹向腕背方向推按一两分钟，每日 2 次，动作连续均匀，力度适中。

胸腺淋巴结反射区 增强人体免疫力

定位 双手第一掌指关节的尺侧。

主治 发热、炎症、囊肿、子宫肌瘤、乳腺炎、胸痛、免疫力低下。

按摩手法 用拇指指尖点按一两分钟，每日 2 次，力度适中。也可用一束牙签刺激，注意不要刺破皮肤。

头颈淋巴结反射区 甲状腺肿大不可怕

定位 双手各手指根部的掌侧和背侧凹陷中。

主治 颈部淋巴结肿大、甲状腺肿大、甲亢、牙痛。

按摩手法 用拇指指尖点掐一两分钟，每日 2 次，力度适中。也可用一束牙签刺激，注意不要刺破皮肤。

血压区反射区 既能降压又能升压

定位 双手背侧，第一、第二掌骨和阳溪穴所包围的区域以及食指近节指骨近端 1/2 的桡侧。

主治 高血压、低血压、眩晕、头痛。

按摩手法 用掌心按揉此反射区 10~20 分钟，每日 1 次，动作连续均匀，力度轻柔。

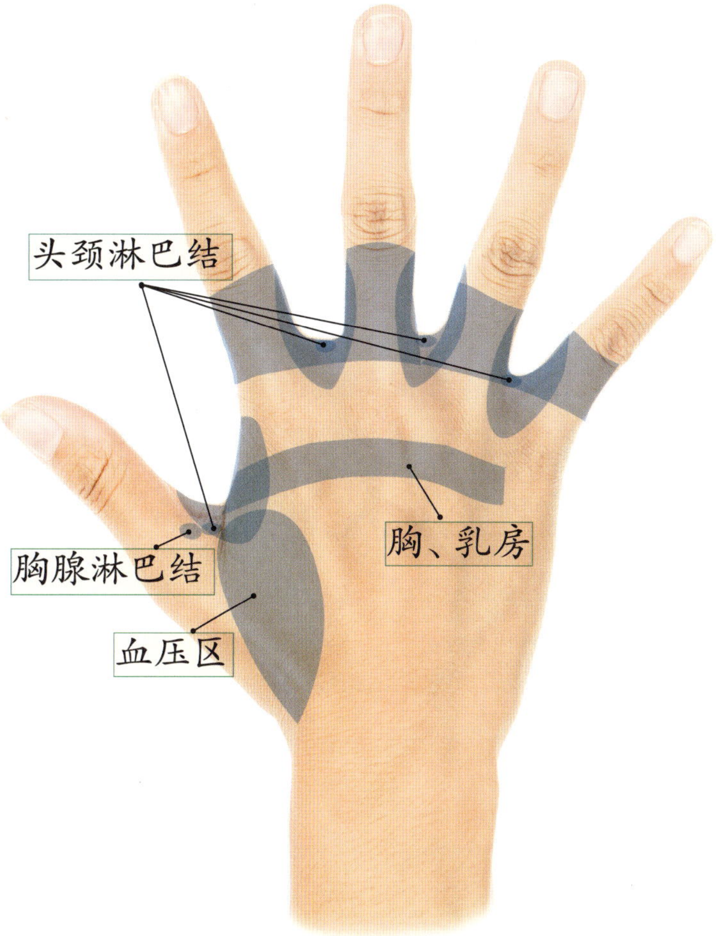

膝关节反射区 膝部关节炎不用愁

定 位 双手第五掌骨近端尺侧缘与腕骨形成的凹陷中。

主 治 膝关节骨性关节炎、髌下滑囊炎、半月板损伤、侧副韧带损伤、下肢瘫痪。

按摩手法 用拇指指尖掐揉或点按一两分钟，每日 2 次，动作连续均匀，力度适中。

髋关节反射区 髋关节疾病按此区

定 位 双手背侧，尺骨和桡骨茎突骨面的周围。

主 治 髋关节疾病、坐骨神经痛、腰背痛。

按摩手法 用拇指指腹按揉一两分钟，每日 2 次，动作连续均匀，力度适中。

颈椎反射区 随时随地护颈椎

定 位 双手背部，各掌骨背侧远端 1/5。

主 治 颈项僵硬、颈项酸痛、头晕、头痛、落枕、各种颈椎病变。

按摩手法 用拇指指腹向手腕方向推按一两分钟。也可以用毛刷轻刷此反射区 10~15 分钟。

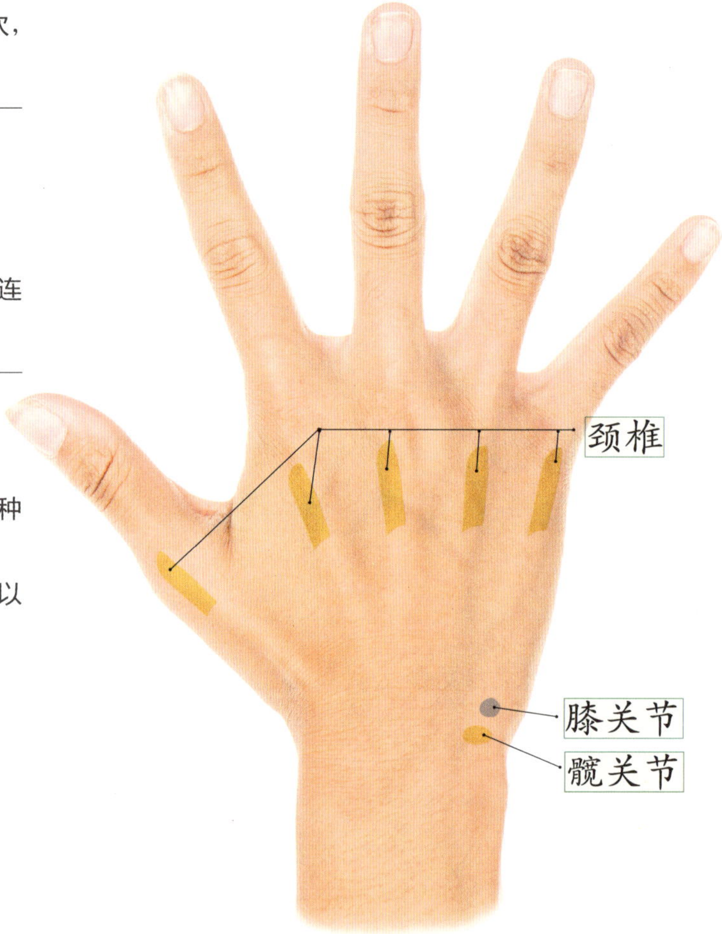

胸椎反射区 胸椎疾病的“止痛片”

定　位 双手背部，各掌骨背侧中段 2/5。

主　治 肩背酸痛、胸椎骨刺、腰脊强痛、胸椎间盘突出、胸闷胸痛。

按摩手法 用拇指指腹向手腕方向推按一两分钟。也可以用毛刷轻刷此反射区 10~15 分钟。

腰椎反射区 腰部疾病就找它

定　位 双手背部，各掌骨背侧近端 2/5。

主　治 腰背酸痛、腰椎骨刺、腰脊强痛、腰椎间盘突出、腰肌劳损。

按摩手法 用拇指指腹向手腕方向推按一两分钟。也可以用毛刷轻刷此反射区 10~15 分钟。

下身淋巴结反射区 人体的“退烧药”

定　位 在双手手背舟骨和桡骨交界处。

主　治 发烧、炎症、囊肿、子宫肌瘤、免疫力低下。

按摩手法 用拇指指尖掐按一两分钟，每日 2 次，力度适中。也可用一束牙签刺激，注意不要刺破皮肤。

上身淋巴结反射区 祛炎散肿的“消炎药”

定　位 在双手手背月骨、三角骨和尺骨交界处。

主　治 发烧、炎症、囊肿、水肿、子宫肌瘤、免疫力低下。

按摩手法 用拇指指尖掐按一两分钟，每日 2 次，力度适中。也可用一束牙签刺激，注意不要刺破皮肤。

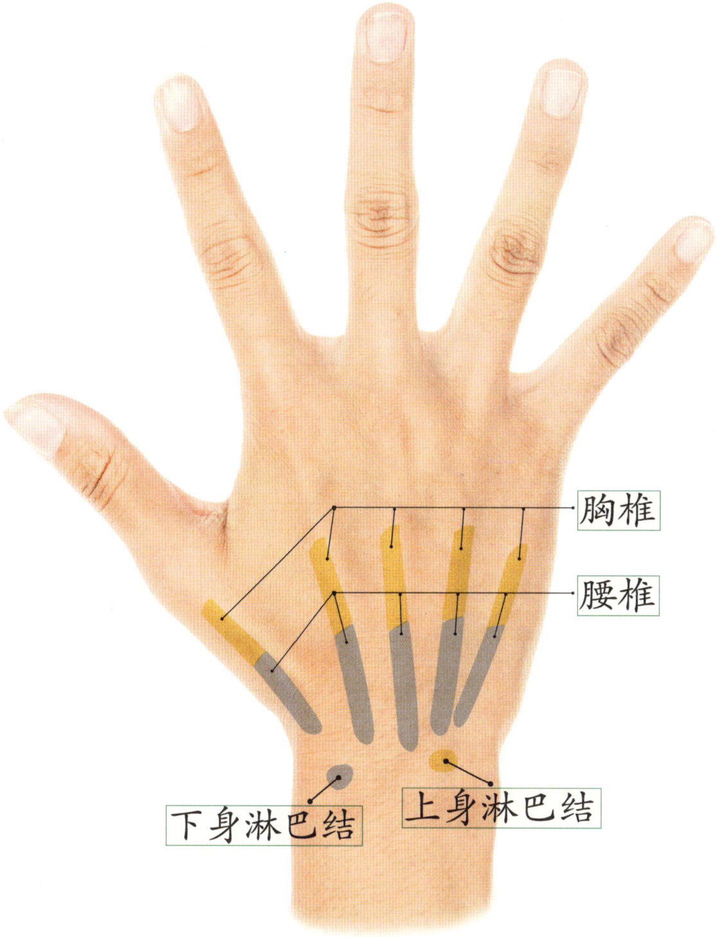

骶骨反射区 护骶骨促健康

定　位 双手背部，各腕掌关节结合处。

主　治 骶骨受伤、骶骨骨刺、坐骨神经痛。

按摩手法 用拇指指腹向手腕方向推按一两分钟，每日 2 次，动作连续均匀，力度适中。

尾骨反射区 缓解尾骨疼痛

定　位 双手背部，腕背横纹处。

主　治 坐骨神经痛、尾骨受伤后遗症。

按摩手法 找到敏感点，用拇指指尖掐按一两分钟，每日 2 次，力度适中。也可用一束牙签刺激，注意不要刺破皮肤。

肋骨反射区 两肋有力远离病痛

定　位 双手背侧，内侧肋骨反射区位于第二掌骨体中部偏远端的桡侧；外侧肋骨反射区位于第四、第五掌骨之间，近掌骨底的凹陷中。

主　治 胸膜炎、胸闷、肋膜炎、肋骨受伤。

按摩手法 用拇指指尖点按一两分钟，每日 2 次，力度适中。也可用一束牙签刺激，注意不要刺破皮肤。

脊柱反射区 脊柱不适就找它

主　治 颈椎病、落枕、背痛、腰痛。

定　位 双手手背侧第一、第二、第三、第四、第五掌骨体。

按摩手法 用拇指指腹向手腕方向推按一两分钟，每日 2 次，动作连续均匀，力度适中。

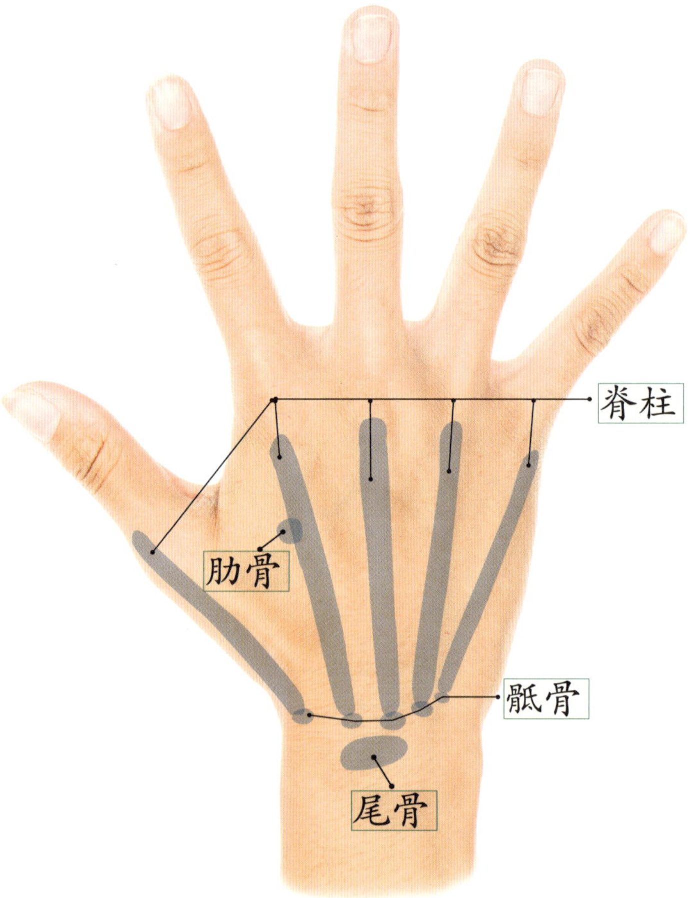

手部穴位速查图

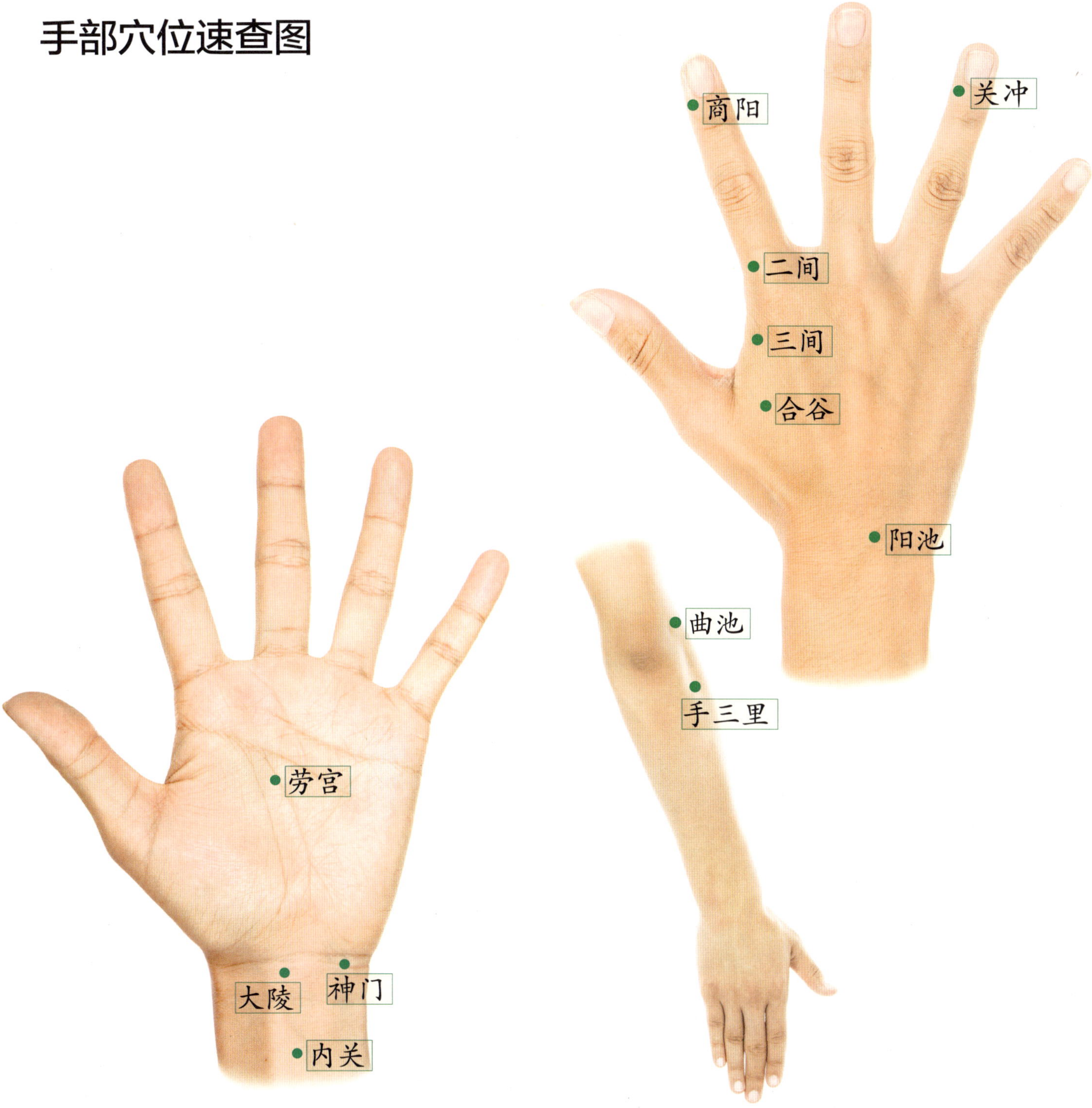

耳部反射区速查速用

健康的耳

耳是人体重要的位听觉器官，由位觉器和听觉器两部分构成。耳按照部位来分，可分为外耳、中耳、内耳三部分。外耳和中耳是声波传导装置，内耳是位觉感受器。健康的耳，耳廓位于头部两侧，上缘齐眉，下缘达鼻翼高度，其长轴与鼻梁平行，与头部侧壁约成 30° 角。

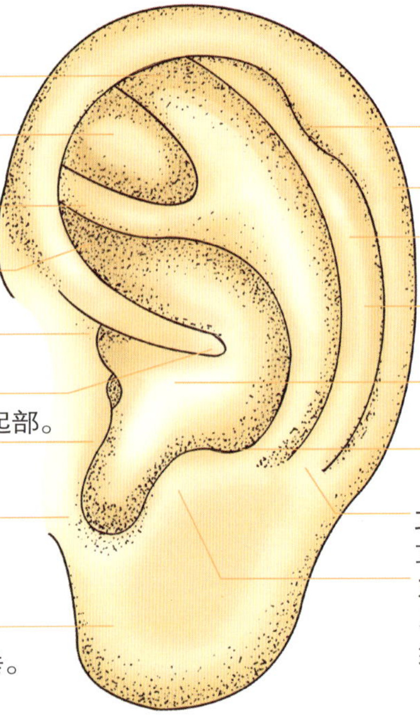

耳部按摩的顺序

先左耳后右耳。操作前先将双手掌心搓热，然后双手握空拳，拇指在后，食指在前，沿耳廓由前向后、自上而下按摩。

按摩顺序为：耳轮→耳舟→三角窝→对耳轮→耳甲艇→耳甲腔→耳轮脚周围→对耳屏内外侧面→耳屏内外侧面→耳垂→耳背。针对不同情况，可在相应的部位停留一段时间。

最后结束时，可反复搓揉耳廓数次，至耳廓发热。按摩后饮温热水 300~400 毫升，并用温水洗净耳廓。

耳部反射区

颔反射区 保护下颔

定　位　在耳垂正面后上部。

主　治　牙痛、下颌淋巴结炎。

按摩手法　用拇、食两指捏揉此反射区，由轻到重按摩一两分钟，以能忍受为度。按摩后耳垂发红并有热感最好。

舌反射区 口舌卫士

定　位　在耳垂正面中上部。

主　治　舌痛、口腔溃疡。

按摩手法　用拇、食两指捏揉此反射区，由轻到重按摩一两分钟，以能忍受为度。按摩后耳垂发红并有热感最好。

牙反射区 牙痛是病也不怕

定　位　在耳垂正面前上部。

主　治　牙痛、低血压。

按摩手法　用拇、食两指捏揉此反射区，由轻到重按摩一两分钟，以能忍受为度。按摩后耳垂发红并有热感最好。

垂前反射区 应对神经衰弱

定　位　在耳垂正面前中部。

主　治　牙痛、神经衰弱、周围性面瘫。

按摩手法　用拇、食两指捏揉，由轻到重按摩一两分钟，以能忍受为度。按摩后耳垂发红并有热感最好。

内耳反射区 摆脱耳鸣眩晕的苦恼

定　位　在耳垂正面后中部。

主　治　内耳眩晕症、耳鸣、听力减退。

按摩手法　用拇、食两指捏揉此反射区，由轻到重按摩一两分钟，以能忍受为度。按摩后耳垂发红并有热感最好。

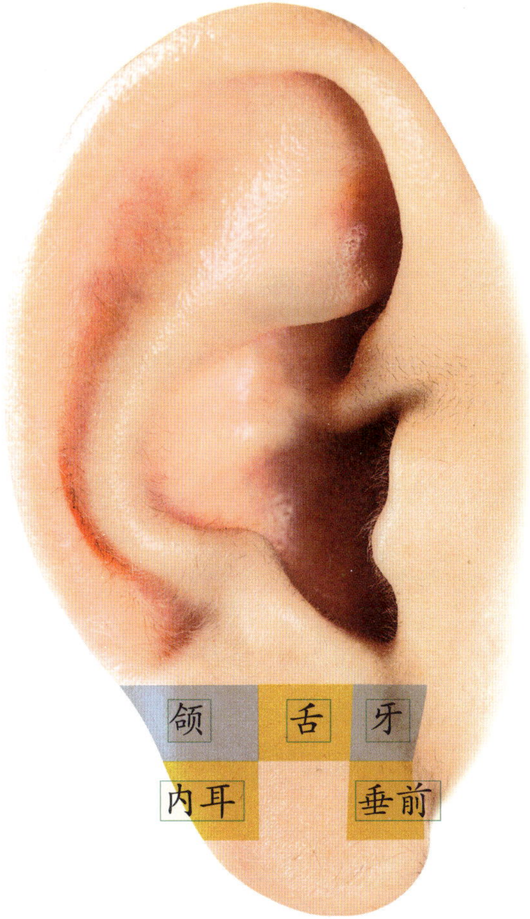

面颊反射区 面部疾病不用怕

定　位　位于耳垂部位，眼反射区偏外处。

主　治　三叉神经痛、口眼歪斜、腮腺炎、牙痛、痤疮。

按摩手法　用拇、食两指捏揉此反射区，由轻到重按摩一两分钟，以能忍受为度。按摩后耳垂发红并有热感最好。

眼反射区 眼病一扫光

定　位　位于耳垂中间部位。

主　治　结膜炎、青光眼、近视、麦粒肿（睑腺炎）等。

按摩手法　用拇、食两指捏揉此反射区，由轻到重按摩一两分钟，以能忍受为度。按摩后耳垂发红并有热感最好。

扁桃体反射区 急性扁桃体炎有特效

定　位　在耳垂正面下部。

主　治　急性扁桃体炎。

按摩手法　用拇、食两指捏揉此反射区，由轻到重按摩一两分钟，以能忍受为度。按摩后耳垂发红并有热感最好。

趾反射区 甲沟炎就点它

定　位　在耳尖下方的对耳轮上脚后上部。

主　治　趾痛、甲沟炎。

按摩手法　用食指来回旋转擦揉此反射区，直至有发热感为止。也可用按摩棒对准反射区，以适当的力度按摩一两分钟。

跟反射区 让足跟不再痛

定　位　在对耳轮上脚的前上部。

主　治　足跟痛、跟骨骨质增生。

按摩手法　用食指来回旋转擦揉此反射区，直至有发热感为止。也可用按摩棒对准反射区，以适当的力度按摩一两分钟。

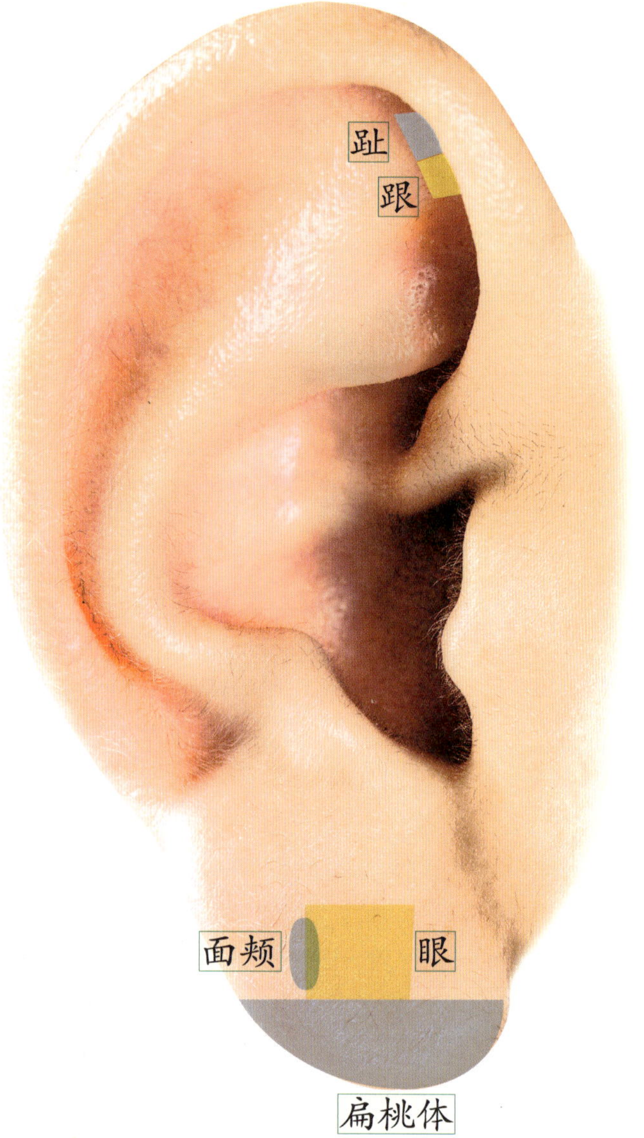

踝反射区 保护踝关节

定　位 在对耳轮上脚的内上角。

主　治 踝关节扭伤。

按摩手法 用食指来回旋转擦揉此反射区，直至有发热感为止。也可用按摩棒对准反射区，以适当的力度按摩一两分钟。

膝反射区 膝部关节的保健穴

定　位 在对耳轮上脚中 1/3 处。

主　治 膝部肿痛、风湿性关节炎、膝关节滑囊炎等多种疾病。

按摩手法 用食指来回旋转擦揉此反射区，直至有发热感为止。也可用按摩棒对准反射区，以适当力度按摩一两分钟。

髋反射区 缓解臀部疼痛

定　位 在对耳轮上脚的下 1/3 处。

主　治 臀部疼痛、坐骨神经痛。

按摩手法 用食指来回旋转擦揉此反射区，直至有发热感为止。也用按摩棒对准反射区，以适当的力度按摩一两分钟。

坐骨神经反射区 专治坐骨神经痛

定　位 在对耳轮下脚的前 2/3 处。

主　治 坐骨神经痛。

按摩手法 用食指来回旋转擦揉此反射区，直至有发热感为止。也可用 0.5 厘米见方的医用胶布，将米粒压贴于此，捏压 30 秒左右。耳部有热痛感为止，保留压贴物。

交感反射区 胃肠痉挛就找它

定　位 在对耳轮下脚前端与耳轮内缘相交处。

主　治 胃痛、会阴部疼痛不适、胃肠痉挛。

按摩手法 用食指来回旋转擦揉此反射区，直至有发热感为止。也可用 0.5 厘米见方的医用胶布，将米粒压贴于此，捏压 30 秒左右。耳部有热痛感为止，保留压贴物。

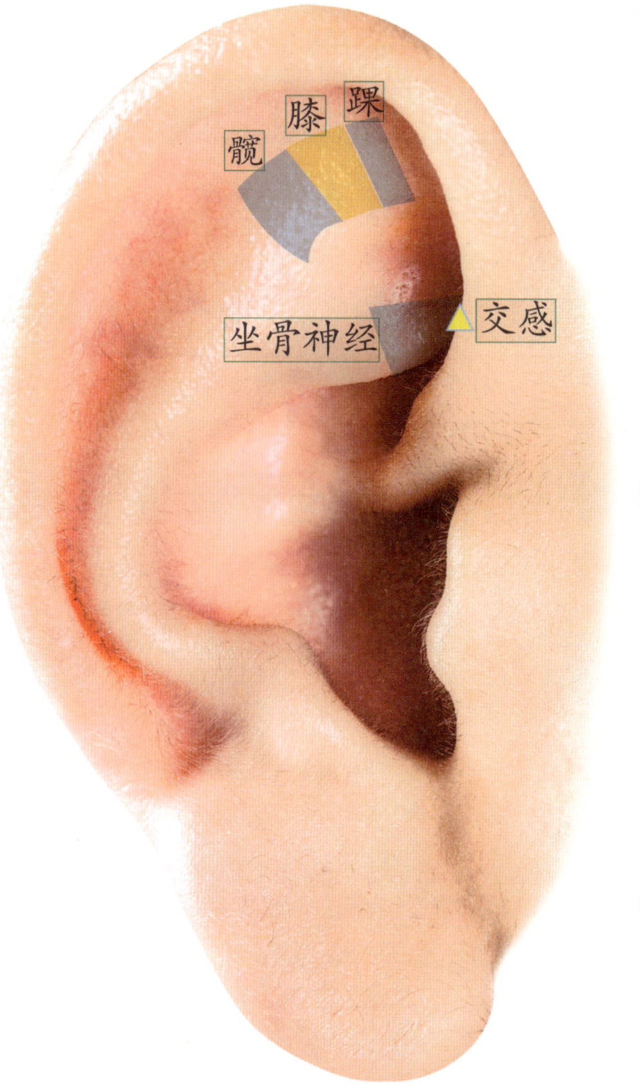

臀反射区 缓解坐骨神经痛

定　位　在对耳轮下脚的后 1/3 处。

主　治　臀骶痛、坐骨神经痛。

按摩手法　用食指来回旋转擦揉此反射区，直至有发热感为止。也可用 0.5 厘米见方的医用胶布，将米粒压贴于此，捏压 30 秒左右。耳部有热痛感为止，保留压贴物。

腹反射区 腹部保健穴

定　位　在对耳轮体前部上 2/5 处。

主　治　腹胀、腹痛、腹泻。

按摩手法　食指指腹对准反射区，拇指掌侧置于耳背相应位置，并给予一定的压力，反复按摩两三分钟，使局部产生热感。也可用按摩棒点压此反射区一两分钟。

腰骶椎反射区 腰腹部的止痛药

定　位　在腹区的后方。

主　治　腰骶痛、坐骨神经痛、腹痛。

按摩手法　用食指来回旋转擦揉此反射区，直至有发热感为止。也可用 0.5 厘米见方的医用胶布，将米粒压贴于此，捏压 30 秒左右。耳部有热痛感为止，保留压贴物。

胸反射区 各种胸部病症就找它

定　位　在对耳轮体前部中 2/5 处，与屏上切迹同水平。

主　治　胸胁痛、乳腺炎、产后缺乳、经前紧张症、胸胁部带状疱疹。

按摩手法　食指指腹对准反射区，拇指掌侧置于耳背相应位置，并给予一定的压力，反复按摩两三分钟，使局部产生热感。也可用按摩棒点压此穴一两分钟。

胸椎反射区 缓解胸背疼痛

定　位　在对耳轮体后部中 2/5 处。

主　治　胸背痛及同胸区疾病。

按摩手法　食指指腹对准反射区，拇指掌侧置于耳背相应位置，并给予一定的压力，反复按摩两三分钟，使局部产生热感。也可用按摩棒点压此穴一两分钟。

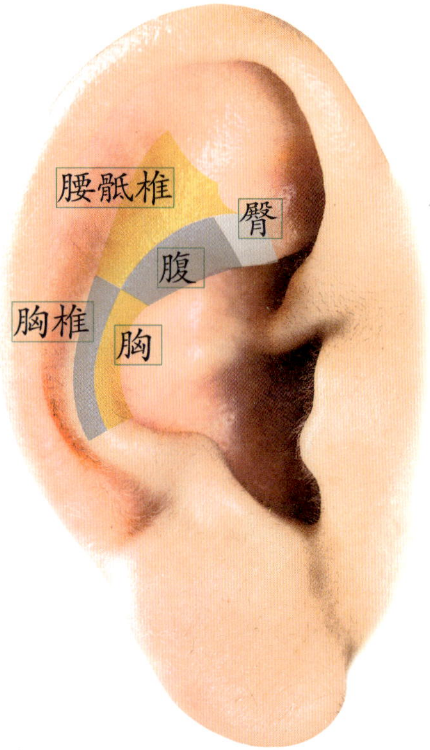

颈反射区 落枕它解忧

定　位　在对耳轮体前部下 1/5 处。

主　治　落枕、颈椎病、头昏、耳鸣。

按摩手法　食指指腹对准反射区，拇指掌侧置于耳背相应位置，并给予一定的压力，反复按摩两三分钟，使局部产生热感。也可用按摩棒点压此穴一两分钟。

颈椎反射区 随时随地护颈椎

定　位　在颈区后方。

主　治　落枕、颈椎病、头昏、耳鸣。

按摩手法　食指指腹对准反射区，拇指掌侧置于耳背相应位置，并给予一定的压力，反复按摩两三分钟，使局部产生热感。也可用按摩棒点压此穴一两分钟。

角窝中反射区 专治哮喘

定　位　在三角窝中 1/3 处。

主　治　哮喘。

按摩手法　用食指或按摩棒点按此反射区，由轻到重按摩一两分钟，以能忍受为度。按摩后耳廓发红并有热感最好。

角窝上反射区 降低血压

定　位　在三角窝前 1/3 的上部。

主　治　高血压。

按摩手法　用食指或按摩棒点按此反射区，由轻到重按摩一两分钟，以能忍受为度。按摩后耳廓发红并有热感最好。

内生殖器反射区 生殖疾病都找它

定　位　在三角窝前 1/3 的中下部。

主　治　月经不调、痛经、带下、遗精、阳痿。

按摩手法　用食指或按摩棒点按此反射区，由轻到重按摩一两分钟，以能忍受为度。按摩后耳廓发红并有热感最好。

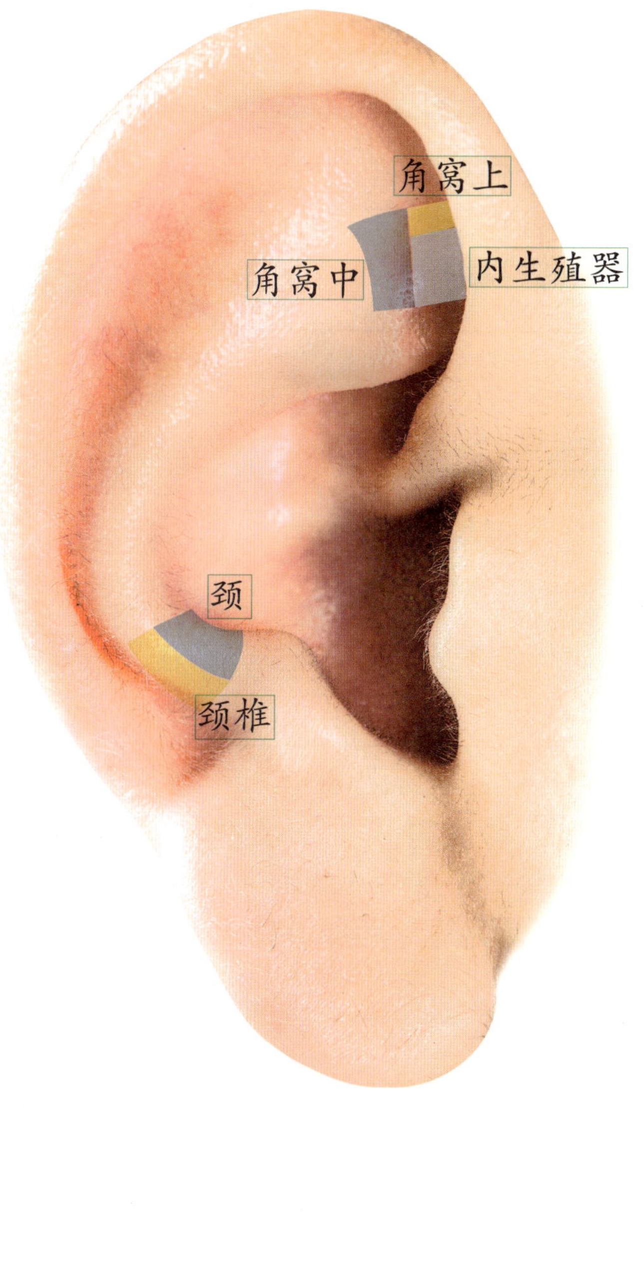

神门反射区 治疗呕吐效果好

定位 在三角窝后 1/3 的上部。

主治 麦粒肿、妊娠性呕吐、急性腰扭伤、小儿高热惊厥。

按摩手法 用按摩棒对准反射区，以适当的力度按摩一两分钟。也可用 0.5 厘米见方的医用胶布，将米粒压贴于此，捏压 30 秒左右。保留压贴物。

盆腔反射区 盆腔炎症的克星

定位 在三角窝后 1/3 的下部。

主治 急慢性盆腔炎。

按摩手法 用食指或按摩棒点按此反射区，由轻到重按摩一两分钟，以能忍受为度。按摩后耳廓发红并有热感最好。

外耳反射区 耳朵聪灵听力好

定位 在屏上切迹前方近耳轮部。

主治 耳鸣、眩晕、听力减退。

按摩手法 用食指或按摩棒点按此反射区，由轻到重按摩一两分钟，以能忍受为度。按摩后耳廓发红并有热感最好。

上屏反射区 消炎祛脂就找它

定位 在耳屏外侧面上 1/2 处。

主治 咽炎、单纯性肥胖。

按摩手法 用拇、食两指捏揉此区，由轻到重按摩一两分钟，以能忍受为度。

屏尖反射区 清热止痛揉一揉

定位 在耳屏游离缘上部尖端。

主治 发热、牙痛、斜视。

按摩手法 用拇、食两指捏揉此区，由轻到重按摩一两分钟，以能忍受为度。

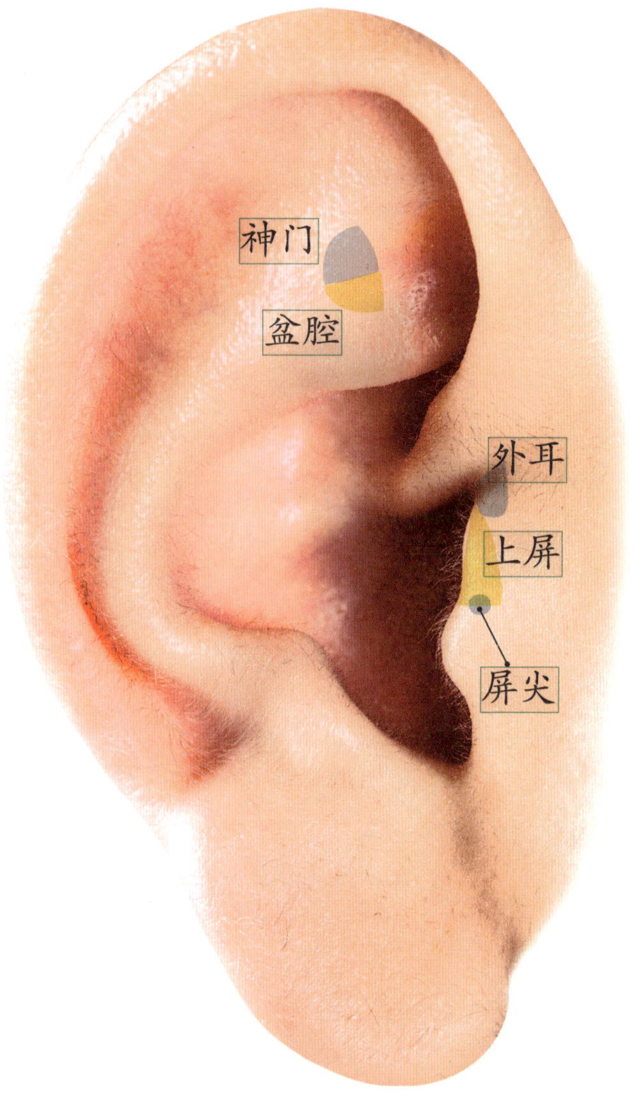

外鼻反射区 让鼻窍通透

定　位　在耳屏外侧面正中稍前方。

主　治　鼻炎、鼻塞、单纯性肥胖。

按摩手法　用食指或按摩棒点按此反射区，由轻到重按摩一两分钟，以能忍受为度。按摩后耳廓发红并有热感最好。

下屏反射区 开窍通鼻降血压

定　位　在耳屏外侧面下 1/2 处。

主　治　鼻炎、单纯性肥胖、高血压。

按摩手法　用拇、食两指捏揉此区，由轻到重按摩一两分钟，以能忍受为度。

肾上腺反射区 血压低了常按它

定　位　在耳屏游离缘下部尖端。

主　治　低血压、风湿性关节炎、腮腺炎、中毒性眩晕。

按摩手法　用按摩棒对准反射区，以适当的力度按摩一两分钟。也可用 0.5 厘米见方的医用胶布，将米粒压贴于此，捏压 30 秒左右。

屏间前反射区 让眼睛更明亮

定　位　在屏间切迹前方，耳屏最下部。

主　治　麦粒肿、假性近视、青光眼等各种眼病。

按摩手法　用食指来回旋转擦揉此区，直至有发热感为止。也可用 0.5 厘米见方的医用胶布，将米粒压贴于此，捏压 30 秒左右。以耳部有热痛感为宜，保留压贴物。

咽喉反射区 咽喉问题有办法

定　位　在耳屏内侧面上 1/2 处。

主　治　急性咽炎、扁桃体炎。

按摩手法　用食指来回旋转擦揉此反射区，直至有发热感为止。也可用按摩棒对准反射区，以适当的力度按摩一两分钟。

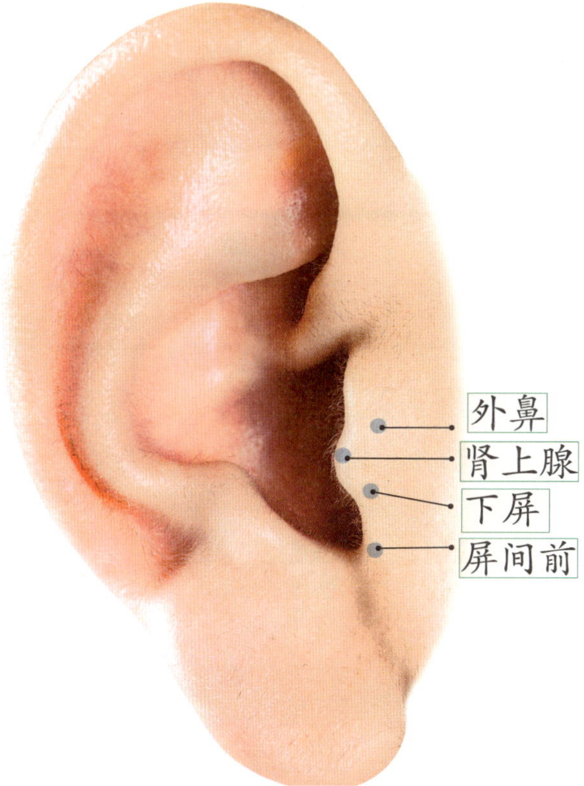

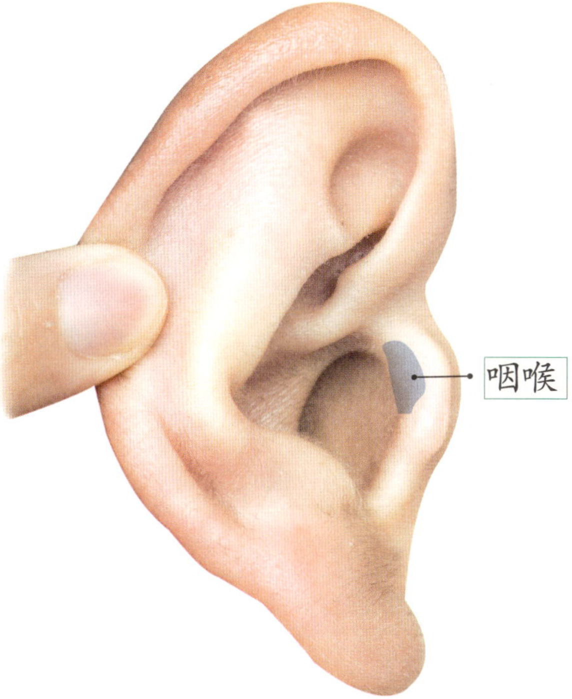

内鼻反射区 让鼻内畅通无阻

定　位 在耳屏内侧面下 1/2 处。

主　治 鼻炎、上颌窦炎、感冒、鼻窦炎。

按摩手法 用按摩棒对准反射区，以适当的力度按摩一两分钟。也可用 0.5 厘米见方的医用胶布，将米粒压贴于此，捏压 30 秒左右。耳部有热痛感为止，保留压贴物。

枕反射区 消除头痛恶心

定　位 在对耳屏外侧面的后部。

主　治 晕动症、头痛、恶心。

按摩手法 用食指来回旋转擦揉此反射区，直至有发热感为止。也可用按摩棒对准反射区，以适当的力度按摩一两分钟。

颞反射区 缓解偏头痛

定　位 在对耳屏外侧面的中部。

主　治 偏头痛、眩晕、耳鸣、听力减退。

按摩手法 用按摩棒对准反射区，以适当的力度按摩一两分钟。也可用 0.5 厘米见方的医用胶布，将米粒压贴于此，捏压 30 秒左右。耳部有热痛感为止，保留压贴物。

额反射区 无梦睡得香

定　位 在对耳屏外侧面的前部。

主　治 头昏、头痛、失眠、多梦。

按摩手法 用食指来回旋转擦揉此反射区，直至有发热感为止。也可用按摩棒对准反射区，以适当的力度按摩一两分钟。

屏间后反射区 亮眼明目常按它

定　位 在屏间切迹后方，对耳屏前下部。

主　治 麦粒肿、假性近视、青光眼等各种眼病。

按摩手法 用拇、食两指捏揉此区，由轻到重按摩一两分钟，以能忍受为度。

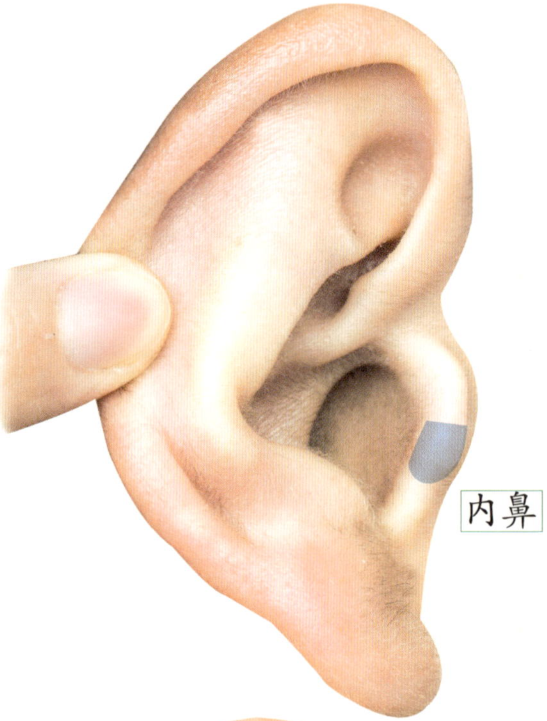

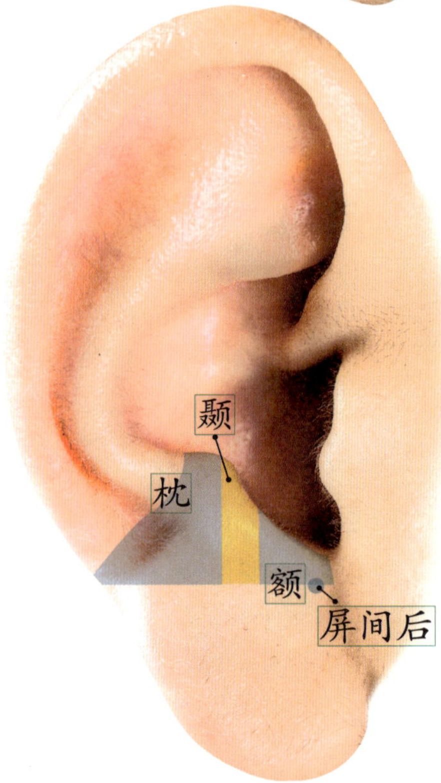

脑干反射区 改善眩晕、失眠，醒神健脑

定　位 在轮屏切迹处。

主　治 感冒、头痛、眩晕、失眠、智商低下、假性近视。

按摩手法 用拇、食两指捏揉此区，由轻到重按摩一两分钟，以能忍受为度。

缘中反射区 止痛、防眩晕

定　位 在对耳屏的上缘，对屏尖与屏轮切迹的中点。

主　治 梅尼埃综合征、三叉神经痛、遗尿、偏头痛。

按摩手法 用拇、食两指捏揉此区，由轻到重按摩一两分钟，以能忍受为度。

对屏尖反射区 利肺平喘，驱风止痒

定　位 在对耳屏的尖端。

主　治 喘息、咳嗽、偏头痛、颞下颌关节功能紊乱、腮腺炎、皮肤瘙痒症、睾丸炎、附睾炎。

按摩手法 用拇、食两指捏揉此区，由轻到重按摩一两分钟，以能忍受为度。

皮质下反射区 宁神止痛不眩晕

定　位 在对耳屏内侧面。

主　治 各种痛症、间日疟、神经衰弱、假性近视、月经不调。

按摩手法 用食指来回旋转擦揉此反射区，直至有发热感为止。也可用 0.5 厘米见方的医用胶布，将米粒压贴于此，捏压 30 秒左右。保留压贴物。

口反射区 治疗口腔溃疡好帮手

定　位 在耳轮脚下方前 1/3 处。

主　治 口腔溃疡、胆囊炎、胆石症。

按摩手法 用食指来回旋转擦揉此反射区，直至有发热感为止。也可用按摩棒对准反射区，以适当的力度按摩一两分钟。

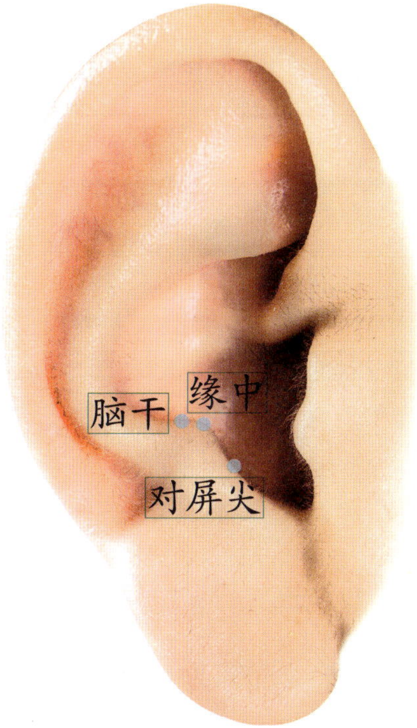

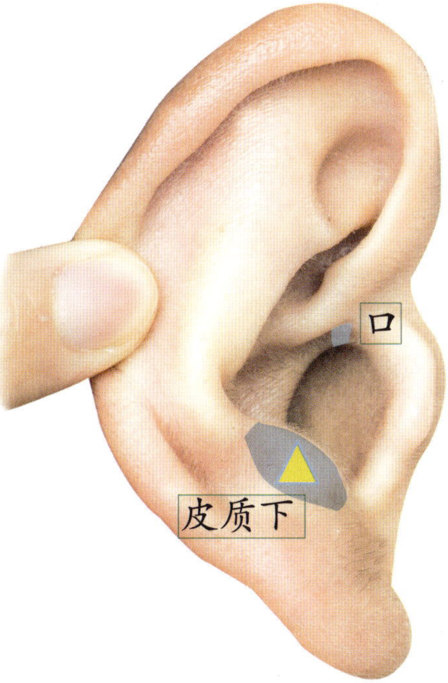

注：△ 表示内侧面，如交感在对耳轮下角前端与耳轮内缘相交处，皮质下在对耳屏内侧面。

食管反射区 让你吃得香

定　位 在耳轮脚下方中 1/3 处。

主　治 恶心、呕吐、食管炎、吞咽困难、胸闷。

按摩手法 用食指来回旋转擦揉此反射区，直至有发热感为止。也可用按摩棒对准反射区，以适当的力度按摩一两分钟。

贲门反射区 消除胃痛增食欲

定　位 在耳轮脚下方后 1/3 处。

主　治 食欲不振、贲门痉挛、神经性呕吐、胃痛。

按摩手法 用食指来回旋转擦揉此反射区，直至有发热感为止。也可用按摩棒对准反射区，以适当的力度按摩一两分钟。

胃反射区 赶走胃痛助消化

定　位 在耳轮脚消失处。

主　治 消化不良、牙痛、胃痛、失眠。

按摩手法 用按摩棒对准反射区，以适当的力度按摩一两分钟。也可用 0.5 厘米见方的医用胶布，将米粒压贴于此，捏压 30 秒左右。耳部有热痛感为止，保留压贴物。

艇角反射区 清热利水，涩精止遗

定　位 在对耳轮下脚下方前部。

主　治 前列腺炎、尿道炎、性功能减退。

按摩手法 用食指来回旋转擦揉此区，直至有发热感为止。也可用按摩棒对准此区，以适当力度按摩一两分钟。

大肠反射区 腹泻便秘它都治

定　位 在耳轮脚上方内 1/3 处。

主　治 腹泻、便秘、痤疮、咳嗽。

按摩手法 用食指来回旋转擦揉此反射区，直至有发热感为止。也可用按摩棒对准反射区，以适当的力度按摩一两分钟。

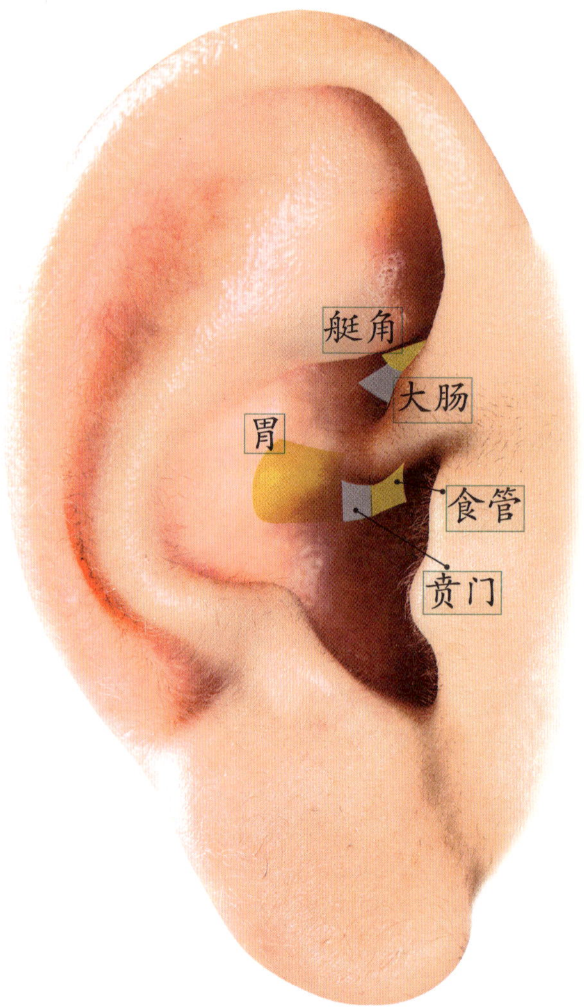

阑尾反射区 治疗阑尾炎

定　位　在小肠区与大肠区之间。

主　治　阑尾炎、腹痛。

按摩手法　用按摩棒对准反射区，以适当的力度按摩一两分钟。也可用 0.5 厘米见方的医用胶布，将米粒压贴于此，捏压 30 秒左右。耳部有热痛感为止，保留压贴物。

小肠反射区 缓解腹部不适

定　位　在耳轮脚上方中 1/3 处。

主　治　心律不齐、咽痛、腹痛、腹泻。

按摩手法　用食指来回旋转擦揉此反射区，直至有发热感为止。也可用按摩棒对准反射区，以适当的力度按摩一两分钟。

十二指肠反射区 十二指肠溃疡就找它

定　位　在耳轮脚上方外 1/3 处。

主　治　十二指肠溃疡、胆囊炎、上腹痛。

按摩手法　用按摩棒对准反射区，以适当的力度按摩一两分钟。也可用 0.5 厘米见方的医用胶布，将米粒压贴于此，捏压 30 秒左右。耳部有热痛感为止，保留压贴物。

膀胱反射区 降低膀胱炎的发病率

定　位　在对耳轮下脚下方中部，大肠反射区直上方。

主　治　后头痛、腰痛、坐骨神经痛、膀胱炎。

按摩手法　用按摩棒对准反射区，以适当的力度按摩一两分钟。也可用 0.5 厘米见方的医用胶布，将米粒压贴于此，捏压 30 秒左右。耳部有热痛感为止，保留压贴物。

输尿管反射区 专治输尿管结石

定　位　在肾反射区与膀胱反射区之间。

主　治　输尿管结石绞痛。

按摩手法　用按摩棒对准反射区，以适当的力度按摩一两分钟。也可用 0.5 厘米见方的医用胶布，将米粒压贴于此，捏压 30 秒左右。耳部有热痛感为止，保留压贴物。

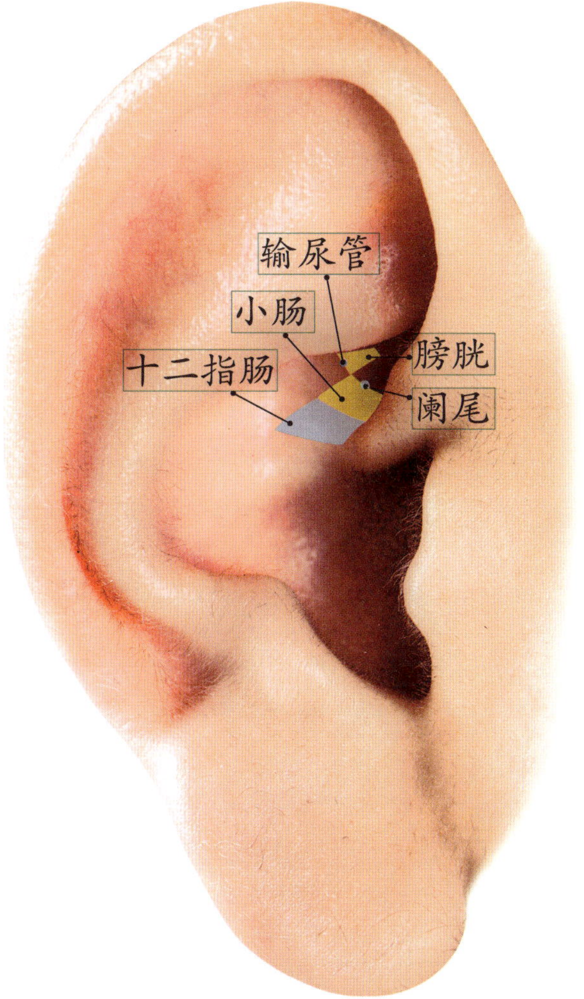

肾反射区 远离遗尿、遗精

定位 在对耳轮下脚下方后部，小肠反射区直上方。

主治 耳鸣、腰痛、遗尿、遗精。

按摩手法 用食指来回旋转擦揉此反射区，直至有发热感为止。也可用按摩棒对准反射区，以适当的力度按摩一两分钟。

胰胆反射区 护胆卫士

定位 在耳甲艇的后上部，肝肾反射区之间。左耳为胰、右耳为胆。

主治 胁痛、胸胁部带状疱疹、胆囊炎、胆石症、耳鸣。

按摩手法 食指指腹对准反射区，拇指掌侧置于耳背相应位置，并给予一定的压力，反复按摩两三分钟，使局部产生热感。也可用按摩棒点压此穴一两分钟。

艇中反射区 人体自身的醒酒穴

定位 在小肠穴与肾反射区之间的中点。

主治 胆管蛔虫症、腹胀、醉酒。

按摩手法 食指指腹对准反射区，拇指掌侧置于耳背相应位置，并给予一定的压力，反复按摩两三分钟，使局部产生热感。也可用按摩棒点压此穴一两分钟。

肝反射区 降低血压它有办法

定位 在耳甲艇的后下部。

主治 肝郁胁痛、高血压、青光眼、经前综合征、更年期综合征。

按摩手法 食指指腹对准反射区，拇指掌侧置于耳背相应位置，并给予一定的压力，反复按摩两三分钟，使局部产生热感。也可用按摩棒点压此穴一两分钟。

脾反射区 有效治腹泻

定位 在耳甲腔的后上部。

主治 眩晕、纳呆、腹泻。

按摩手法 用食指来回旋转擦揉此反射区，直至有发热感为止。也可用 0.5 厘米见方的医用胶布，将米粒压贴于此，捏压 30 秒左右。耳部有热痛感为止，保留压贴物。

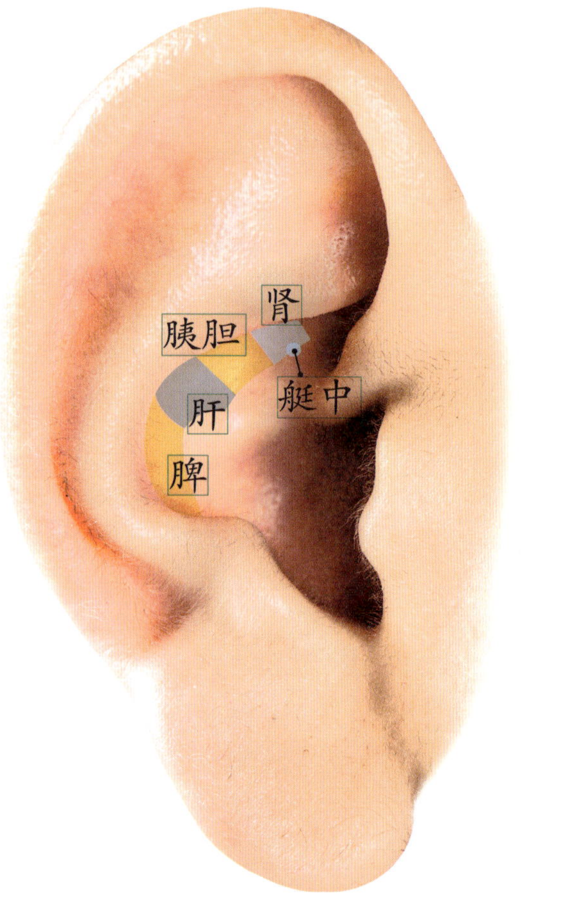

肺反射区 呼吸系统疾病都找它

定位 心反射区、气管反射区的上、下、外三面。

主治 呼吸系统疾病、皮肤病、单纯性肥胖。

按摩手法 用食指来回旋转擦揉此反射区，直至有发热感为止。也可用 0.5 厘米见方的医用胶布，将米粒压贴于此，捏压 30 秒左右。耳部有热痛感为止，保留压贴物。

心反射区 心血管系统护理师

定位 在耳甲腔正中凹陷处。

主治 心血管系统疾病、声嘶、无脉症。

按摩手法 用按摩棒对准反射区，以适当的力度按摩一两分钟。也可用 0.5 厘米见方的医用胶布，将米粒压贴于此，捏压 30 秒左右。耳部有热痛感为止，保留压贴物。

气管反射区 咳嗽哮喘不来烦

定位 在外耳孔与心反射区之间。

主治 咳嗽、哮喘、面瘫。

按摩手法 用食指来回旋转擦揉此反射区，直至有发热感为止。也可用 0.5 厘米见方的医用胶布，将米粒压贴于此，捏压 30 秒左右。耳部有热痛感为止，保留压贴物。

三焦反射区 想减肥就按它

定位 在外耳门下、肺反射区与内分泌反射区之间。

主治 上肢三焦经部位疼痛、单纯性肥胖、便秘。

按摩手法 用食指来回旋转擦揉此反射区，直至有发热感为止。也可用 0.5 厘米见方的医用胶布，将米粒压贴于此，捏压 30 秒。耳部有热痛感为止，保留压贴物。

内分泌反射区 让女人经期更轻松

定位 在屏间切迹内，耳甲腔的前下部。

主治 疟疾、经前紧张症、更年期综合征、月经不调。

按摩手法 用按摩棒对准反射区，以适当的力度按摩一两分钟。也可用 0.5 厘米见方的医用胶布，将米粒压贴于此，捏压 30 秒左右。保留压贴物。

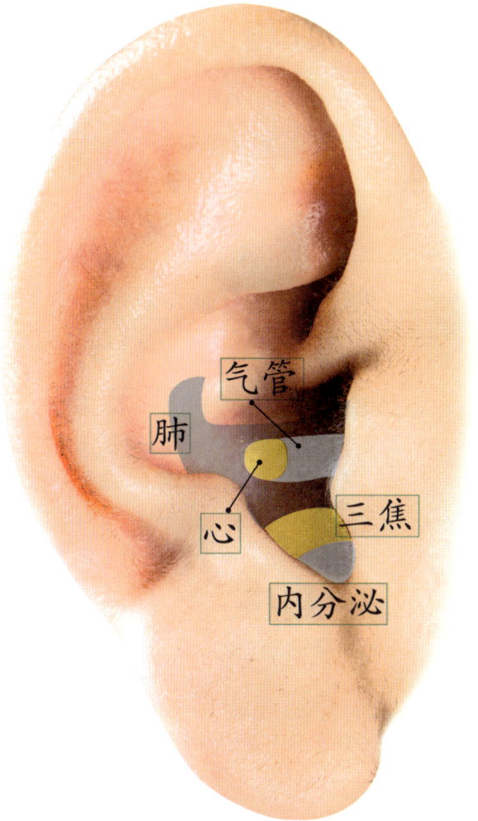

指反射区 消炎止痛护手指

定　位 耳舟的顶部，耳轮结节上方。

主　治 手指外伤疼痛、化脓性指甲沟炎、关节炎，手指麻木、疼痛。

按摩手法 用食指来回旋转擦揉此反射区，直至有发热感为止。也可用按摩棒对准反射区，以适当力度按摩一两分钟。

风溪反射区 防治各种过敏

定　位 在耳轮结节前方指反射区与腕反射区之间。

主　治 荨麻疹、皮肤瘙痒症、过敏性鼻炎、过敏性皮炎、哮喘和其他过敏性疾病。

按摩手法 用按摩棒对准此区，以适当的力度按摩一两分钟。

腕反射区 腕部疼痛就找它

定　位 平耳轮、结节突起处的耳舟部。

主　治 腕部扭伤、疼痛。

按摩手法 用按摩棒对准反射区，以适当的力度按摩一两分钟。也可用 0.5 厘米见方的医用胶布，将米粒压贴于此，捏压 30 秒左右。耳部有热痛感为止，保留压贴物。

肘反射区 网球肘，别发愁

定　位 在腕反射区与肩反射区之间。

主　治 网球肘、肱骨处上髁炎。

按摩手法 用食指来回旋转擦揉此反射区，直至有发热感为止。也可用按摩棒对准反射区，以适当的力度按摩一两分钟。

肩反射区 肩关节疾病无处躲

定　位 与屏上切迹同水平。

主　治 肩关节疼痛、落枕、胆石症等疾病。

按摩手法 用按摩棒对准反射区，以适当的力度按摩一两分钟。也可用 0.5 厘米见方的医用胶布，将米粒压贴于此，捏压 30 秒左右。耳部有热痛感为止，保留压贴物。

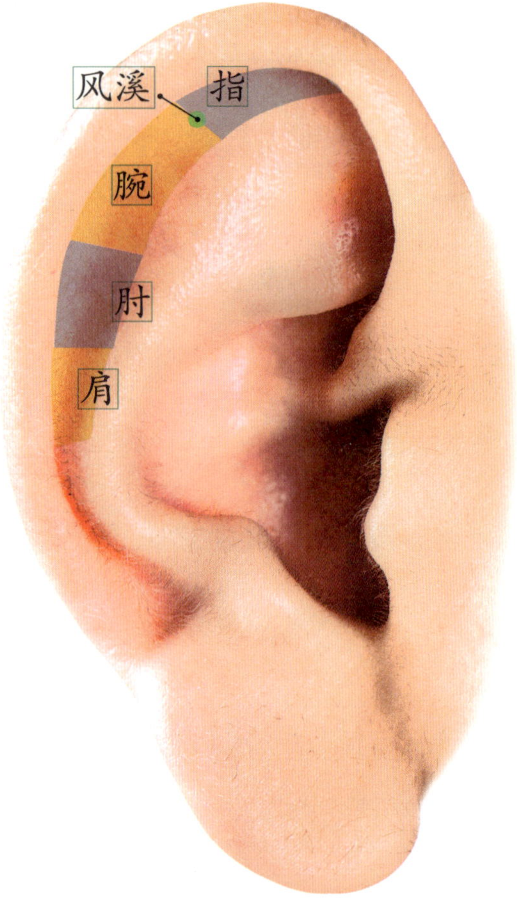

锁骨反射区 锁骨周围疼痛就找它

定　位　与轮屏切迹同水平。

主　治　相应部位疼痛、无脉症、急性阑尾炎、肩关节周围炎。

按摩手法　用食指来回旋转擦揉此反射区，直至有发热感为止。也可用按摩棒对准反射区，以适当的力度按摩一两分钟。

肛门反射区 有“痔”之士不要慌

定　位　在三角窝前方的耳轮处。

主　治　里急后重、脱肛、肛裂、痔痛、便秘。

按摩手法　用拇、食两指捏揉，由轻到重按摩一两分钟，以能忍受为度。按摩后耳轮发红并有热感最好。

外生殖器反射区 解决你的“难言之隐”

定　位　在对耳轮下脚前方的耳轮处。

主　治　带下、外阴瘙痒症、遗精、阳痿、睾丸炎、附睾炎。

按摩手法　用拇、食两指捏揉，由轻到重按摩一两分钟，以能忍受为度。按摩后耳轮发红并有热感最好。

尿道反射区 尿道感染就找它

定　位　在直肠上方的耳轮处。

主　治　尿频、尿急、尿痛、尿潴留、遗尿。

按摩手法　用拇、食两指捏揉，由轻到重按摩一两分钟，以能忍受为度。按摩后耳轮发红并有热感最好。

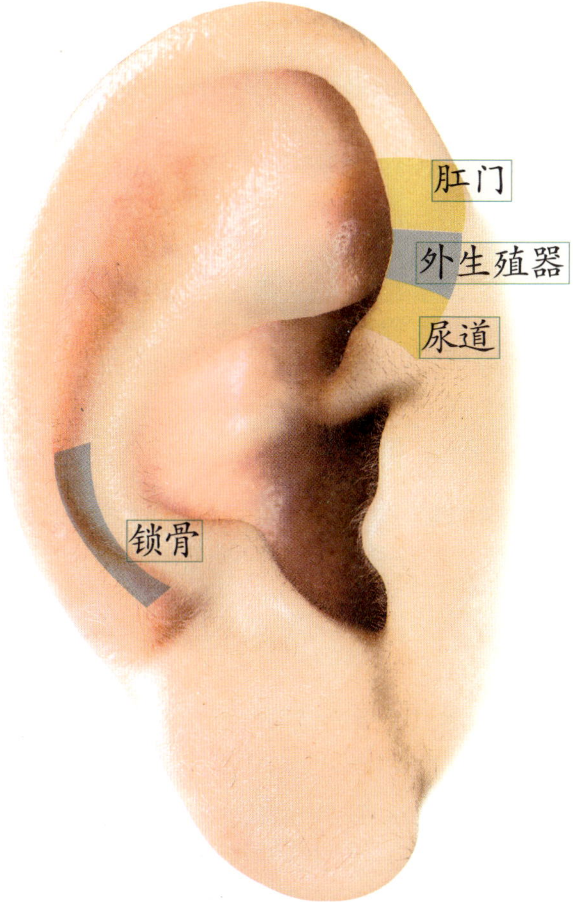

直肠反射区 顺畅排便一身轻

定　位 在耳轮脚棘前上方的耳轮处。

主　治 腹泻、便秘、脱肛、内外痔。

按摩手法 用拇、食两指捏揉，由轻到重按摩一两分钟，以能忍受为度。按摩后耳轮发红并有热感最好。

耳中反射区 缓解胃部不适

定　位 在耳轮脚处。

主　治 呃逆、胃痛、慢性胃炎、荨麻疹、皮肤瘙痒症、小儿遗尿症、咯血。

按摩手法 用拇、食两指捏揉，由轻到重按摩一两分钟，以能忍受为度。按摩后耳轮发红并有热感最好。

耳尖反射区 清热消炎止疼痛

定　位 在耳廓向前对折的上部尖端处。

主　治 发热、高血压、高脂血症、麦粒肿、急性结膜炎、流行性腮腺炎，以及多种疼痛。

按摩手法 用拇、食两指捏揉，由轻到重按摩一两分钟，以能忍受为度。按摩后耳轮发红并有热感最好。

肝阳反射区 平肝潜阳，醒脑安神

定　位 在耳轮结节处。

主　治 头晕、头痛、高血压。

按摩手法 用拇、食两指捏揉，由轻到重按摩一两分钟，以能忍受为度。

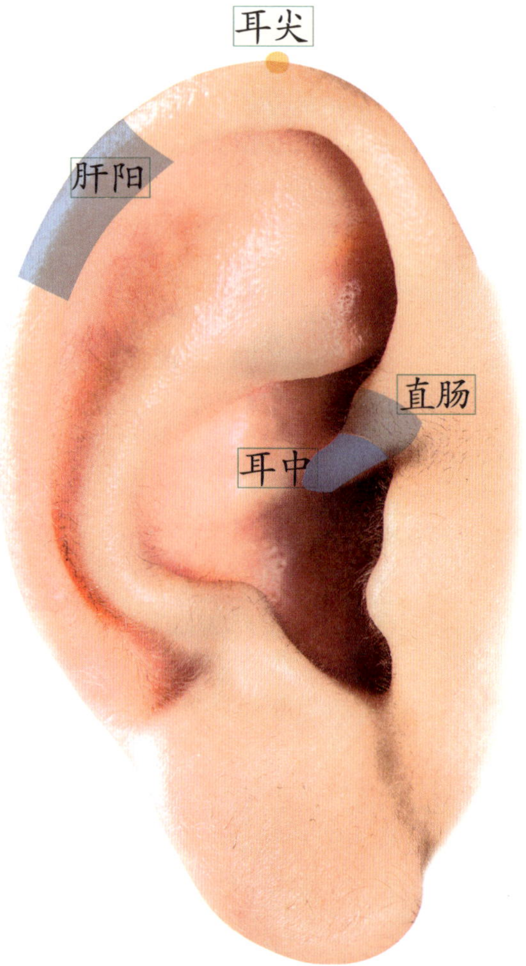

轮 1 反射区

定位 在耳轮结节下方的耳轮处。

主治 发热、上呼吸道感染、急性扁桃体炎、高血压。

按摩手法 用拇、食两指捏揉，由轻到重按摩一两分钟，以能忍受为度。

轮 2 反射区

定位 在轮 1 区下方的耳轮处。

主治 发热、上呼吸道感染、急性扁桃体炎、高血压。

按摩手法 用拇、食两指捏揉，由轻到重按摩一两分钟，以能忍受为度。按摩后耳轮发红并有热感最好。

轮 3 反射区

定位 在轮 2 区下方的耳轮处。

主治 发热、上呼吸道感染、急性扁桃体炎、高血压。

按摩手法 用拇、食两指捏揉，由轻到重按摩一两分钟，以能忍受为度。按摩后耳轮发红并有热感最好。

轮 4 反射区

定位 在轮 3 区下方的耳轮处。

主治 发热、上呼吸道感染、急性扁桃体炎、高血压。

按摩手法 用拇、食两指捏揉，由轻到重按摩一两分钟，以能忍受为度。按摩后耳轮发红并有热感最好。

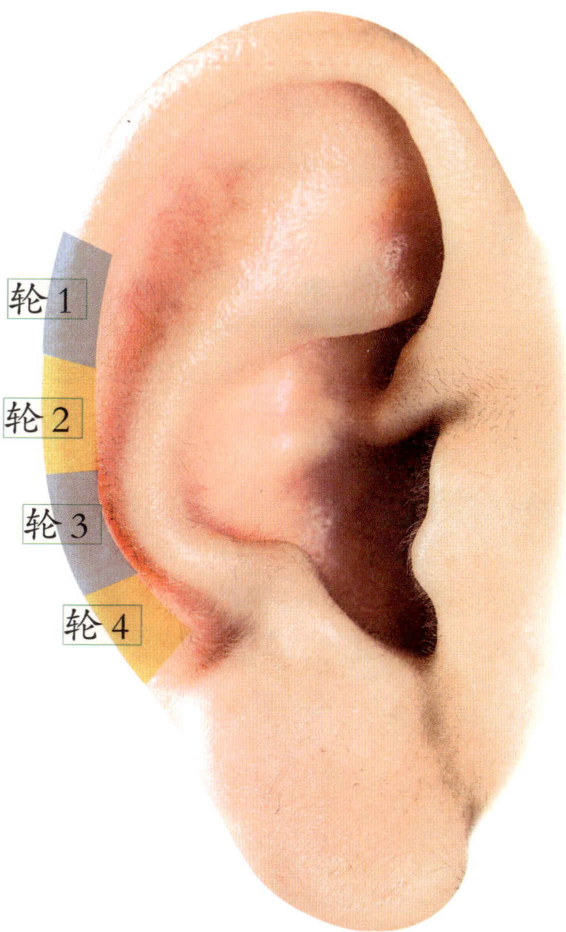

耳背脾反射区 健脾促消化

定　位 在耳背中央部。

主　治 胃痛、纳呆、消化不良、腹胀、腹泻。

按摩手法 拇指指腹按摩此反射区，食指指腹置于耳屏相应位置，并给予一定的压力，反复按摩两三分钟，使局部产生热感。

耳背肺反射区 宣肺利气，止咳平喘

定　位 在耳背中部近乳突侧。

主　治 胃痛、哮喘、皮肤瘙痒症、各种皮肤病。

按摩手法 拇指指腹按摩此反射区，食指指腹置于耳屏相应位置，并给予一定的压力，反复按摩两三分钟，使局部产生热感。

耳背心反射区 益心安神，通络养血

定　位 在耳背上部。

主　治 失眠、心悸、多梦、高血压。

按摩手法 拇指指腹按摩此反射区，食指指腹置于耳屏相应位置，并给予一定的压力，反复按摩两三分钟，使局部产生热感。

耳背肝反射区 疏肝利胆，清利头目

定　位 在耳背中部近耳轮侧。

主　治 肝炎、肝硬化、胆囊炎、胆石症、失眠。

按摩手法 拇指指腹按摩此反射区，食指指腹置于耳屏相应位置，并给予一定的压力，反复按摩两三分钟，使局部产生热感。

耳背肾反射区 滋肾安神，强骨填髓

定　位 在耳背下部。

主　治 头痛、头晕、神经衰弱、月经不调。

按摩手法 拇指指腹按摩此反射区，食指指腹置于耳屏相应位置，并给予一定的压力，反复按摩两三分钟，使局部产生热感。

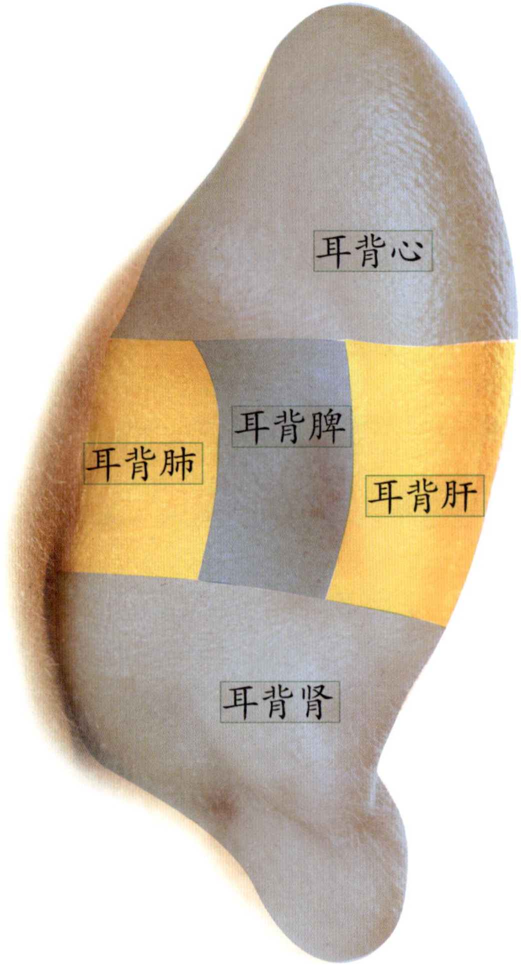

上耳根反射区 解痉镇痛按此区

定　位　在耳根最上处。

主　治　哮喘、多种痛证、鼻出血。

按摩手法　拇指尖点按此反射区，食指指腹置于耳屏相应位置，并给予一定的压力，按压一两分钟，使局部产生热感。

耳背沟反射区 平肝熄风止瘙痒

定　位　在耳背对耳轮沟和对耳轮上下脚沟处。

主　治　高血压、皮肤瘙痒症。

按摩手法　拇指指腹按摩此反射区，食指指腹置于耳屏相应位置，并给予一定的压力，反复按摩两三分钟，使局部产生热感。

耳迷根反射区 疏肝利胆它帮忙

定　位　在耳轮脚后沟起始的耳根处。

主　治　胃痛、心动过速、腹痛、单纯性腹泻、原发性高血压、感冒引起的鼻塞耳鸣、胆囊炎、胆石症、胆道蛔虫症。

按摩手法　拇指尖点按此反射区，食指指腹置于耳屏相应位置，并给予一定的压力，按压一两分钟使局部产生热感。

下耳根反射区 血压低了就按它

定　位　在耳根最下处。

主　治　哮喘、多种疼痛、低血压。

按摩手法　拇指尖点按此反射区，食指指腹置于耳屏相应位置，并给予一定的压力，按压一两分钟使局部产生热感。

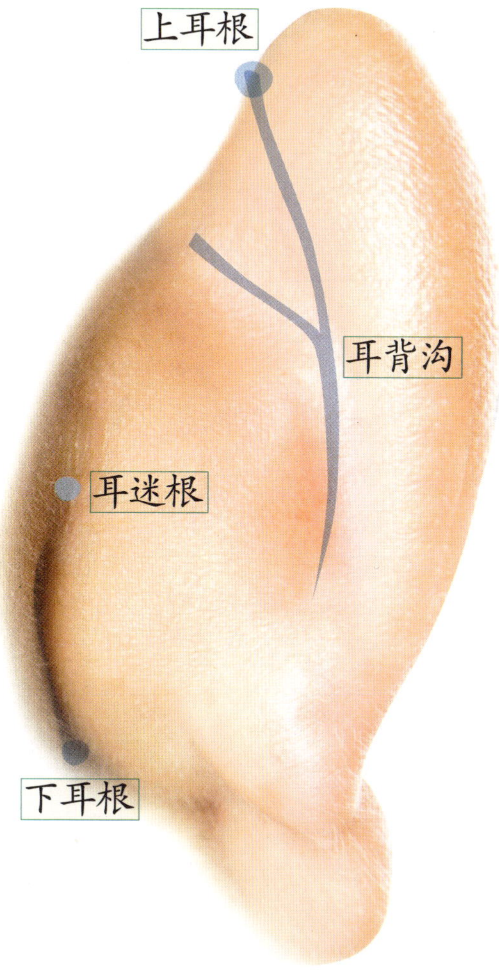

足部反射区与穴位速查速用

健康的足

健康的足跟骨直立不横卧，身体重心在正常位置，足底弓明显。脚掌和脚背曲线柔和丰满，脚掌规整，无异常增厚或变薄。脚趾整齐、柔软、有弹性，趾头圆润，趾甲半透明有光泽，呈粉红色，甲根有半月形的甲弧。

按脚时姿势要正确

坐位：被按摩者坐在有扶手的椅子上，赤脚向前伸直，脚下放一个软垫子，按摩者坐在他对面，稍偏右，斜一些，这样方便按摩操作。

卧位：被按摩者仰卧在床上，高度以 65 厘米为宜，赤脚放在床的一端，膝下放一个垫枕，头颈部也放一个垫枕，以利于按摩者观察被按摩者的面部反应。按摩者坐在被按摩者对面的椅子上，进行操作。

按脚的次序有先后

足部按摩很讲究反射区操作的先后次序，依次序按摩才能达到最佳的治疗或保健效果。

为符合机体阴阳平衡原则，通常按照足底→足内侧→足外侧→足背的次序进行按摩。

按摩时，要先按左脚，再按右脚。具体按摩次序如下：

1 按摩左足底的肾、输尿管和膀胱等基本反射区，增强排泄功能，将有害物质及废料排出体外。

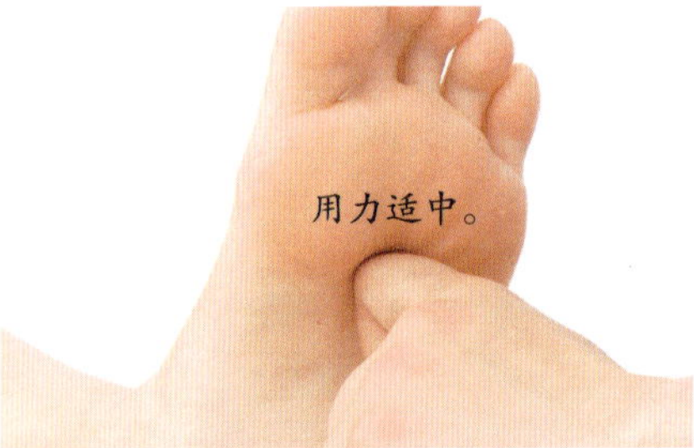

2 刺激位于腹腔左侧的腹腔神经丛，使体内的神经系统处于相对平衡的良好状态，充分缓解全身的紧张状态，调动各个脏器的生理功能。

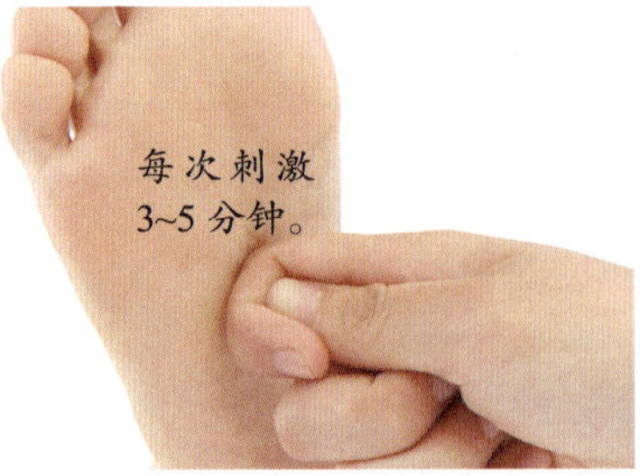

3 按摩肾上腺反射区，来增强机体免疫力。

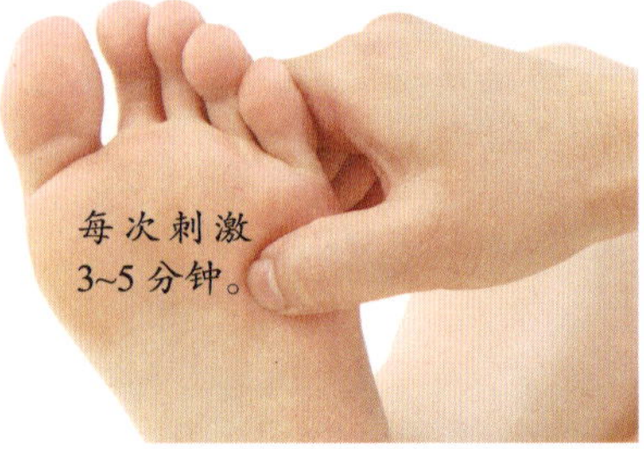

实施重点按摩时，通常要按照基本反射区（肾、输尿管、膀胱）→病变反射区→相关反射区→基本反射区的顺序，依次进行。无论是治疗还是保健，每次按摩开始时和结束之际，都应对基本反射区按摩 3 遍。

足部反射区

大脑反射区 防治脑血管病变

定　位 位于双足拇趾端趾腹全部。

主　治 脑震荡、脑卒中、脑血栓、头晕、头痛、感冒、神经衰弱、视觉受损。

按摩手法 用拇指指腹按揉 1~3 分钟，手指紧贴皮肤，不要后退，也不要左右移动。

垂体反射区 内分泌失调的调理区

定　位 位于双足拇趾指腹正中。

主　治 甲状腺、副甲状腺、肾上腺、生殖腺、脾、胰等功能失调，更年期综合征。

按摩手法 用拇指指腹按揉 1~3 分钟，用力稳健，速度缓慢均匀。

额窦反射区 预防感冒的能手

定　位 位于双足十个趾端趾腹。

主　治 脑卒中、鼻窦炎、眼耳口鼻疾病。

按摩手法 用拇指指腹按揉 1~3 分钟，用力稳健，速度缓慢均匀。

小脑及脑干反射区 消除脑疲劳

定　位 小脑反射区位于双足趾第一节根部正面靠近第二趾骨处。脑干反射区位于双足趾根外侧靠近第二节趾骨处。

主　治 脑震荡、高血压、肌腱关节疾病。

按摩手法 用拇指指腹按摩 1~3 分钟。也可用牙签或发夹刺激。

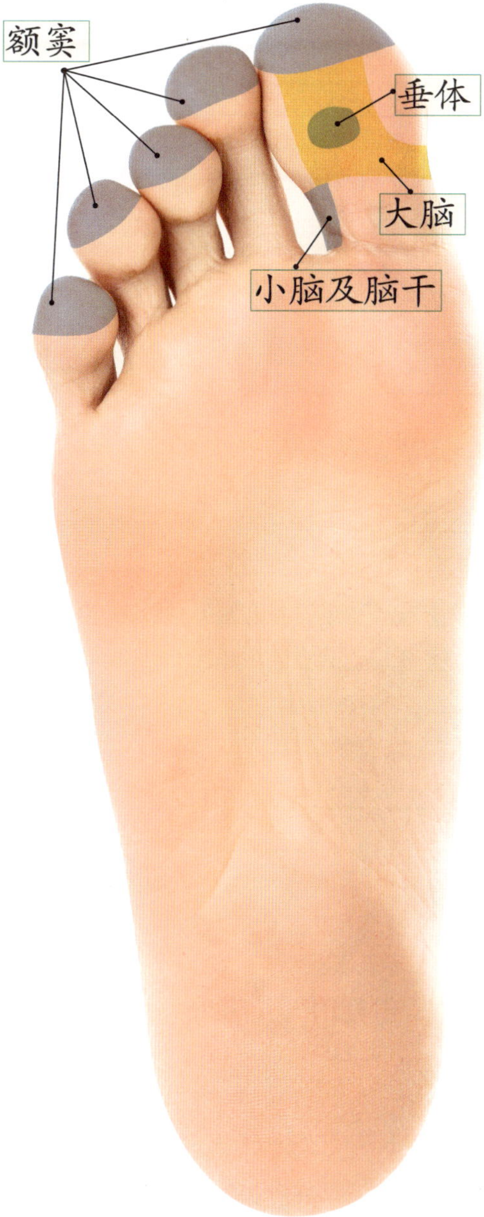

三叉神经反射区 常按该穴防头痛

定　位　双足拇趾外侧，靠近第二趾间。

主　治　面部神经麻痹、失眠、感冒、腮腺炎，眼、耳、口引发的神经痛。

按摩手法　用拇指指腹按揉 1~3 分钟，用力稳健，速度缓慢均匀。

眼反射区 治各种眼病的“护眼区”

定　位　双足第二、第三趾的中节和近节上。

主　治　结膜炎、角膜炎、近视、远视、青光眼、白内障、怕光、流泪、老花眼、眼底出血。

按摩手法　用拇指指腹按揉 1~3 分钟，用力稳健，速度缓慢均匀。

耳反射区 拇指按揉治耳鸣

定　位　双足第四、第五趾的中节和近节上。

主　治　耳鸣、耳炎、外耳道湿疹、耳聋。

按摩手法　用拇指指腹按揉 1~3 分钟，用力稳健，速度缓慢均匀。

鼻反射区 鼻炎不再反复发作

定　位　双足拇趾腹外侧，靠近拇趾甲上端延至其根底。

主　治　鼻塞、流鼻涕、过敏性鼻炎、急慢性鼻炎及上呼吸道感染。

按摩手法　用拇指指腹按摩 1~3 分钟。也可用牙签或发夹刺激。

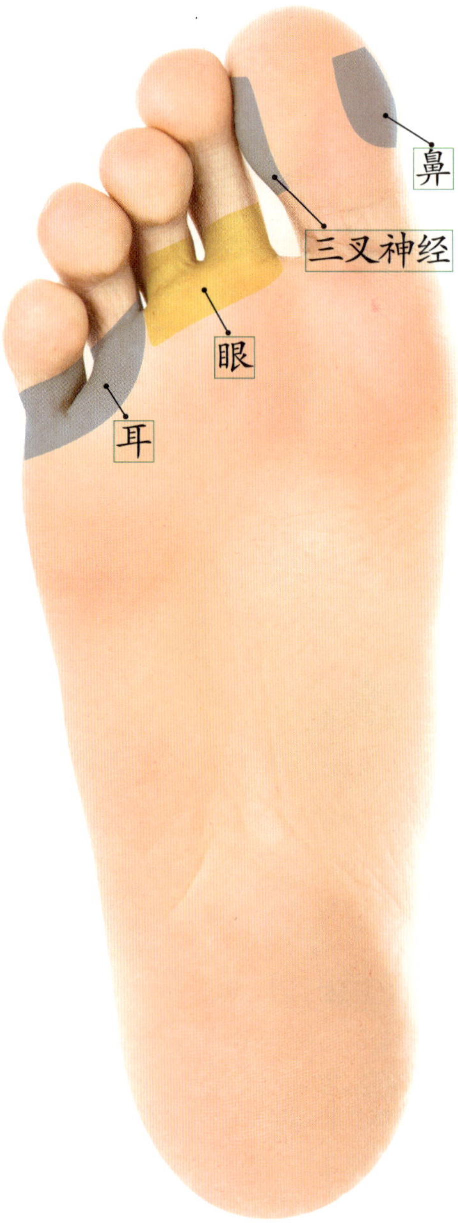

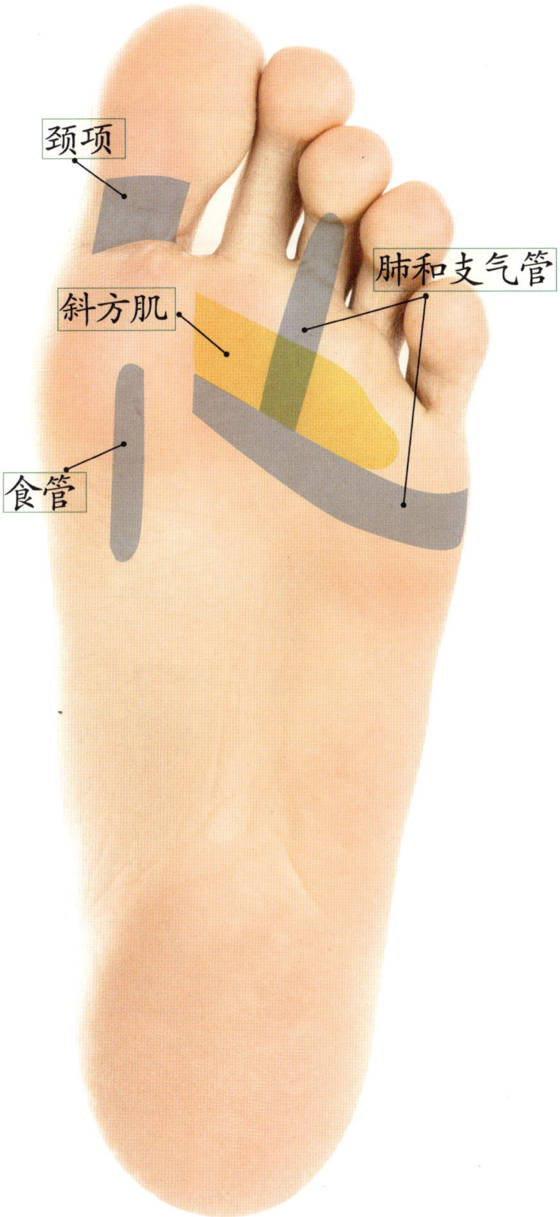

颈项反射区 睡个好觉治落枕

定　位 双足拇趾底部横纹处。

主　治 颈项酸痛、颈项僵硬、头晕、头痛、流鼻血、高血压、落枕。

按摩手法 用拇指指腹按摩 1~3 分钟。也可用牙签或发夹刺激。

斜方肌反射区 消除上肢疲劳

定　位 双足足掌第二、第三、第四跖趾关节的下方，呈一横带状的区域。

主　治 肩周炎、肩背酸痛、两臂无力、手麻、落枕。

按摩手法 用拇指指腹按揉 1~3 分钟，用力稳健，速度缓慢均匀。

食管反射区 一剂健胃良药

定　位 双足足掌第一跖趾关节处，呈一带状区域。

主　治 食管癌、食道炎等食道疾病。

按摩手法 用拇指指腹从下向上按摩 1~3 分钟。也可用木棍刺激。

肺和支气管反射区 治支气管炎的消炎区

定　位 双足足掌第二、第三、第四、第五趾骨上端关节，中部通向第三趾骨中节呈“⊥”形区域。

主　治 肺炎、支气管炎、肺癌、胸闷。

按摩手法 用拇指指腹按摩 1~3 分钟。也可用木棍刺激。

心反射区 缓解心慌胸闷的“宽心区”

定　位 左足足掌第四、第五跖骨上端。

主　治 心律不齐、心绞痛、心悸、高血压、低血压、心脏缺损和循环系统疾病。

按摩手法 用拇指指腹推按 1~3 分钟，用力稳健，沿骨骼走向施行。

肝反射区 不生气的“养肝区”

定　位 右足足掌第四、第五跖骨上端。

主　治 肝炎、肝硬化、肝大、口舌干燥、眼疾、食欲不振、胆疾、烦躁焦虑。

按摩手法 用食指关节重力揉按 1 分钟。也可用木棍刺激。

胆囊反射区 消除胆囊炎的“壮胆区”

定　位 右足足掌第三、第四跖骨中段。

主　治 胆囊炎、胆结石、黄疸、肝炎、食欲不振、便秘。

按摩手法 用拇指指腹点按 1~3 分钟。也可用木棍刺激。

肾上腺反射区 拇指按压治哮喘

定　位 双足足掌第二跖骨上端稍外侧。

主　治 各种炎症、哮喘、过敏、心律不齐、昏厥、风湿症、关节炎。

按摩手法 用拇指指腹按摩 1~3 分钟，力度柔和均匀。

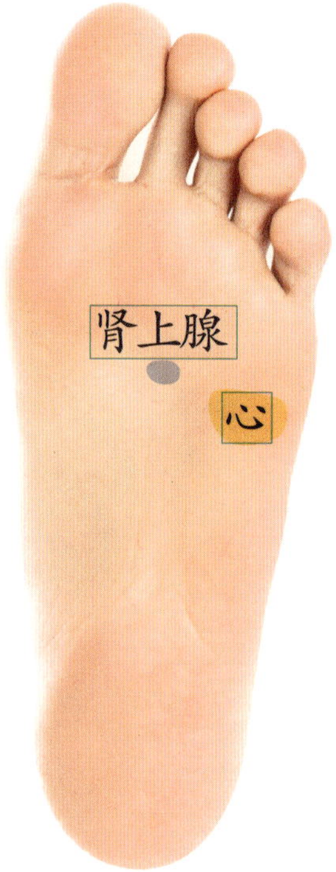

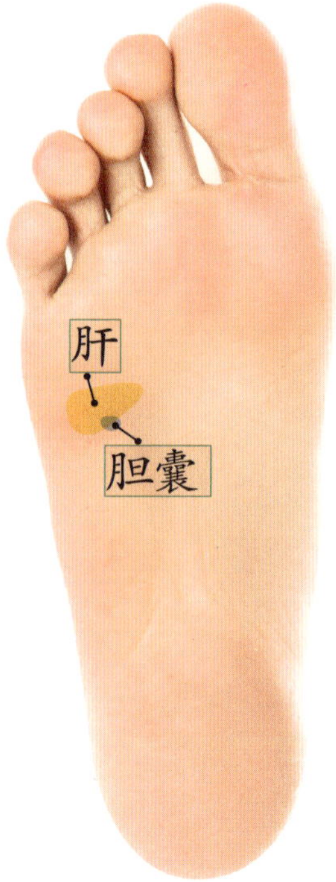

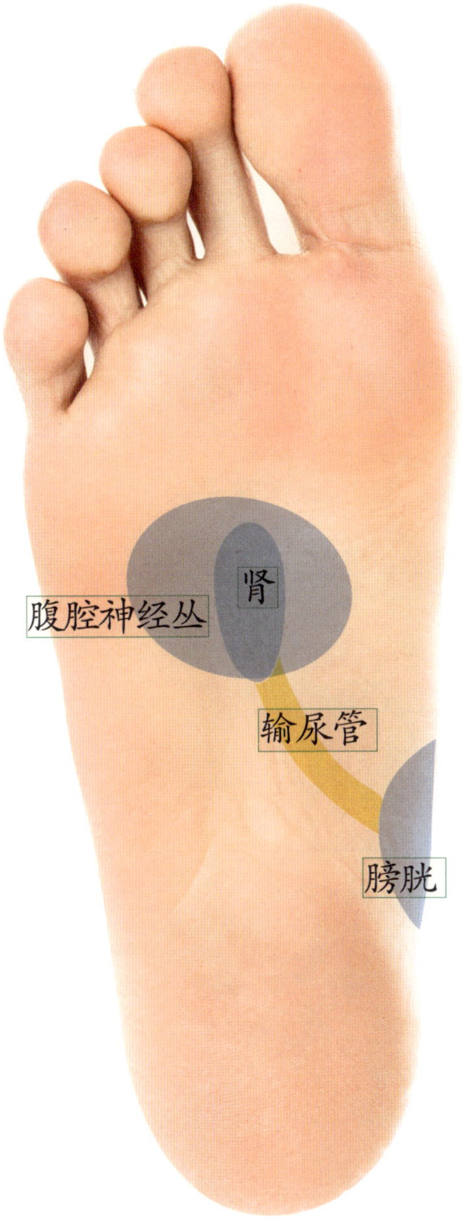

肾反射区 肾虚人士的最好补药

定　位 双足足掌第二跖骨下端与第三跖骨下端关节处。

主　治 肾炎、肾结石、肾功能不全、尿毒症、腰痛、泌尿系统感染、高血压、浮肿。

按摩手法 用食指关节重力揉按 1 分钟。也可用牙签或发夹刺激。

腹腔神经丛反射区 胸闷腹胀去无影

定　位 双足足掌中心，第二、第三、第四跖骨中段。

主　治 腰背酸痛、胸闷、打嗝、胃痉挛、腹胀。

按摩手法 用拇指指腹按摩 1~3 分钟。也可用木棍刺激。

输尿管反射区 治疗各种输尿管病症

定　位 双足足掌自肾反射区至膀胱反射区的略呈弧状的一个区域。

主　治 输尿管炎、输尿管狭窄、高血压、动脉硬化、风湿症、泌尿系统感染。

按摩手法 用拇指指腹按摩 1~3 分钟。也可用浴刷刺激。

膀胱反射区 泌尿疾病找它治

定　位 双足足掌内侧内踝前方，舟骨下方展肌旁。

主　治 泌尿系统疾病以及其他膀胱疾病。

按摩手法 用拇指指腹按摩 1~3 分钟。也可用浴刷刺激。

甲状腺反射区 拇指推按治甲状腺炎

定位 双足足掌第一跖骨与第二跖骨前半部之间，并横跨第一跖骨中部的“L”形区域。

主治 甲状腺功能亢进或低下、甲状腺炎、心悸、失眠、感冒、烦躁、肥胖。

按摩手法 用拇指指腹按摩 1~3 分钟。也可用浴刷刺激。

甲状旁腺反射区 癫痫发作时的“急救区”

定位 双足足掌内缘第一跖骨上端关节处。

主治 过敏、痉挛、失眠、呕吐、恶心、低钙、指甲脆弱、癫痫发作。

按摩手法 用拇指指腹按摩 1~3 分钟。也可用浴刷刺激。

胃反射区 治胃部疾病的灵丹妙药

定位 双足足掌第一跖骨中段。

主治 胃痛、胃胀、胃酸过多、消化不良、胃下垂、恶心、呕吐、急慢性胃炎。

按摩手法 用拇指指腹按摩 1~3 分钟。也可用木棍刺激。

胰反射区 治疗胰腺炎的能手

定位 双足足掌第一跖骨体后缘，胃与十二指肠反射区之间。

主治 胰腺炎、糖尿病、消化不良。

按摩手法 用拇指指腹按摩 1~3 分钟。

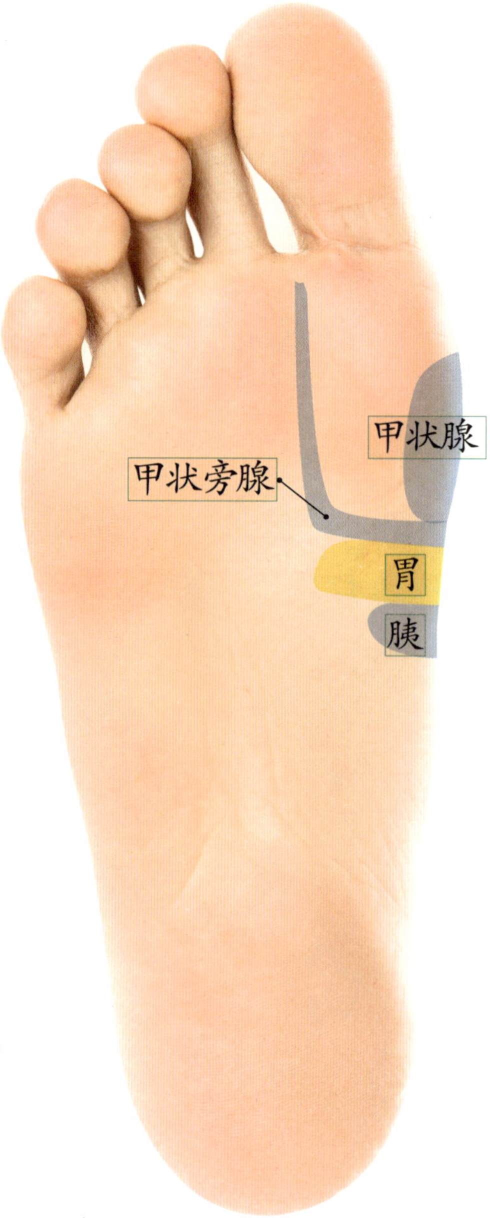

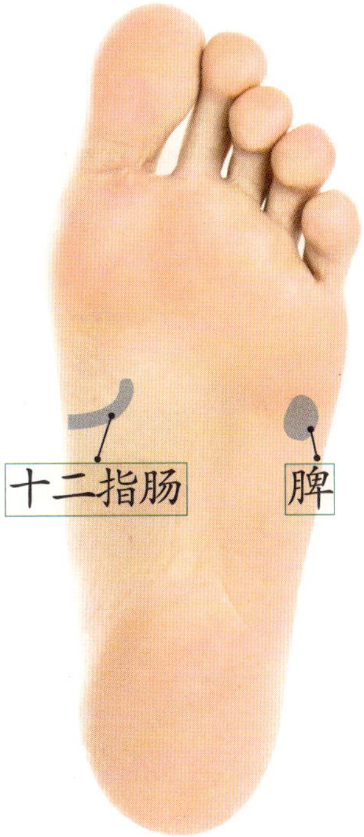

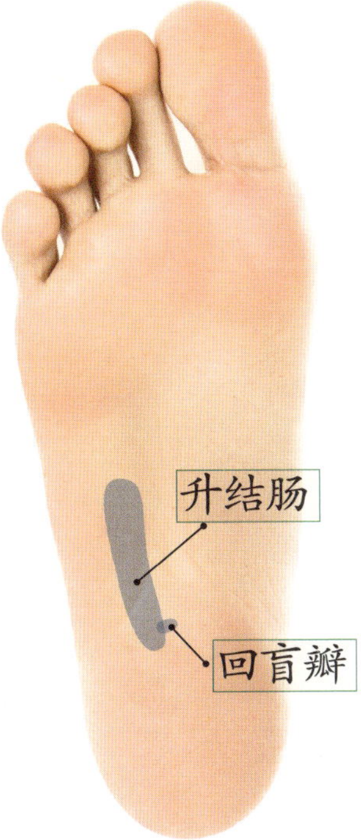

十二指肠反射区 增强食欲有奇效

定　位　双足足掌第一跖骨下端与楔骨关节处。

主　治　十二指肠溃疡、食欲不振、消化不良、腹胀、食物中毒。

按摩手法　用拇指指腹按摩 1~3 分钟。也可用木棍刺激。

脾反射区 足部健脾良方

定　位　左足足掌第四、五跖骨下端。

主　治　食欲不振、消化不良、发热、贫血。

按摩手法　用拇指指腹按摩 1~3 分钟。也可用木棍刺激。

升结肠反射区 顽固便秘就找它

定　位　右足足掌小肠反射区的外侧带状区域。

主　治　便秘、腹痛、肠炎、腹泻。

按摩手法　用拇指指腹按摩 1~3 分钟。也可用木棍刺激。

回盲瓣反射区 助你增强胃动力

定　位　右足足掌跟骨前缘靠近外侧，盲肠阑尾反射区的前方。

主　治　消化系统吸收障碍性疾病。

按摩手法　用拇指指腹按摩 1~3 分钟。也可用木棍刺激。

盲肠（阑尾）反射区 治阑尾炎的“调理区”

定　　位 右足足掌跟骨前缘靠近外侧。

主　　治 阑尾炎、腹胀。

按摩手法 用拇指指腹按摩 1~3 分钟。也可用木棍刺激。

横结肠反射区 巧治腹泻、腹胀、腹痛

定　　位 双足足掌中间，第一跖骨至第四跖骨下端的横带状区域。

主　　治 腹泻、腹胀、腹痛、肠炎、便秘。

按摩手法 用单食指关节先从外向内刮按右足四五次，再从内向外刮按左足四五次。

小肠反射区 急慢性肠炎不再烦

定　　位 双足足掌中部凹陷处，楔骨、骰骨、舟骨组成的相当于正方体的部分。

主　　治 急慢性肠炎、消化不良、食欲不振、肠胃胀闷、腹部闷痛、疲倦、紧张。

按摩手法 用拇指指腹按摩 1~3 分钟。也可用木棍刺激。

直肠及乙状结肠反射区 肠炎、便秘都能治

定　　位 左足足掌跟骨前缘一横带状区域。

主　　治 腹泻、腹痛、腹胀、肠炎、便秘。

按摩手法 用拇指指腹按摩 1~3 分钟。也可用木棍刺激。

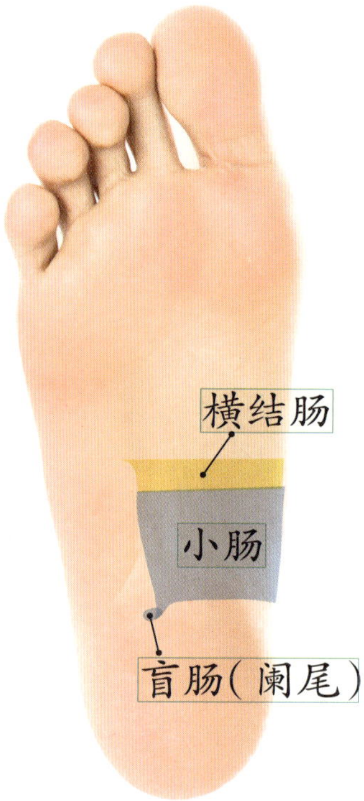

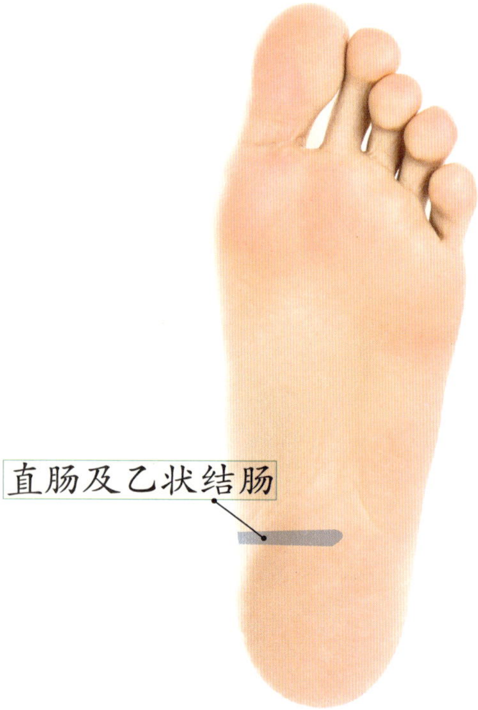

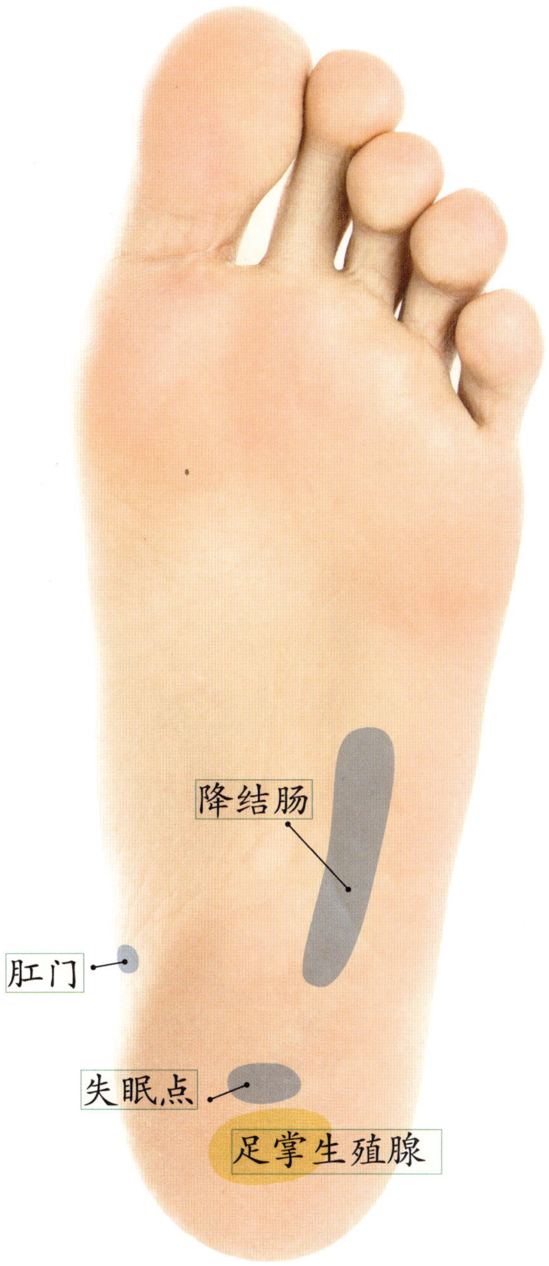

降结肠反射区 肠胃不适的“调节区”

定位 左足足掌骰骨外侧一带状区域。

主治 腹痛、腹胀、腹泻、肠炎、便秘。

按摩手法 用拇指指腹按摩 1~3 分钟。也可用木棍刺激。

肛门反射区 消除痔疮带来的难言之隐

定位 左足足掌跟骨前缘，直肠及乙状结肠反射区末端。

主治 便秘、脱肛、痔疮。

按摩手法 用拇指指腹点按 1~3 分钟。也可用木棍刺激。

失眠点反射区 治失眠头痛的“养心区”

定位 双足足底跟骨前，生殖腺反射区的上方。

主治 失眠、多梦、头痛、头晕。

按摩手法 用拇指指腹按摩 1~3 分钟。也可用木棍刺激。

足掌生殖腺反射区 快速解决痛经问题

定位 双足足掌足跟中央。

主治 痛经、月经不调、不孕、性功能低下、更年期综合征。

按摩手法 用拇指指腹按摩一两分钟。也可用牙签或发夹刺激。

颈椎反射区 颈椎从此好轻松

定　位　双足趾内侧趾骨上端横纹尽头。

主　治　颈项僵硬、颈项酸痛以及其他各种颈椎病变。

按摩手法　用拇指指腹按摩 1~3 分钟。也可用牙签或发夹刺激。

胸椎反射区 一按就灵的“止痛区”

定　位　双足足弓内侧第一跖骨至楔骨关节处。

主　治　肩背酸痛、胸椎骨刺、腰脊强痛、胸椎间盘突出、胸闷胸痛。

按摩手法　用拇指指腹沿足趾向踝关节方向推按1~3分钟。

腰椎反射区 治腰痛的“祛风区”

定　位　双足足弓内侧缘楔骨至舟骨下方。

主　治　腰背酸痛、腰椎骨质增生、腰脊强痛、腰椎间盘突出、腰肌劳损。

按摩手法　用拇指指腹沿足趾向踝关节方向推按 1~3 分钟。

骶骨反射区 赶走坐骨神经痛

定　位　双足足弓内侧缘距骨、跟骨下方。

主　治　骶骨受伤、骶骨骨质增生、坐骨神经痛。

按摩手法　用拇指指腹沿足趾向踝关节方向推按 1~3 分钟。也可用木棍刺激。

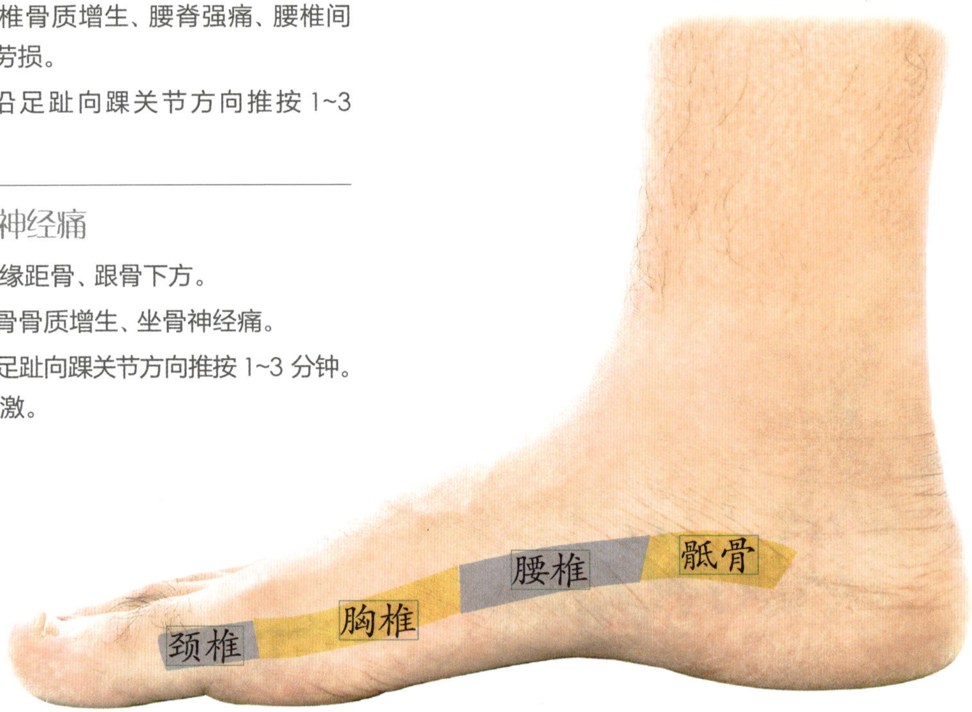

足内侧坐骨神经反射区 治坐骨神经痛有良效

定　位　双足内踝关节起，沿胫骨后缘向上延伸两个手掌左右。

主　治　坐骨神经痛、脚抽筋、麻木。

按摩手法　用拇指指腹按揉 1~3 分钟。

腹股沟反射区 小腹胀痛不再愁

定　位　双足内踝尖上方胫骨凹陷处。

主　治　疝气、小腹胀痛、生殖系统疾病。

按摩手法　用拇指指腹点按此反射区 1~3 分钟。力度柔和。

足内侧髋关节反射区 两胯无力按此区

定　位　双足内踝下缘四个位置。

主　治　髋关节痛、坐骨神经痛、腰背痛、两胯无力。

按摩手法　用拇指指腹推按，从前下方向后上方，沿弧度推按一两分钟。

内尾骨反射区 保护尾骨不受伤

定　位　双足跟骨结节处，沿跟骨后下方转向上方，呈“L”形区域。内侧为内尾骨反射区。

主　治　坐骨神经痛、尾骨受伤后遗症。

按摩手法　用食指中节桡侧面刮此反射区 1~3 分钟。

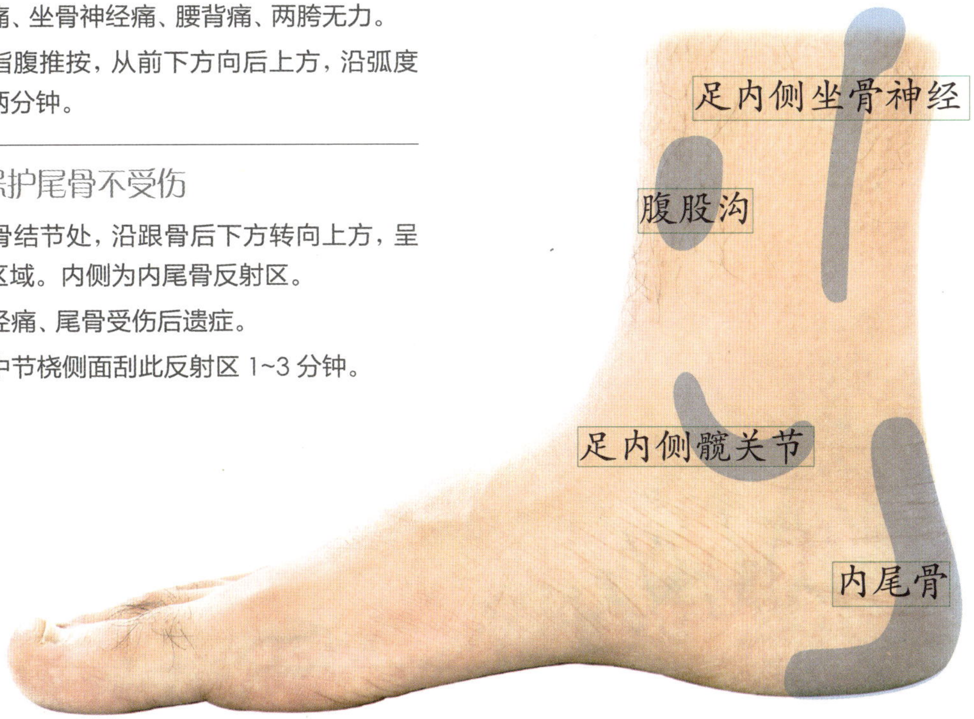

直肠、肛门反射区 直肠炎的烦恼不再来

定　位 双腿内侧胫骨的后方与趾长屈肌腱之间，外踝后向上延伸的一带状区域。

主　治 痔疮、直肠炎、脱肛、便秘。

按摩手法 用拇指指腹推按 1~3 分钟。也可用浴刷刺激。

前列腺或子宫反射区 生殖疾病的尴尬不再有

定　位 双足足跟骨内侧，踝骨后下方三角形区域内。

主　治 前列腺炎、痛经、子宫肌瘤。

按摩手法 用拇指指腹按摩 1~3 分钟。也可用浴刷刺激。

尿道和阴道反射区 抗尿道感染的“功臣”

定　位 双足足跟肾内侧，自膀胱反射区斜向上延伸至距骨与舟骨之间。

主　治 尿道炎、阴道炎、尿频、尿道感染。

按摩手法 用拇指指腹按摩 1~3 分钟。也可用浴刷刺激。

足外侧髋关节反射区 两胯无力按此区

定　位 双足外踝下缘四个位置。

主　治 髋关节痛、坐骨神经痛、腰背痛、两胯无力。

按摩手法 用拇指指腹推按，从前下方向后上方，沿弧度推按一两分钟。

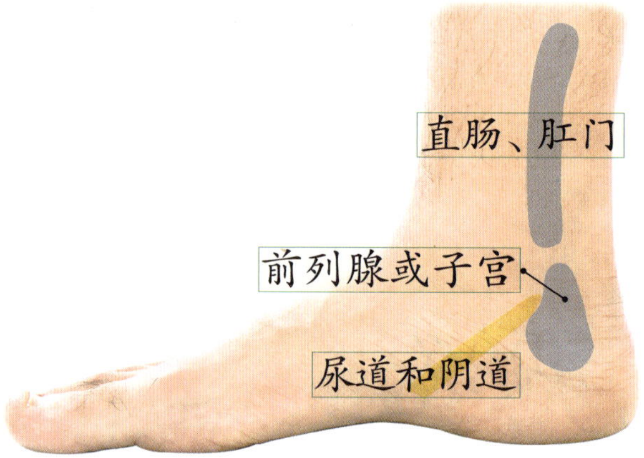

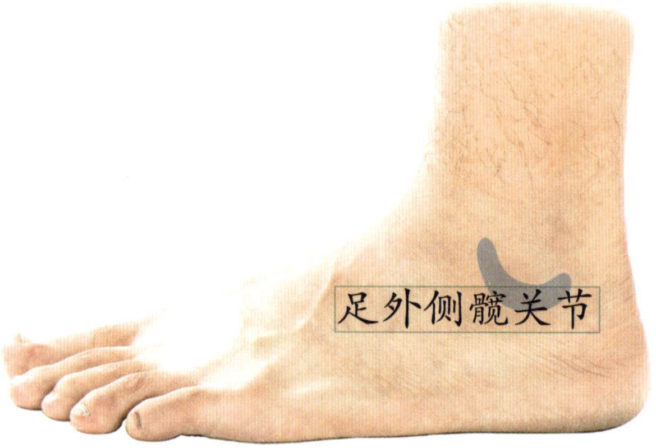

肩关节反射区 一按见效的“护肩区”

定　位 双足足掌外侧第五跖趾关节处。

主　治 颈项僵硬、颈项酸痛、头晕、头痛、落枕以及其他各种颈椎病变。

按摩手法 用拇指指腹按摩 1~3 分钟。

足外侧生殖腺反射区 赶走痛经

定　位 双足外踝后下方呈三角形区域内（足掌生殖腺反射区见 75 页）。

主　治 痛经、月经不调、不孕、性功能低下、更年期综合征。

按摩手法 用拇指指腹按摩一两分钟。也可用牙签或发夹刺激。

外尾骨反射区 保护尾骨不受伤

定　位 双足跟骨结节处，沿跟骨后下方转向上方，呈“L”形区域。外侧为外尾骨反射区。

主　治 坐骨神经痛、尾骨受伤后遗症。

按摩手法 用食指中节桡侧面刮此反射区 1~3 分钟。

下腹部反射区 腹部问题要找它

定　位 双足外侧腓骨后方，自外踝骨后方向上延伸四横指的带状区域。

主　治 经期紧张、月经不调、腹部胀痛。

按摩手法 用拇指指腹向外踝后上方用力推按一两分钟。

足外侧坐骨神经反射区 治坐骨神经痛有良效

定　位 双足外踝关节起，沿腓骨前侧向上延伸两个手掌左右。

主　治 坐骨神经痛、脚抽筋、麻木。

按摩手法 用拇指指腹按揉 1~3 分钟。

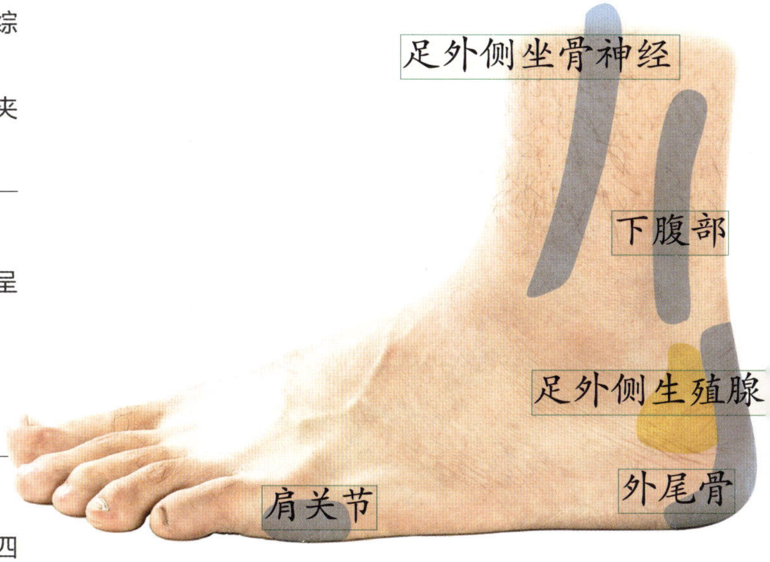

肩胛骨反射区 肩部疾病的好助手

定 位 双足足背沿第四跖骨与第五跖骨至骰骨处，呈“Y”形区域。

主 治 肩周炎、肩背酸痛、肩关节活动障碍。

按摩手法 用拇指指腹沿足趾向踝关节方向推按 1~3 分钟。

肘关节反射区 消除各种肘部疾病

定 位 双足外侧第五跖骨下端，接近跖骨粗隆处。

主 治 肘关节酸痛、肘关节炎、肘关节受伤、臂膊疼痛、手臂麻木。

按摩手法 用拇指指腹按压 1~3 分钟。也可用牙签或发夹刺激。

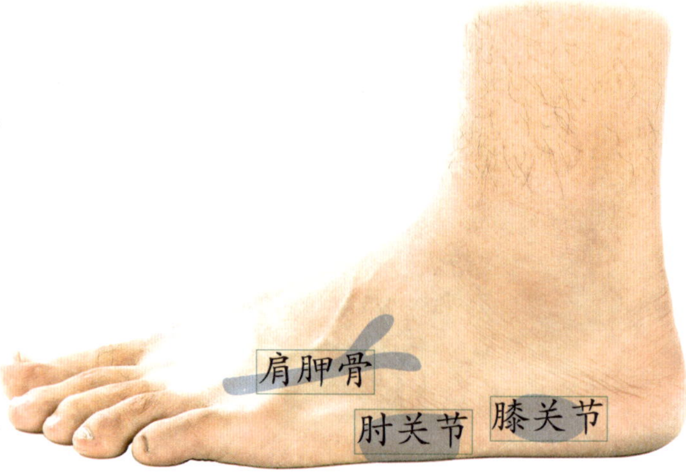

膝关节反射区 关节炎找它来调治

定 位 双足外侧第五跖骨与跟骨前缘所形成的凹陷。

主 治 膝关节炎、膝关节痛、膝关节受伤、韧带损伤、脂肪垫损伤。

按摩手法 用拇指指腹按压 1~3 分钟，力度均匀并逐次加重。

肋骨反射区 拇指推按护肋骨

定 位 双足足背，第一楔骨与舟骨之间形成的区域为内侧肋骨。第三楔骨与骰骨之间形成的区域为外侧肋骨。

主 治 胸膜炎、胸闷、肋软骨炎、肋骨损伤。

按摩手法 双手拇指指腹推按 1~3 分钟。也可用浴刷刺激。

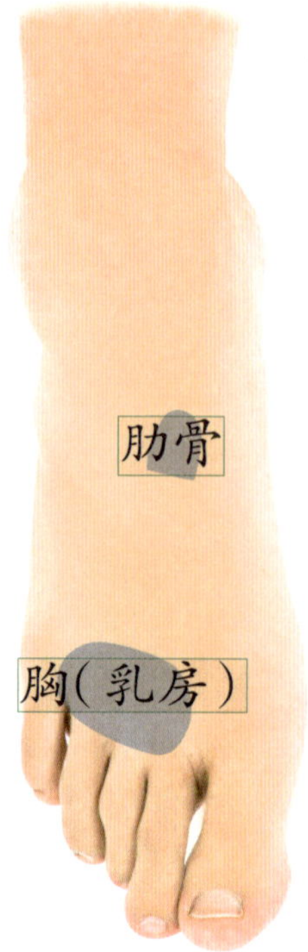

胸（乳房）反射区 胸胁胀痛的顺气区

定 位 双足足背第二、第三、第四跖骨中部形成的区域。

主 治 胸痛、胸闷、乳腺炎、乳腺增生、乳腺癌、食道疾病。

按摩手法 双手拇指指腹推按 1~3 分钟。也可用浴刷刺激。

内耳迷路反射区 拇指推按降血压

定位 双足足背第四趾骨和第五趾骨骨缝前端。

主治 晕车、晕船、头晕、眼花、耳鸣、昏迷、高血压、低血压。

按摩手法 用拇指指腹按摩 1~3 分钟。

上颌和下颌反射区 口腔溃疡不再有

定位 双足足背拇趾趾间关节横纹处的前方为上颌，后方为下颌。

主治 牙痛、口腔溃疡、打鼾、味觉障碍。

按摩手法 用拇、食指两指掐揉 1~3 分钟。也可用牙签或发夹刺激。

腕关节反射区 治各种腕部疾病

定位 双足足背舟骨、骰骨与距骨关节正中凹陷处。

主治 腕关节酸痛、腕关节炎、腕关节受伤、手麻木。

按摩手法 用拇指指腹按压 1~3 分钟。也可用牙签或发夹刺激。

横膈膜反射区 随身携带的止嗝药

定位 双足足背楔骨、骰骨上方，跖骨后端，横跨足背形成的带状区域。

主治 打嗝、恶心、呕吐、腹胀、腹痛。

按摩手法 用拇指指腹从足背中央开始向两侧推按一两分钟，力度均匀并逐渐加重。

喉、气管反射区 治疗哮喘最简便

定位 双足足掌第一跖趾关节外侧，呈一带状区域。

主治 喉炎、咽炎、咳嗽、哮喘、气管炎、声音嘶哑、上呼吸道感染。

按摩手法 用拇指指腹按摩 1~3 分钟。也可用牙签或发夹刺激。

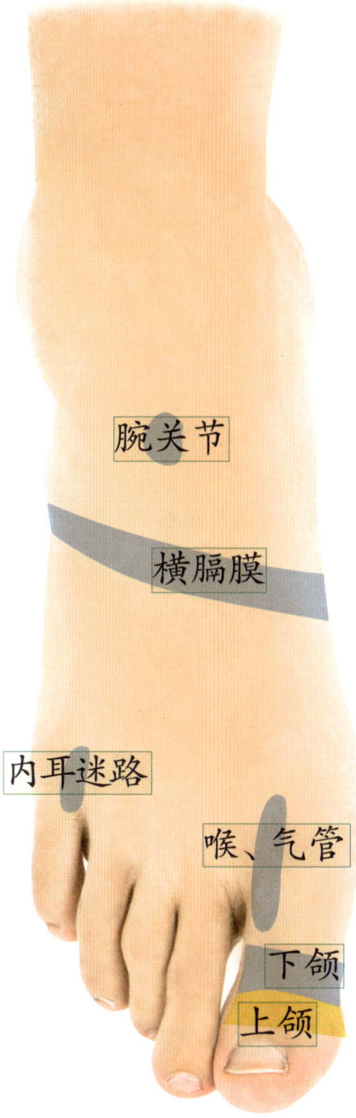

扁桃体反射区 快速缓解扁桃体炎

定　位　双足足背趾第二节上方，肌腱的两侧。

主　治　扁桃体炎、上呼吸道感染。

按摩手法　用拇指指腹按摩 1~3 分钟。也可用牙签或发夹刺激。

上身淋巴结反射区 体虚之人的温补药

定　位　双足足背外侧踝骨前，由距骨、外踝构成的凹陷部位。

主　治　发热、各种炎症、囊肿。

按摩手法　用拇指指腹按摩 1~3 分钟。也可用牙签或发夹刺激。

下身淋巴结反射区 使腰腿更强健

定　位　双足足背内侧踝骨前，由距骨、内踝构成的凹陷部位。

主　治　发热、各种炎症、囊肿。

按摩手法　用拇指指腹按摩 1~3 分钟。也可用牙签或发夹刺激。

胸部淋巴结反射区 有效缓解各种炎症

定　位　双足足背第一、第二跖骨之间。

主　治　发热、各种炎症、免疫力低下。

按摩手法　用拇指指腹推按 1~3 分钟。也可用牙签或发夹刺激。

颈部淋巴结反射区 治疗甲亢的好助手

定　位　双足足背、足底的各趾蹼间。

主　治　颈部淋巴结肿大、甲状腺肿大、甲亢、牙痛。

按摩手法　用拇指指端点按 1~3 分钟。也可用牙签或发夹刺激。

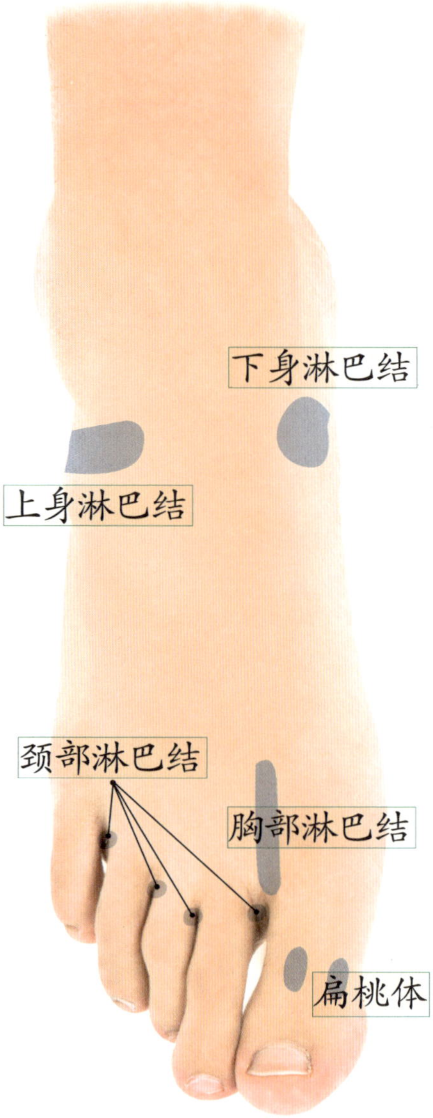

足部穴位速查图

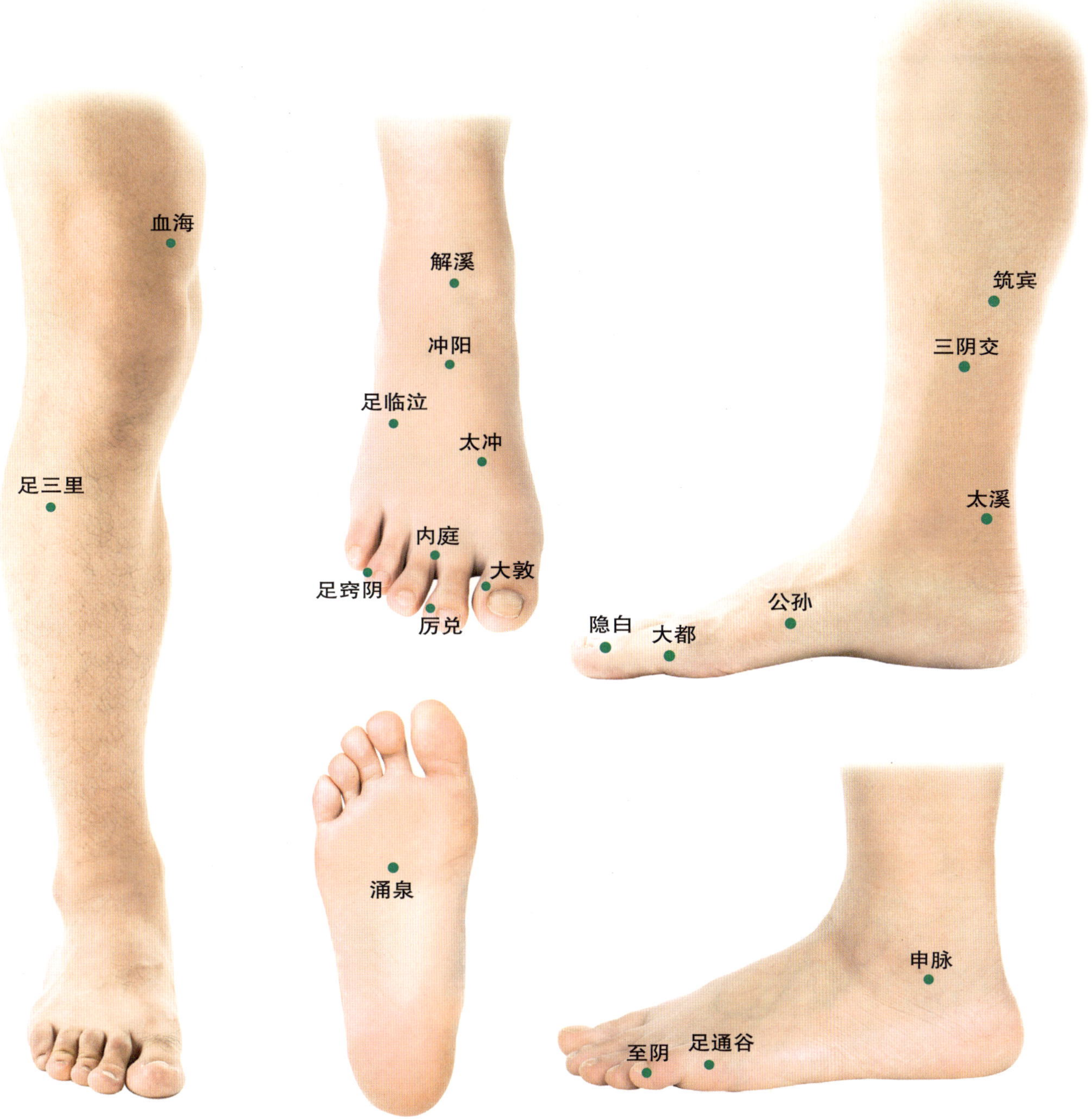

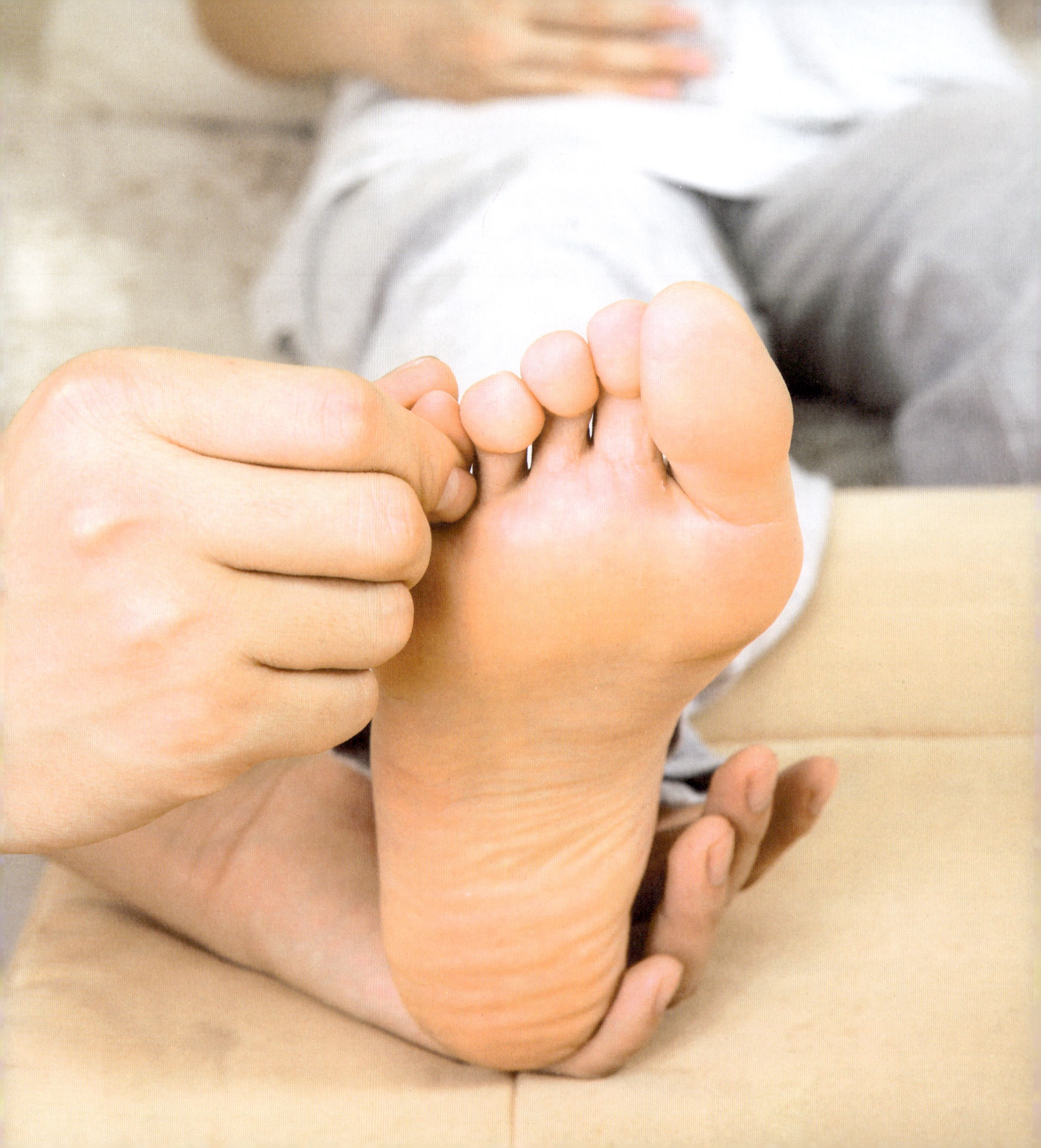

PART 2

慢性病按摩篇

糖尿病 高血压 低血压 畏寒证

慢性胃炎 颈椎病 青光眼

胃、十二指肠溃疡

哮喘 慢性鼻炎 鼻窦炎

贫血 冠心病

高血压

扫码看视频

手部按摩对 1 期（机体无任何器质性病变，只是单纯高血压）及 2 期（有左心室肥厚、心脑肾等器质性病变）高血压效果较为明显，能稳定血压，对 3 期（有脑出血、心力衰竭等病变）高血压则可选择作为辅助治疗方法。中晚期患者尤其是高血压脑病、高血压危象、急性脑血管疾病等，须及时、有效地用药物控制血压，防止并发症的发生。手足耳按摩需每日坚持，定能取得较好的稳定血压的效果。

手部按摩 大脑反射区、合谷穴

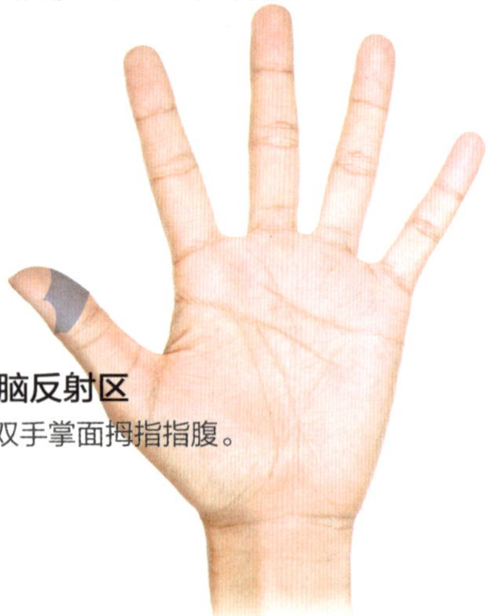

大脑反射区

在双手掌面拇指指腹。

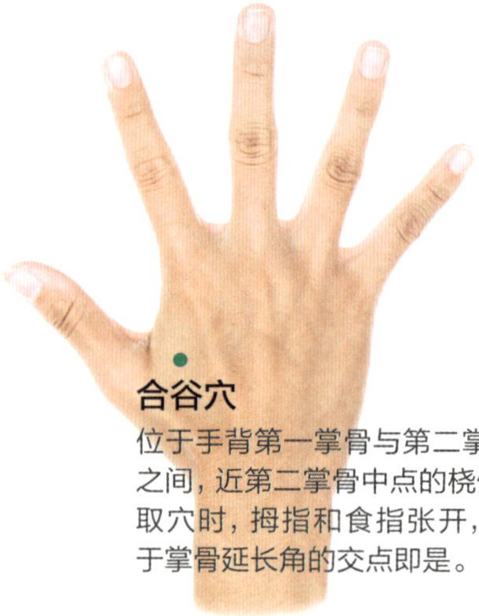

合谷穴

位于手背第一掌骨与第二掌骨之间，近第二掌骨中点的桡侧。取穴时，拇指和食指张开，位于掌骨延长角的交点即是。

按摩方法

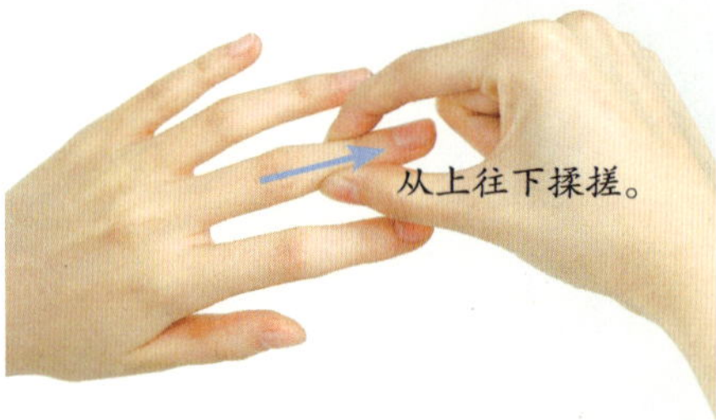

1 用拇食二指揉搓中指 3~5 分钟。每日按摩 2 次，早、晚各 1 次，可持续进行。

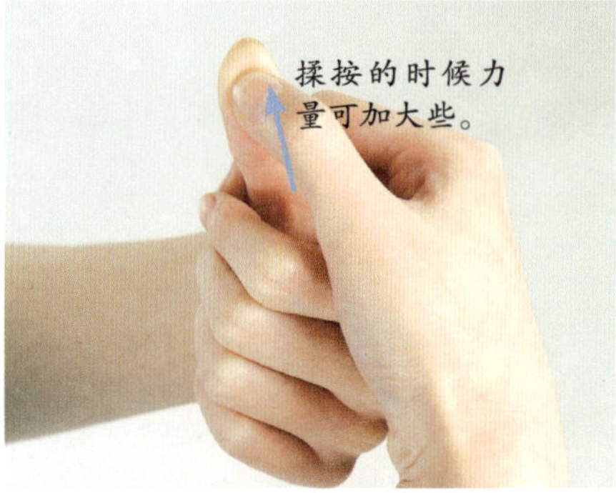

2 用拇指指腹揉按大脑反射区 3~5 分钟。可以起到降压的作用。

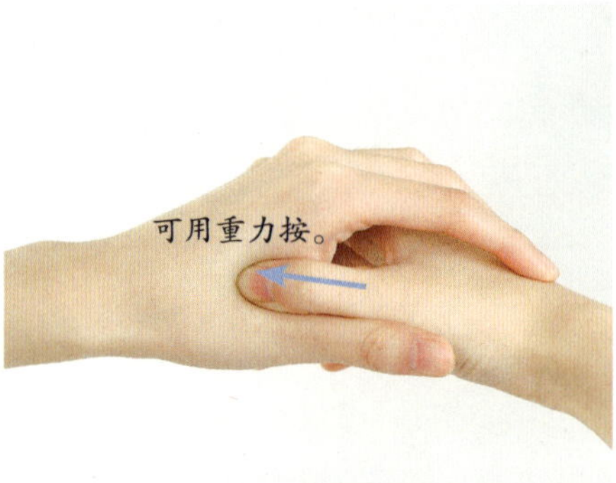

3 用拇指指腹重力揉按合谷穴两三分钟。经常按摩合谷可使一身的气血充盈、通畅，达到健康养生之目的。

耳部刺激 角窝上、肝反射区、肾反射区

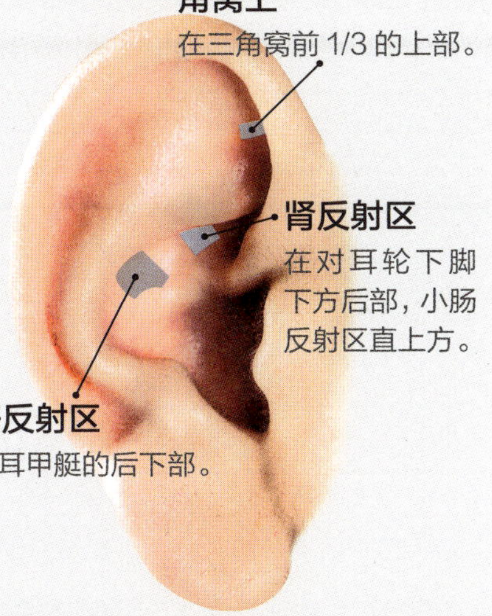

按摩方法

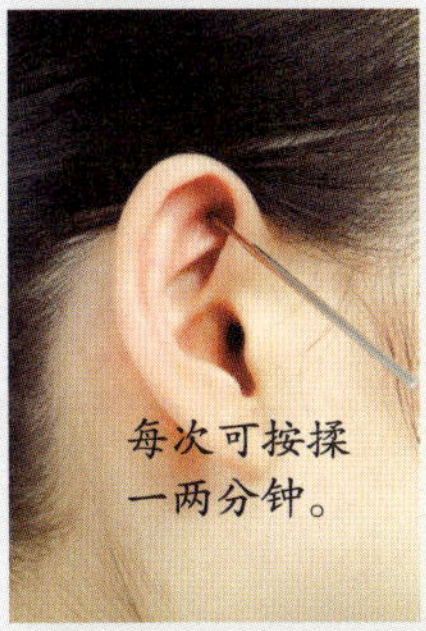

1 用食指或者按摩棒对准角窝上，以顺时针方向按揉，力量由轻到重，以局部发热、发胀、感觉舒适为宜。

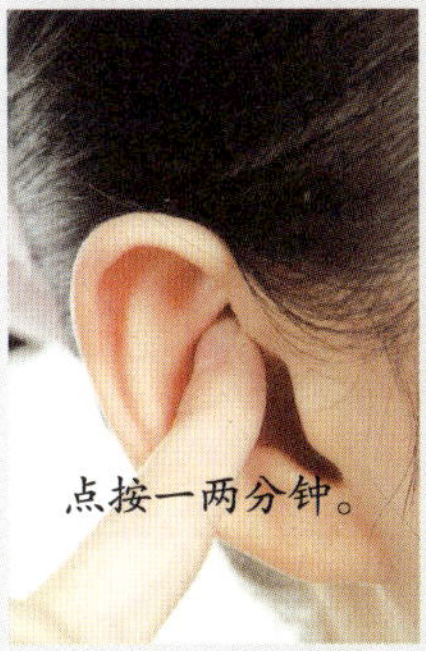

2 用按摩棒或食指指尖对准肝、肾反射区，拇指指腹置于耳背相应位置，两指配合，顺时针揉按，每个反射区一两分钟。每日 1 次。

足部按摩 大脑反射区、小脑及脑干反射区、心反射区、肾上腺反射区、肾反射区、输尿管反射区、膀胱反射区

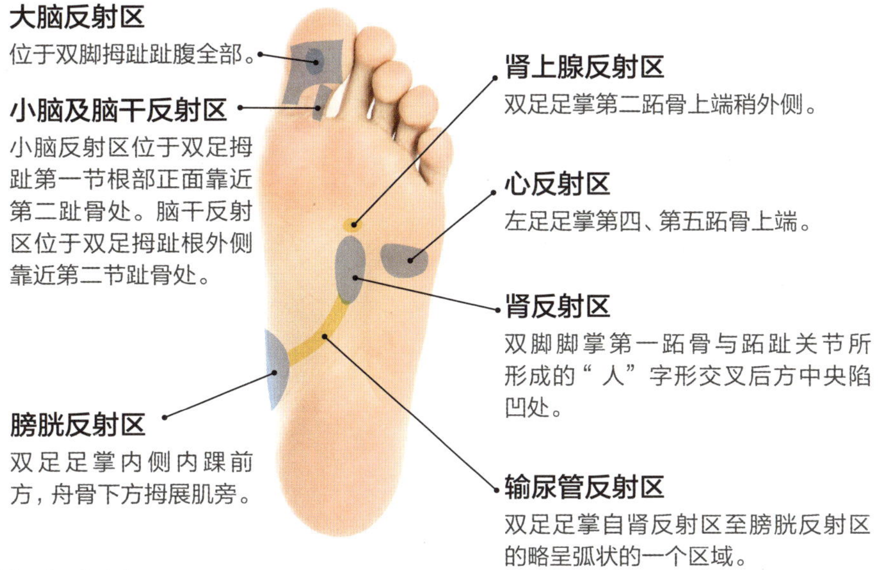

按摩方法

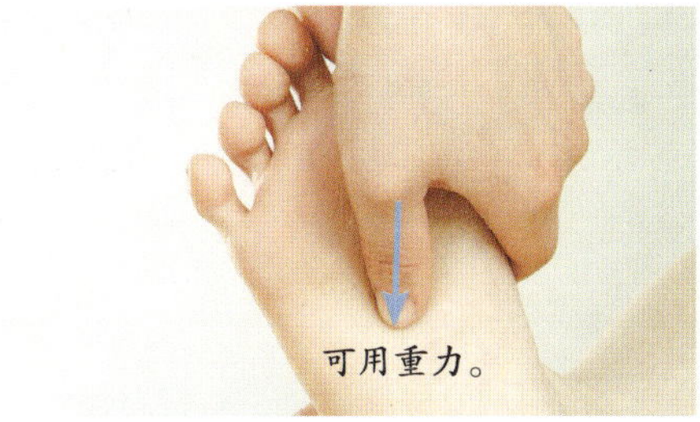

1 用拇指指腹揉按肾上腺、肾、输尿管、膀胱等反射区各 3~5 分钟，用力应该大一点。

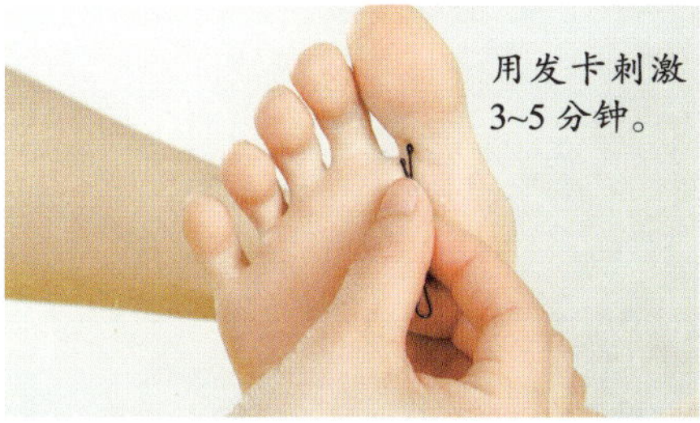

3 用拇指指腹揉按小脑及脑干反射区 3~5 分钟，也可用发卡刺激。

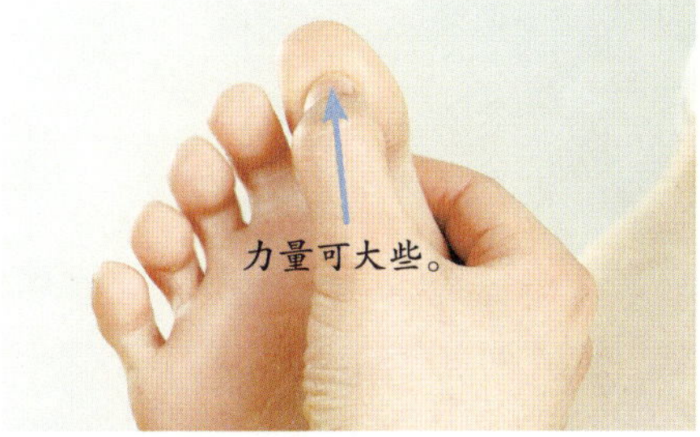

2 用拇指指腹揉按大脑反射区 3~5 分钟，也可用发卡刺激。

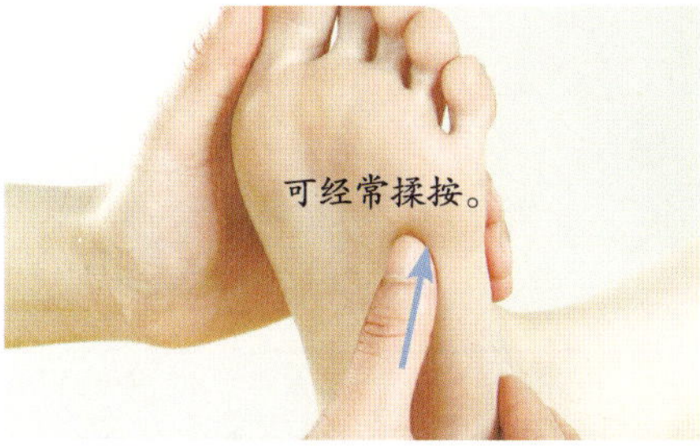

4 用拇指指腹揉按心反射区 3~5 分钟。

低血压

手部按摩对各种原因引起的低血压症均有一定疗效，有时尽管升压的作用不迅速，但持久，且其他症状的改善较为明显。手部大陵穴，与心有密切关系，有清心宁神的作用。神门穴属手太阴心经，有镇静安神、益心气、通经络功效，能起到平衡血压的作用。

手部按摩 心反射区、大陵穴、神门穴

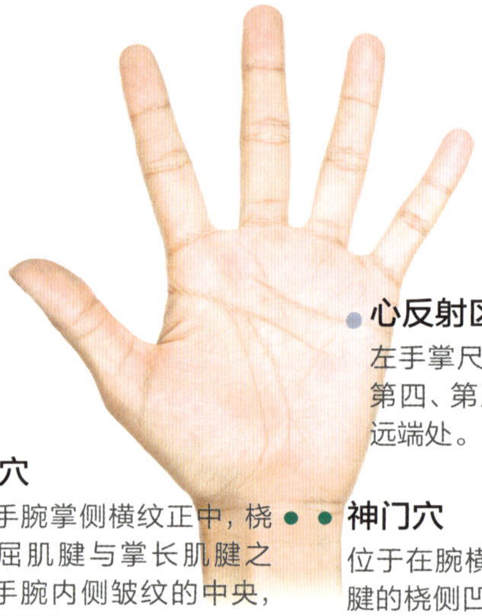

心反射区

左手掌尺侧，手掌及手背部第四、第五掌骨之间，掌骨远端处。

大陵穴

位于手腕掌侧横纹正中，桡侧腕屈肌腱与掌长肌腱之间。手腕内侧皱纹的中央，即为大陵穴。

神门穴

位于在腕横纹上、尺侧屈肌腱的桡侧凹陷处。即手腕内侧皱纹的小指一侧。

按摩方法

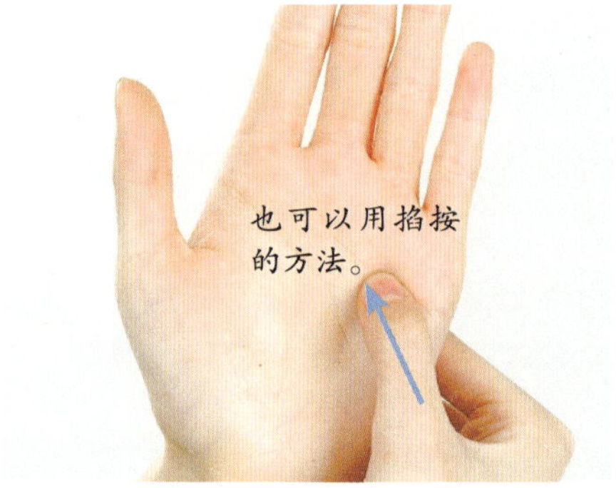

1 用拇指指腹揉按心反射区 5~10 分钟。

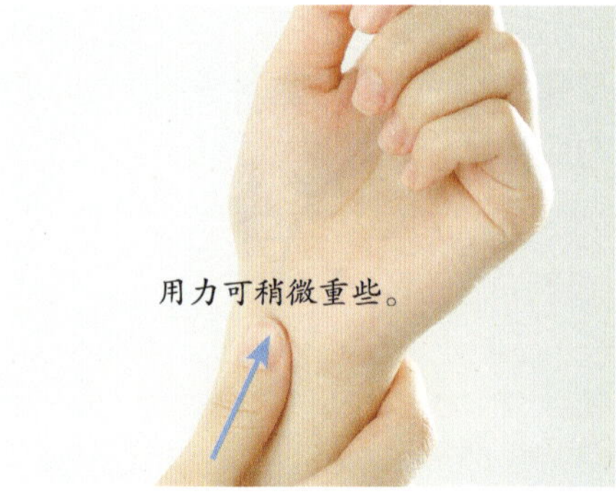

2 用拇指指端重力揉按大陵穴 5~10 分钟，可以起到升压，增强循环系统功能的作用。

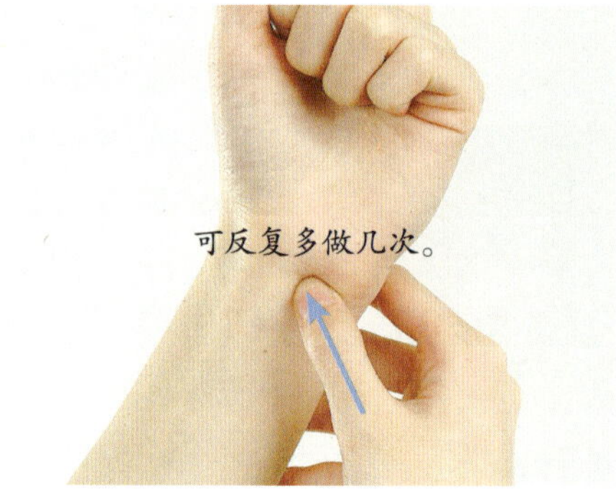

3 用拇指重力按压神门穴 5 秒钟，然后迅速放开。

耳部刺激 肾上腺反射区、缘中反射区、心反射区、皮质下反射区、肝反射区、升压沟

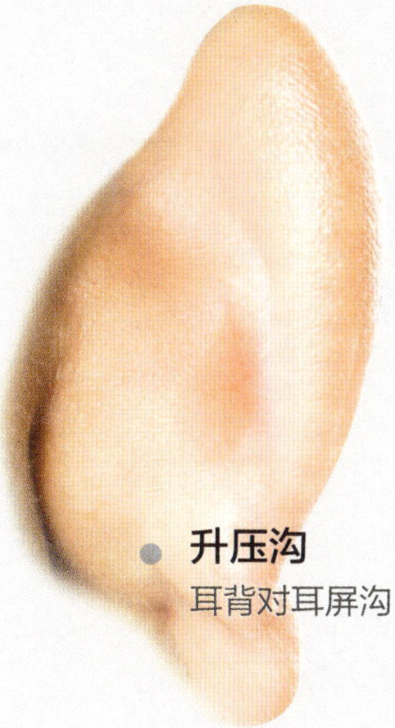

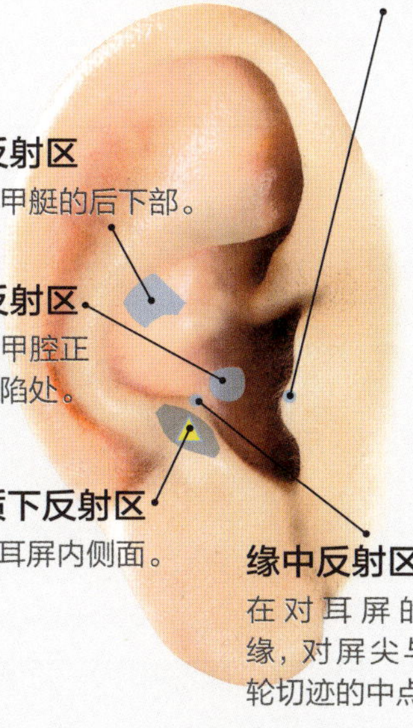

按摩方法

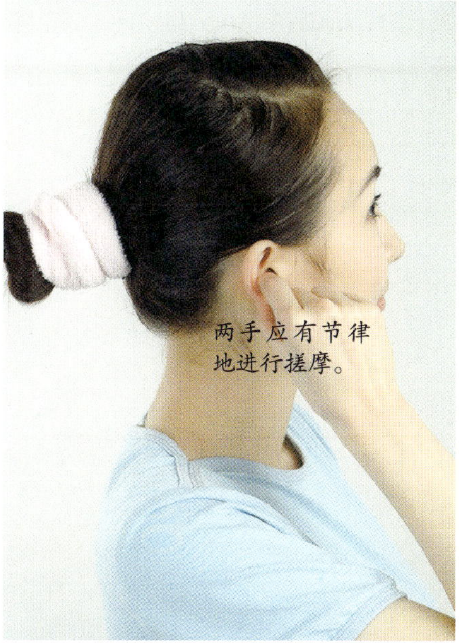

1 拇指指腹放于耳背的升压沟，食指指腹置于耳廓的相应位置，两手指配合，上下搓摩 3~5 分钟，每日 2 次。

一试就灵的小方法

做俯卧撑：每日做 10 个俯卧撑，对手掌有一定的按摩作用，还可以增强体质。

用吹风机刺激手掌和手背，也可以加强血液循环，改善体质。

伴有食少纳差者，宜适当食用能刺激食欲的食物和调味品，如姜、葱、醋、酱、糖、胡椒、辣椒、啤酒、葡萄酒等来增强食欲。

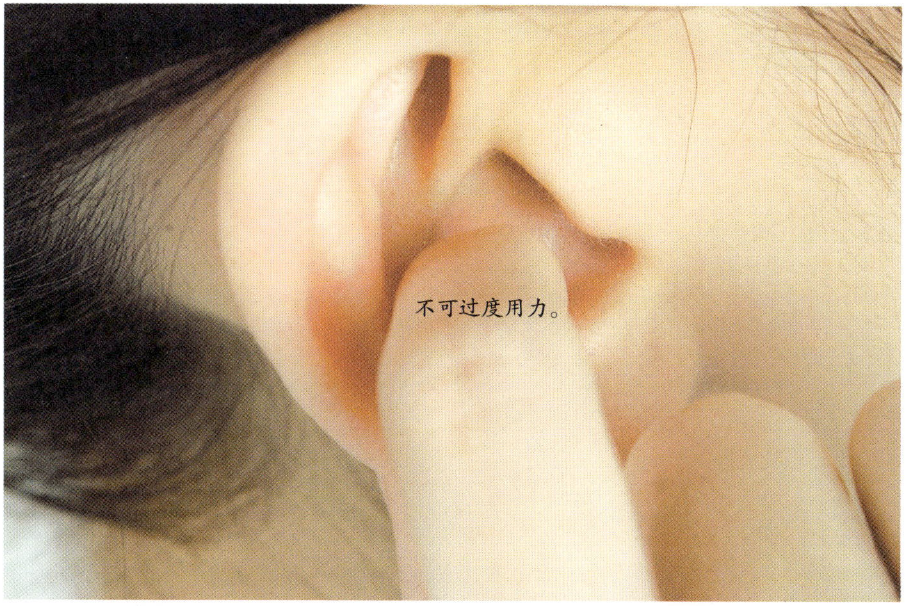

2 依次按揉肾上腺、缘中、心、皮质下、肝等反射区。食指指腹对准反射区，拇指掌侧置于耳背相应位置，并给予一定的压力，反复按摩，使局部产生热感或酸胀的感觉。两手指配合揉按两三分钟，每日一两次。

足部按摩 肾反射区、输尿管反射区、膀胱反射区、生殖腺反射区、内耳迷路反射区、涌泉穴

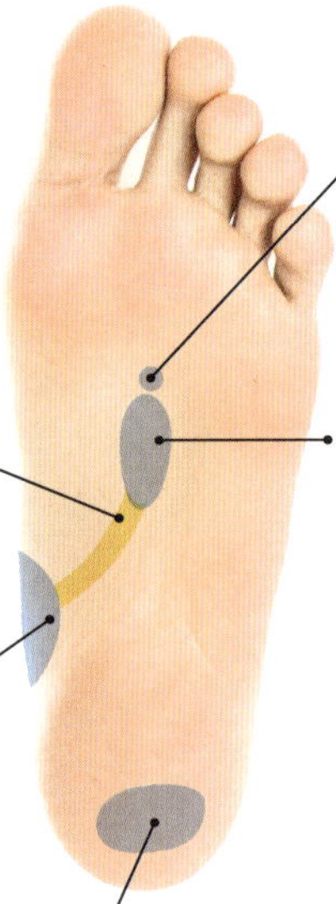

涌泉穴

位于足底第二趾及第三趾缝纹头端与足跟连线的前 1/3 与后 2/3 交点。卷足时，足前部的凹陷处即为涌泉穴。

输尿管反射区

双足足掌自肾反射区至膀胱反射区的略呈弧状的一个区域。

肾反射区

双足足掌第二跖骨下端与第三跖骨下端关节处。

膀胱反射区

位于内踝前下方，双脚脚掌内侧舟骨下方，拇展肌侧双足足掌内侧内踝前方，舟骨下方拇展肌旁。

生殖腺反射区

双足足掌足跟中央。

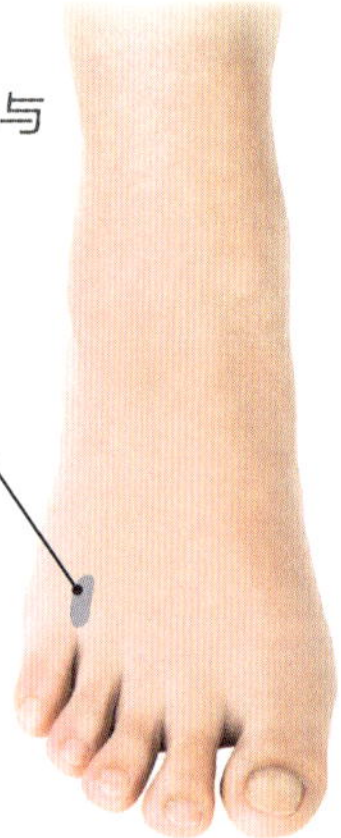

内耳迷路反射区

双足足背第四趾骨和第五趾骨骨缝前端。

按摩方法

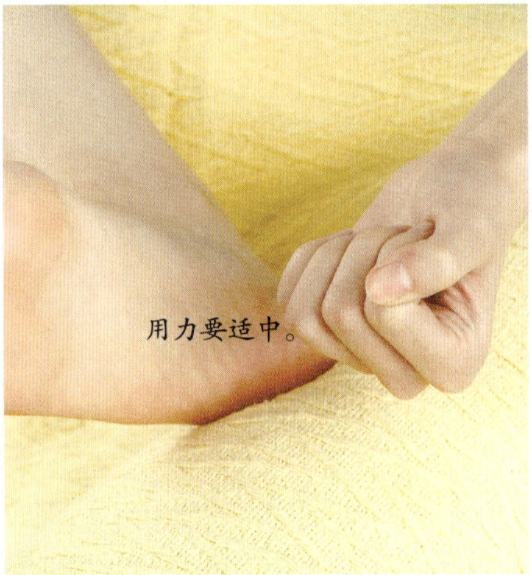

1 用空拳或可乐空瓶轻轻敲打足底及足心 15~20 分钟，重点放在肾、输尿管、膀胱等反射区。

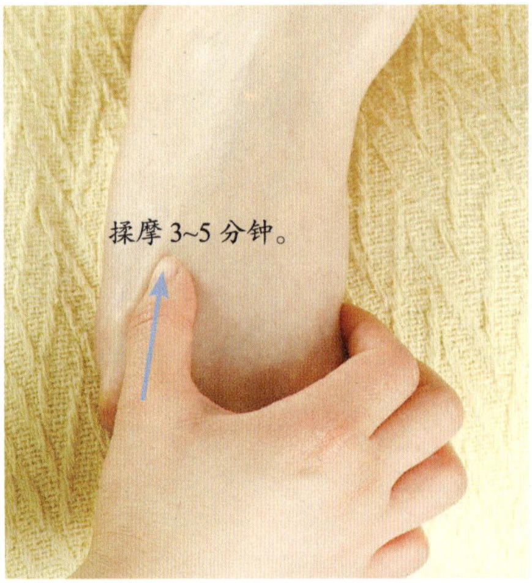

2 用拇指指腹按摩内耳迷路反射区 3~5 分钟。动作不要间断，有节律、轻柔地进行。

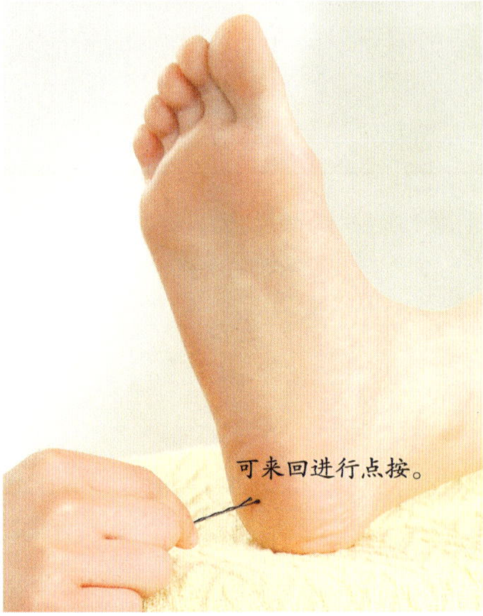

3 用发夹或牙签刺激足跟的生殖腺反射区 3~5 分钟，每日按摩不得少于 2 次，10 天为 1 个疗程。

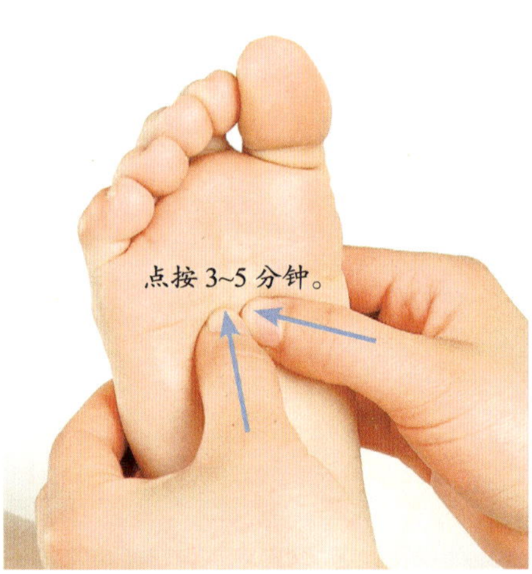

4 用大拇指点揉涌泉穴，力度在能承受的程度下尽量加重，点揉 5 次左右，换另一只脚，双脚交替进行，有助于消除低血压引起的疲劳。

糖尿病

扫码看视频

手部按摩治疗糖尿病，一般男性先按左手后按右手；女性则相反，先按右手，后按左手。每天持续不断进行刺激反射区，可预防病况恶化。进行相当时日后，甚至可以消除不舒服的症状，减轻并发症。

足部按摩的顺序一般是先做左足再做右足，先做足底，再依次做足内侧、足外侧及足背。许多糖尿病患者拇指掌侧和足跟处都有硬块，加以揉按可使硬块散开。用足部反射区刺激疗法进行治疗，每星期 2 次，每次约 30 分钟。反射区按摩应每日坚持才能取得较好的效果。

手部按摩 胃脾大肠区反射区、曲池穴

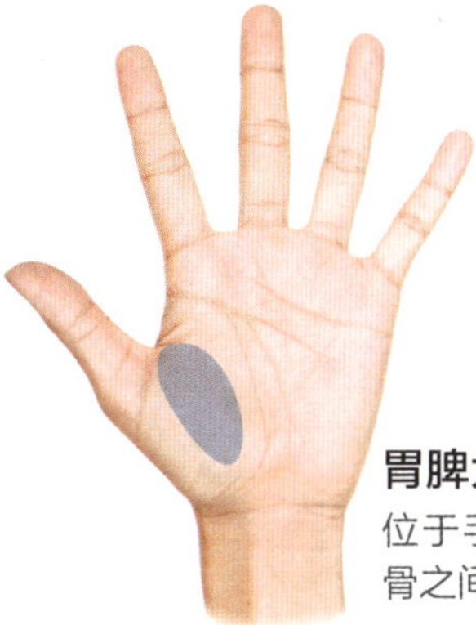

胃脾大肠区反射区

位于手掌面，第一、第二掌骨之间的椭圆形区域。

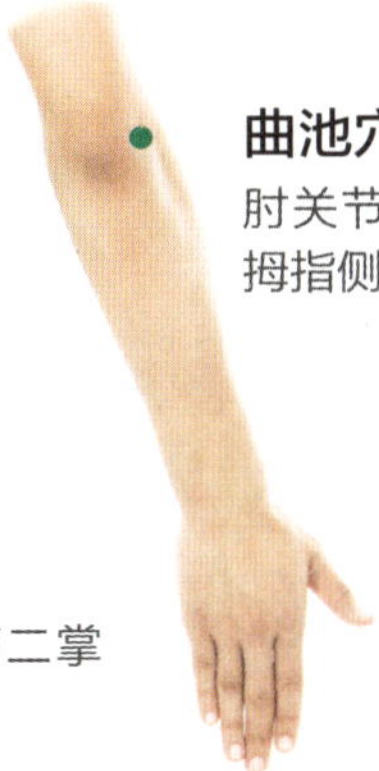

曲池穴

肘关节外侧横纹头，即靠近拇指侧的皱纹处。

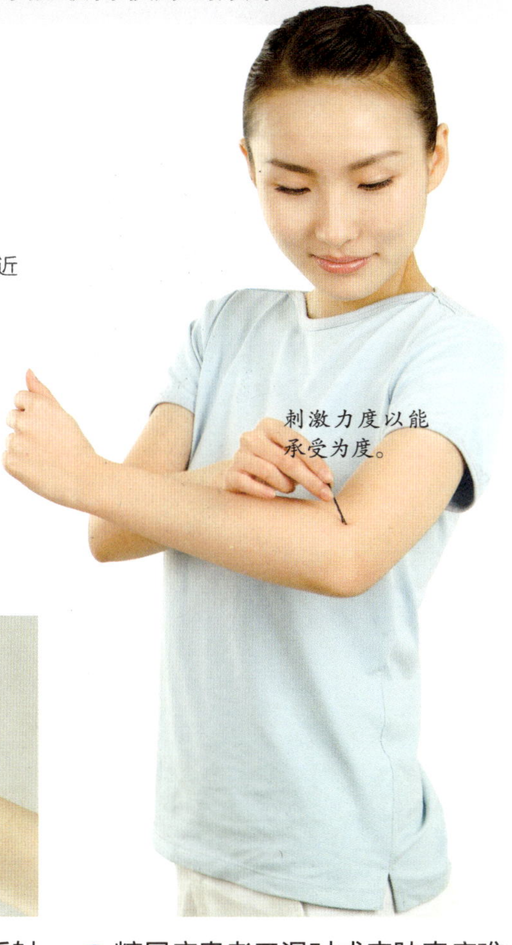

按摩方法

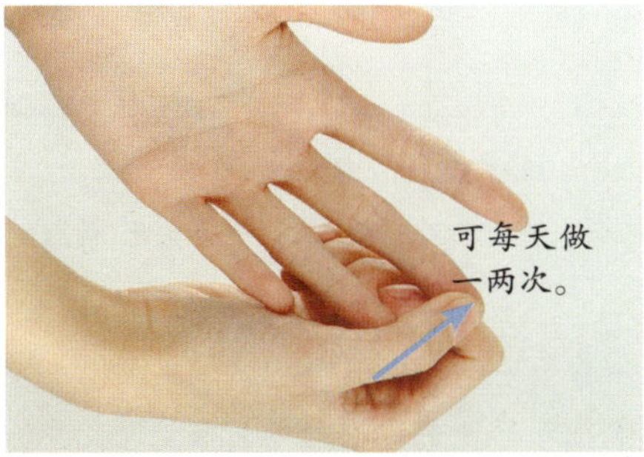

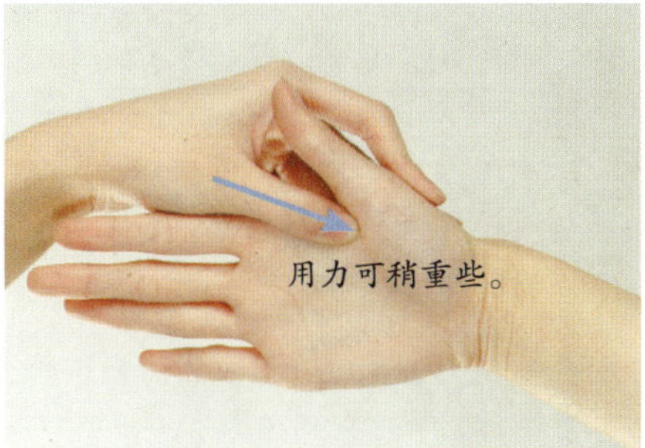

1 先用拇指、食指分别揉按十指指尖 5~10 分钟，能调节五脏六腑的功能。用力宜轻柔，动作协调而有节律，持续时间宜长些。

2 用拇指指腹揉按胃脾大肠区反射区，双手每区 3~5 分钟。

3 糖尿病患者口渴时或皮肤奇痒难忍时用牙签或发夹刺激曲池穴 3~5 分钟，可有效缓解症状。

耳部刺激 耳廓

按摩方法

将耳廓向后折按摩腹面，然后将耳廓向前折按摩背面，反复按摩五六次，直至全耳发红发热。拇指指腹置于耳廓背面相应的部位，并给予一定的压力，分别上下或左右反复按摩，使局部产生热感或酸胀的感觉。持续操作 5~10 分钟，至后耳廓发红并有热感最好。

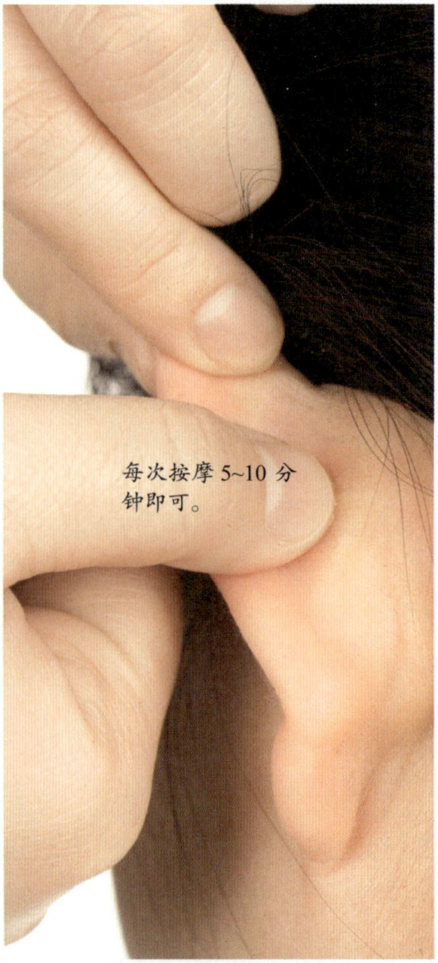

每次按摩 5~10 分钟即可。

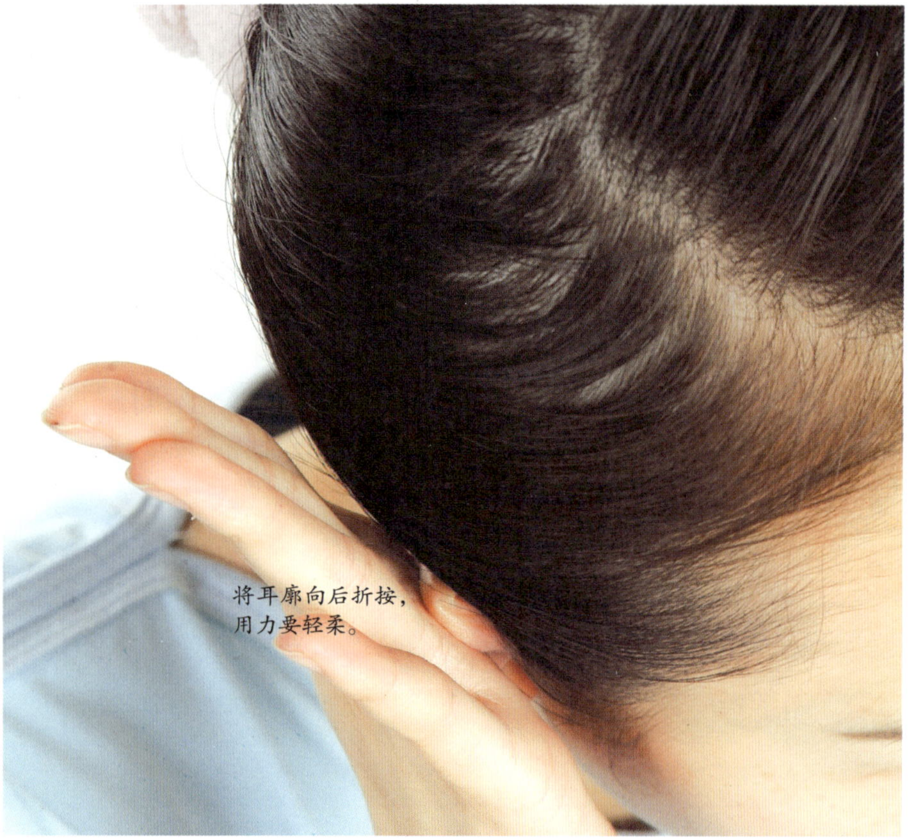

将耳廓向后折按，用力要轻柔。

亦可先做耳背按摩，双手掌心对准耳背轻轻按揉，然后双手掌心对准耳廓腹部，做全耳腹面按摩，正反各转揉 18~27 次，使全耳发热、发红。

一试就灵的小方法

少吃肉和动物内脏：糖尿病易于合并动脉粥样硬化和心脑血管疾病。所以，必须严格限制动物内脏、蛋黄、鱼子、肥肉、鱿鱼、虾、蟹黄等多脂类和高胆固醇食品的摄入。

揉按足大拇趾：用拇、食两指按揉足大拇趾 5 分钟，每天 1~3 次，坚持 2 个星期后，即可见到效果。足大拇趾内侧从趾跟到趾尖处有硬块，这是许多糖尿病患者的一种表现，故需揉按，使硬块散开而柔软，一般每日 2 次，每次 10~15 分钟。如脚后跟也有硬块，亦应按摩使之消散，每日 2 次，每次 10 分钟。

足部按摩 肾上腺反射区、肾反射区、输尿管反射区、膀胱反射区、胃反射区、胰反射区、十二指肠反射区

反射区

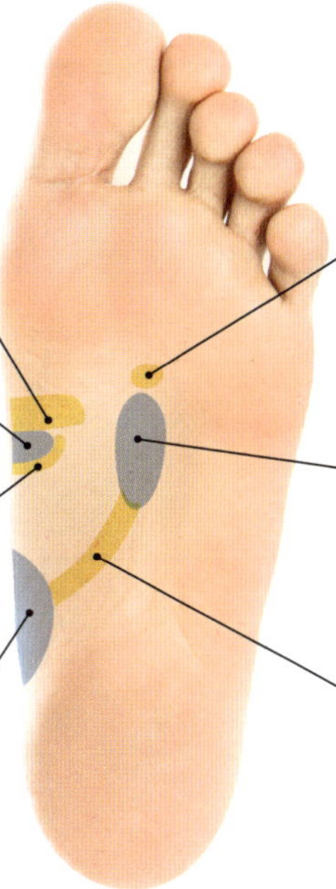

按摩方法

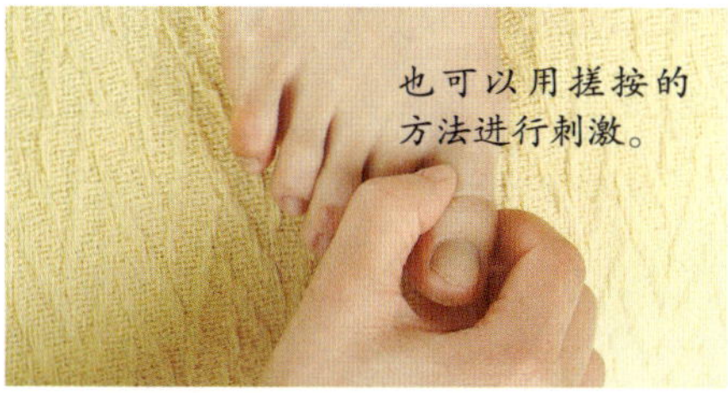

1 先用拇、食二指按揉大拇趾 5~10 分钟。

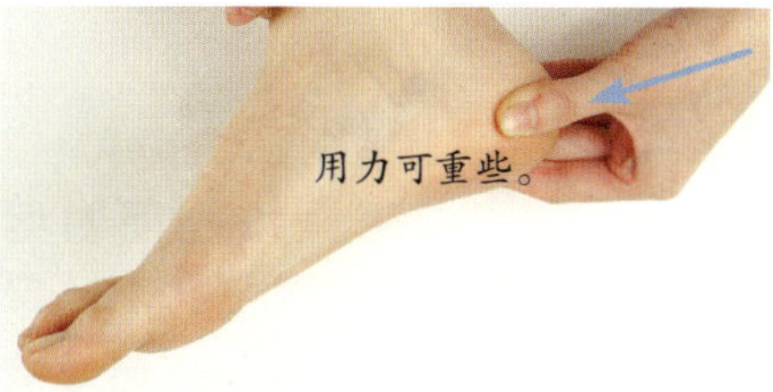

2 按揉脚后跟 5~10 分钟。

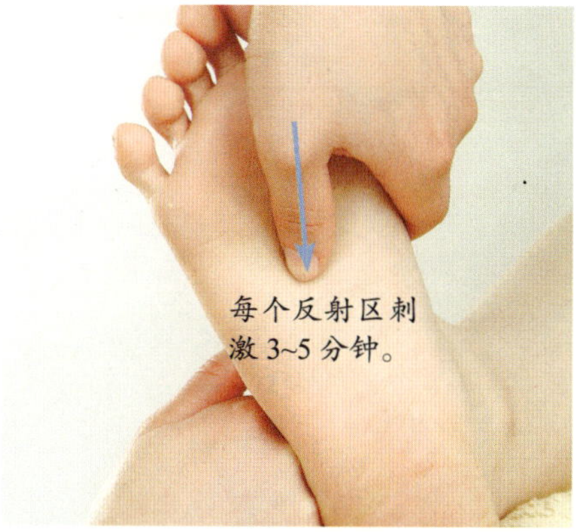

3 用拇指指腹按揉肾上腺、肾、输尿管、膀胱等反射区各 3~5 分钟。按揉该部位可促进体内积存的废物随着尿液排出体外。

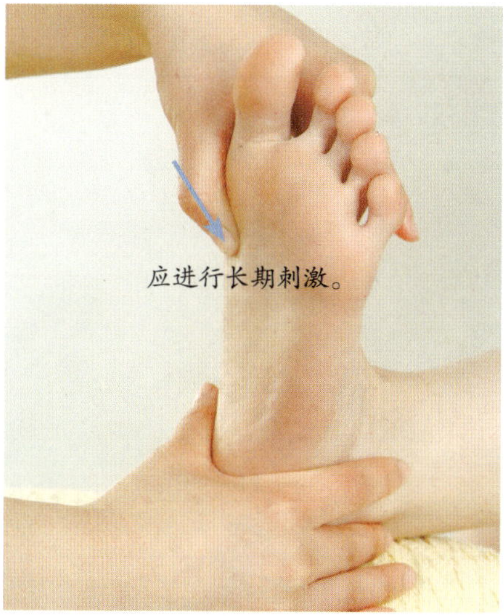

4 用拇指指腹揉按胃、胰、十二指肠等反射区各 3~5 分钟。

冠心病

扫码看视频

手部按摩可改善心肌微循环，改善心肌缺氧、缺血状态，但对症情较重者及反复发作者，应以药物治疗为主，手耳足部按摩则为辅助疗法。耳部按摩每次揉按 2 分钟左右，每日一两次。多数耳穴有酸、麻、胀、凉等感觉。当刺激耳廓局部或整个耳廓后，见到耳廓充血、发热，属于治疗中的得气反应，多数得气后疗效较好。足部重点按摩心反射区和甲状腺反射区，心反射区能促进微循环，有利于血液回流，使血管保持通畅。甲状腺反射区可增强人体各系统、器官的协调运行。

手部按摩 心反射区、内关穴

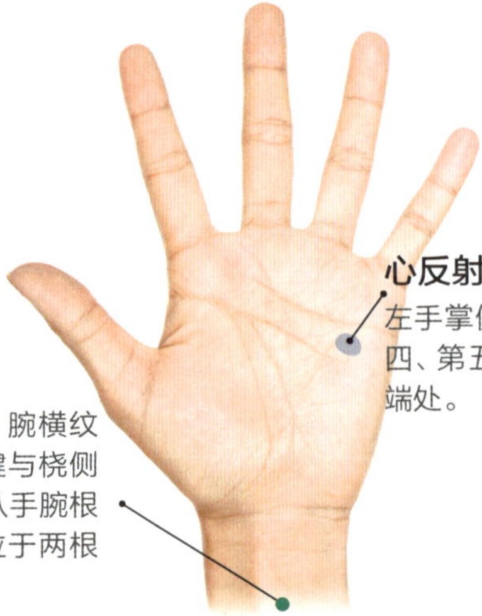

按摩方法

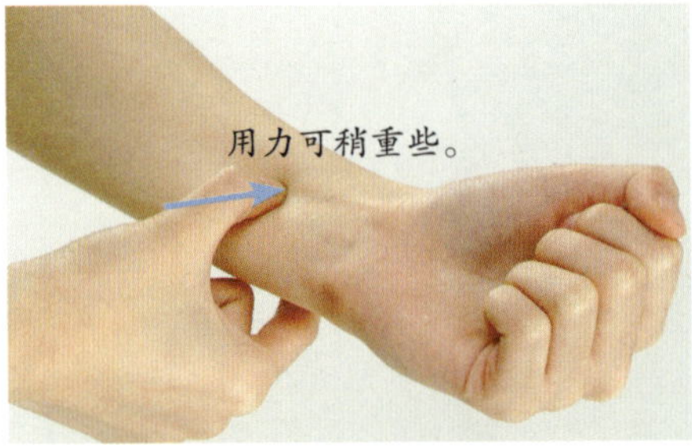

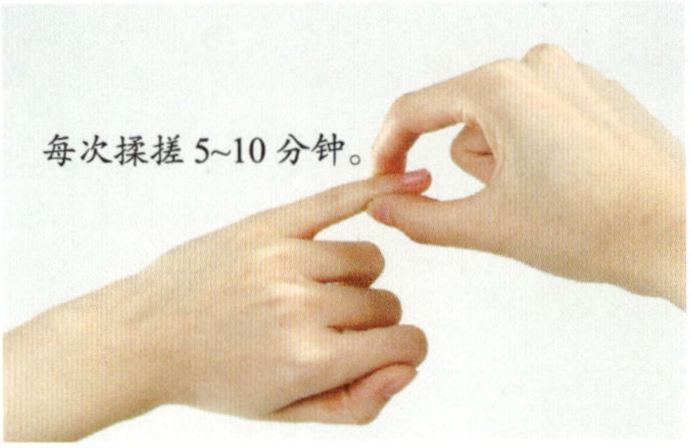

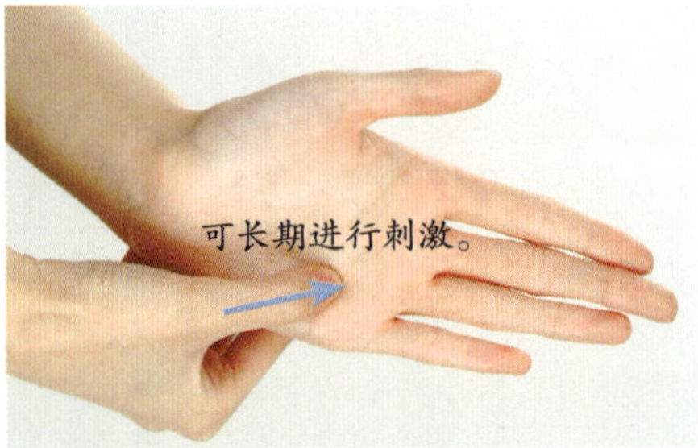

1 右侧胸痛，刺激左手腕内关穴，左侧胸痛，刺激右手腕内关穴。用掐按的方法进行刺激。反复刺激直至相应不适缓解。

2 用拇、食二指揉搓小指 5~10 分钟，用力要轻，时间要相对短些，操作时应谨慎小心。

3 再用拇指指腹揉按心反射区 5~10 分钟。每日按摩 2 次，早晚各 1 次，在病情缓解后仍可坚持进行。

耳部刺激 耳甲腔

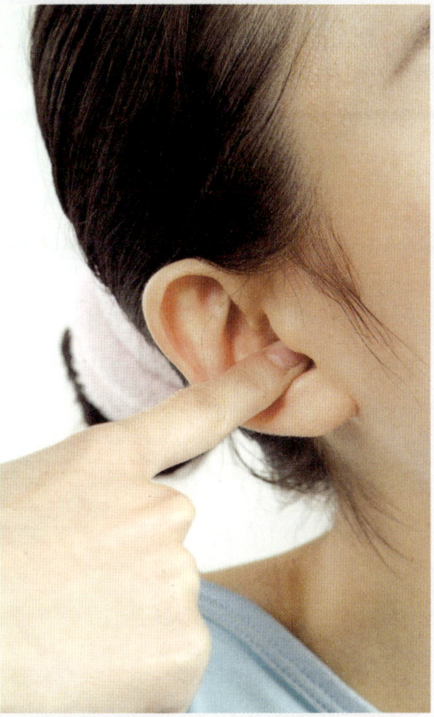

按摩方法

用双手食指指腹在耳甲腔内顺时针方向按揉数圈，再逆时针方向按揉数圈，可有效缓解心悸。指力由轻到重，以局部有热胀感、舒适感为宜。

一试就灵的小方法

按压小指：将小指放在桌子上，用力下压，使小指与手背成直角，持续3秒后恢复原状，反复刺激7~15次，可以增强心脏功能。

足部按摩 心反射区、甲状腺反射区

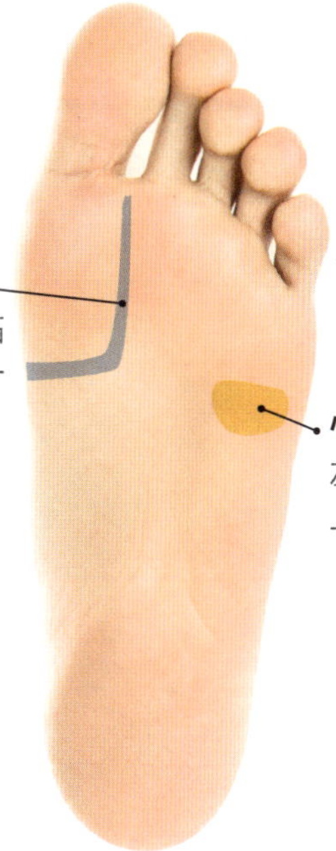

按摩方法

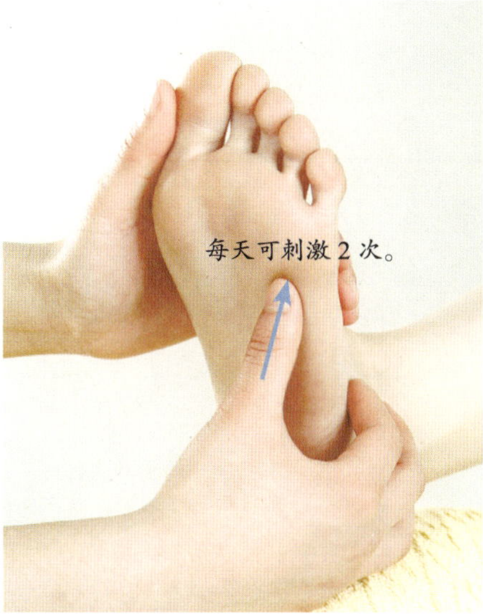

1 用拇指指腹推揉心反射区两三分钟。

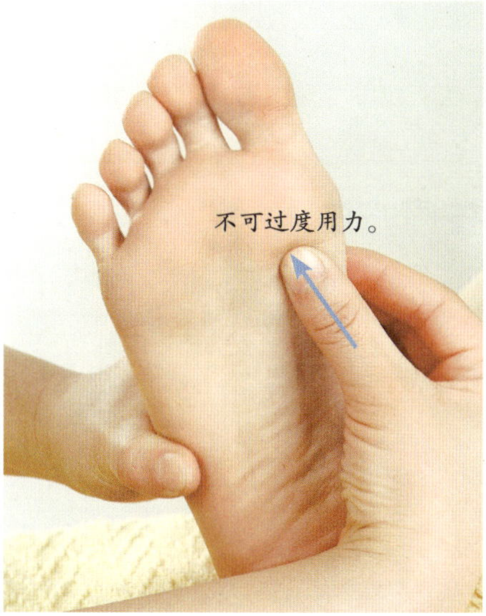

2 用拇指指腹点按甲状腺反射区，动作有节奏，用力均匀，力度适中，点按约2分钟。

慢性胃炎

按摩手部时用力的大小要体现出力度均匀适宜的原则。施力的大小并非越痛越好，而是应介于痛与不痛之间，以被施者能耐受为宜。慢性胃炎一般病程较长，手部按摩可以缓解或减轻症状，达到缓解胃平滑肌痉挛的目的。足部按摩每日 2 次，10 天为 1 个疗程。一般前 1~3 个疗程效果不太明显，故须坚持按摩 10 个疗程以上，方可收到效果。

手部按摩 胃反射区、三间穴

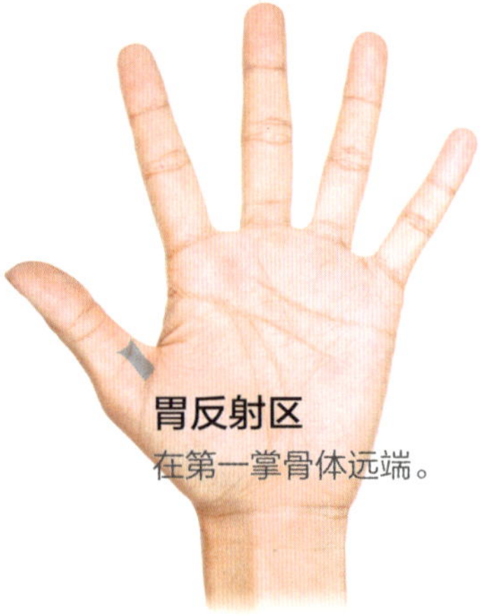

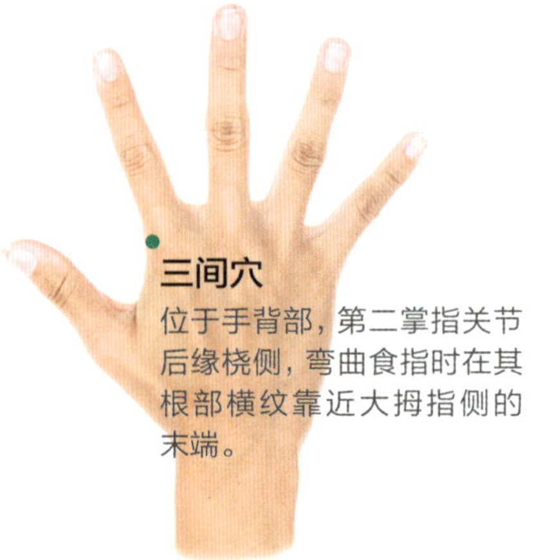

按摩方法

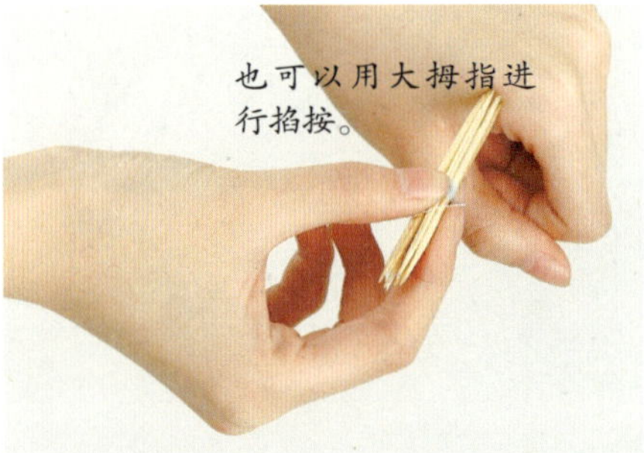

1 每日用牙签揉按三间穴 7 次。

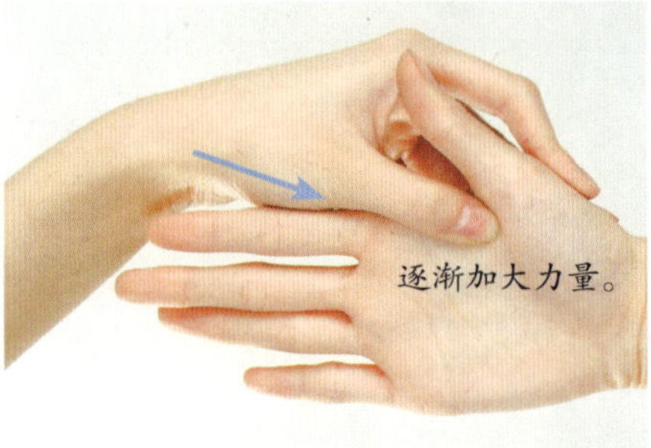

2 每日用拇指指腹揉按胃反射区 3~5 分钟，对增强肠胃功能有较好的疗效。

耳部刺激 胃反射区、脾反射区、交感反射区、肺反射区

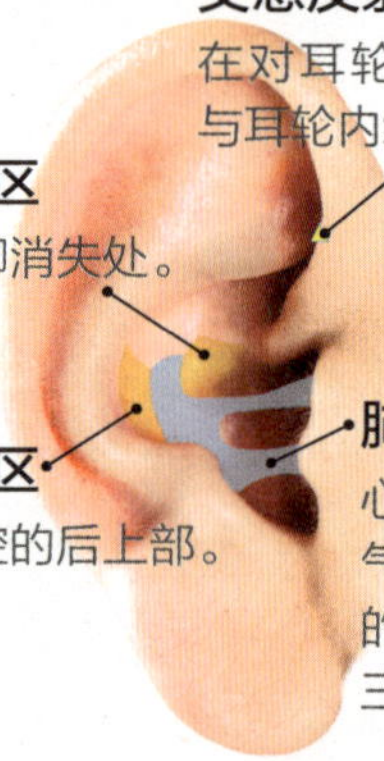

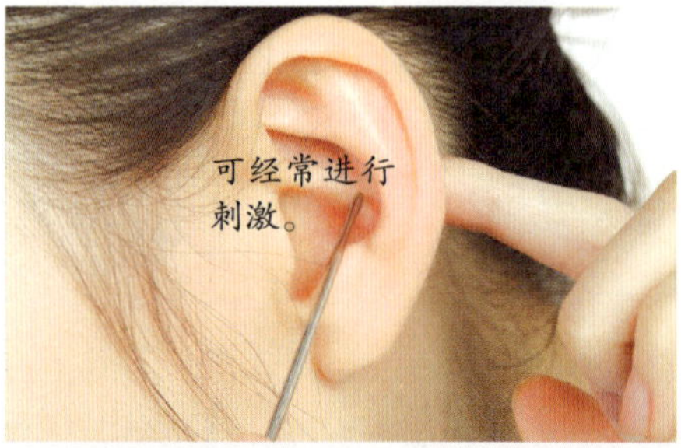

按摩方法

点按胃、脾、交感、肺等反射区，右手持按摩棒对准反射区，左手食指指腹置于耳穴相应的耳背部位，一压一送，每穴点一两分钟，压力由轻到重，以局部有胀热痛感为宜。每日一两次。

足部按摩 胃反射区、十二指肠反射区、肾反射区、输尿管反射区、膀胱反射区、厉兑穴

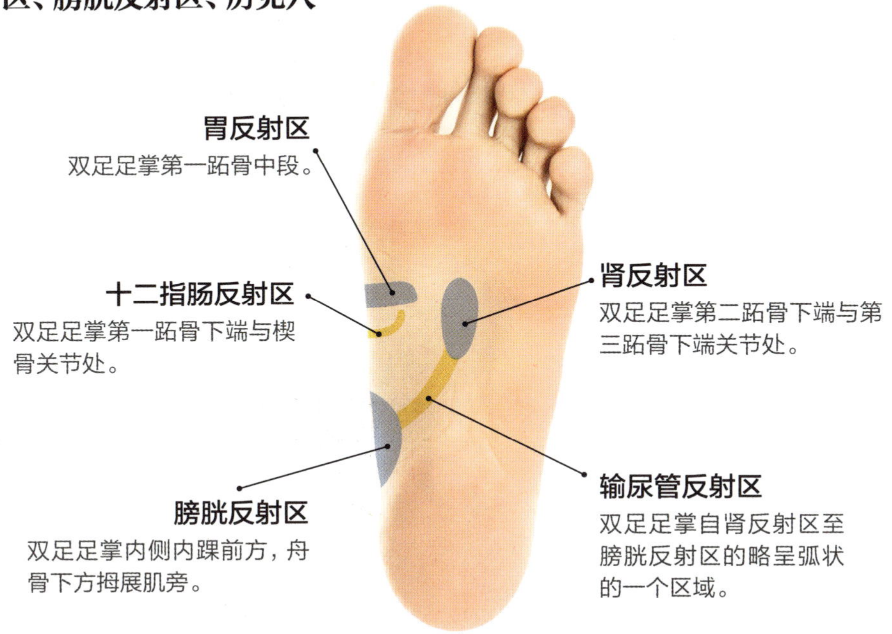

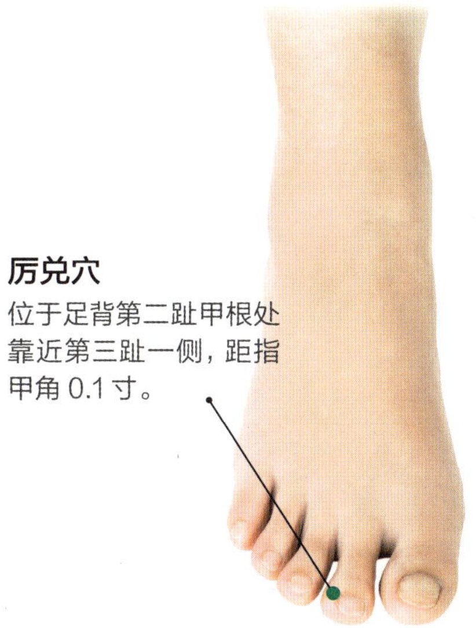

按摩方法

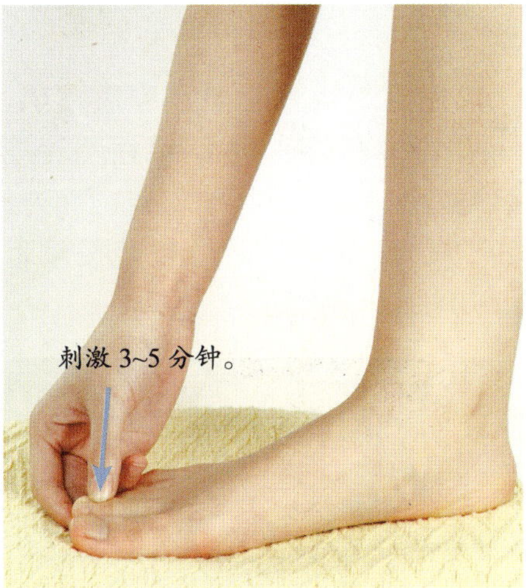

1 用拇指指腹揉按厉兑穴，力道要稍重。经常按摩刺激可醒脾健胃，有促进脾胃之升清降浊和运化食物的功能。

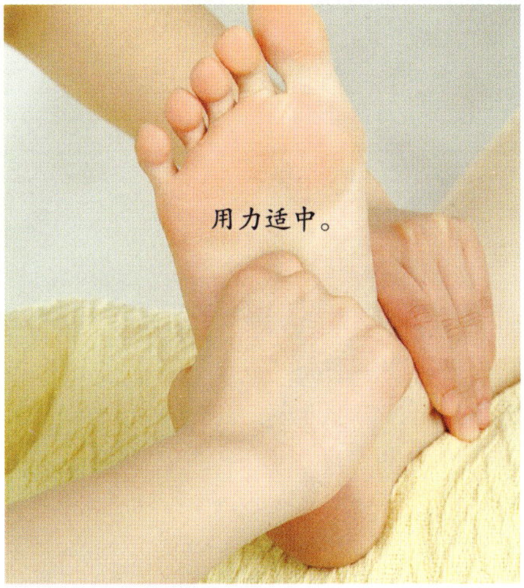

2 用食指关节推按脚底 10~15 分钟，指掌要紧贴体表，用力稳健，速度缓慢均匀，应沿骨骼走向施行，且在同一层次上推动。

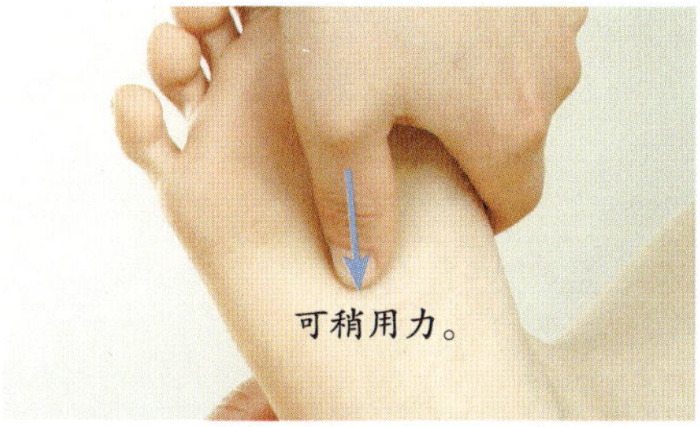

3 用拇指指腹揉按肾、输尿管、膀胱等反射区各 3~5 分钟。

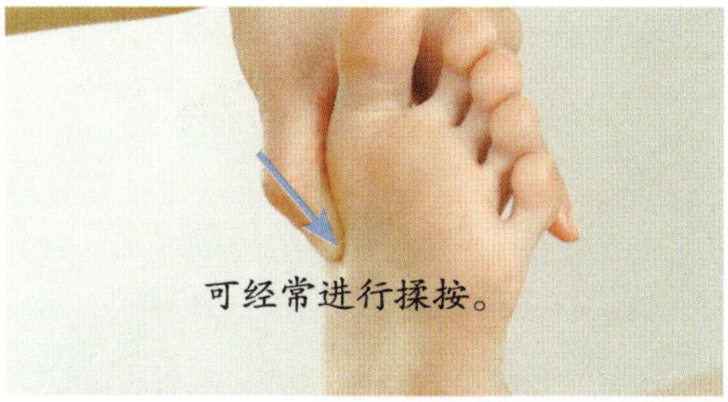

4 指腹揉按胃、十二指肠等反射区，每区 3~5 分钟。

胃、十二指肠溃疡

使用本法需持之以恒，方能从根本上缓解溃疡病的发作。本病在急性发作出现剧烈疼痛时，应及时送医院诊治。为了提高疗效，手部按压耳反射区的压力要均衡，操作时间要统一。

手部按摩 前头点、胃肠点

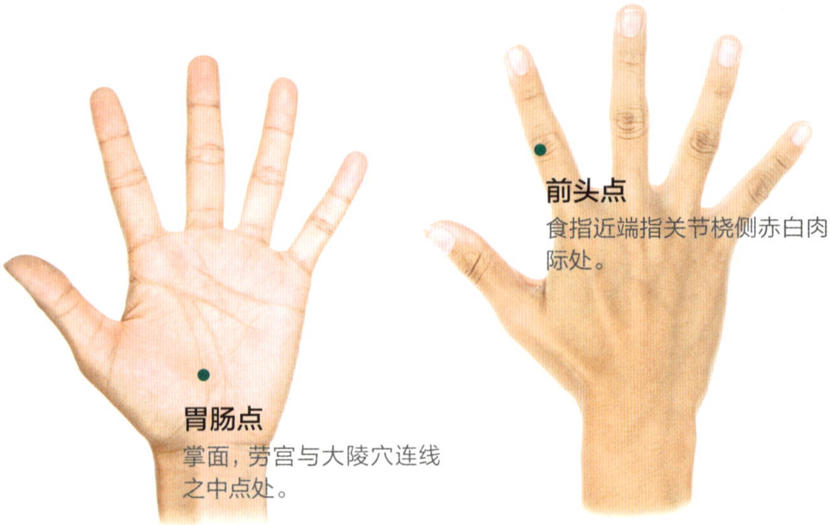

保健按摩方法

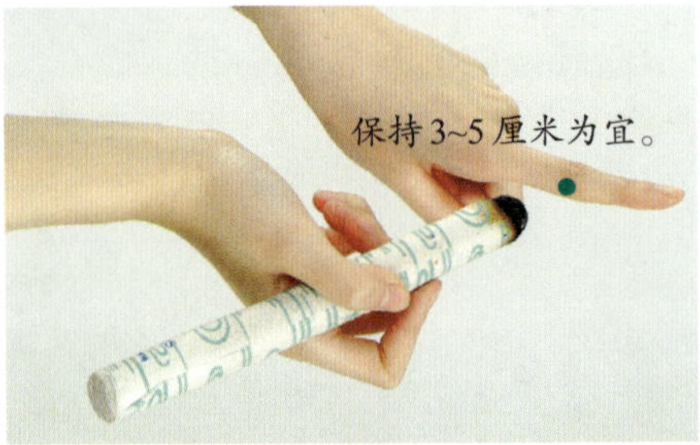

1 疼痛发作时，用艾炷反复灸前头点，直到疼痛缓解。

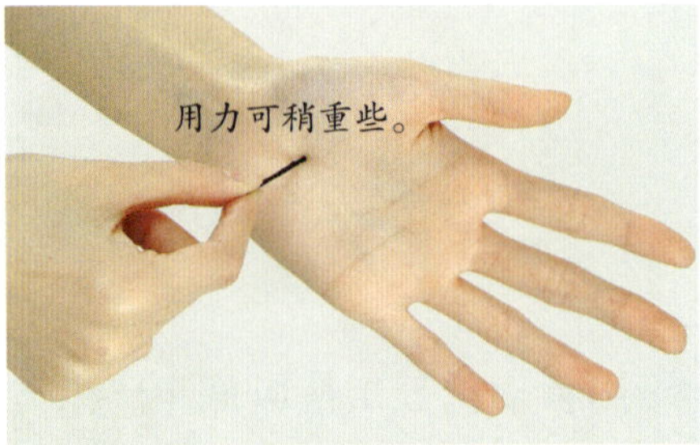

2 用火柴头或发夹圆的一端用力刺激胃肠点。

耳部刺激 耳廓、耳甲艇、耳甲腔、耳垂

按摩方法

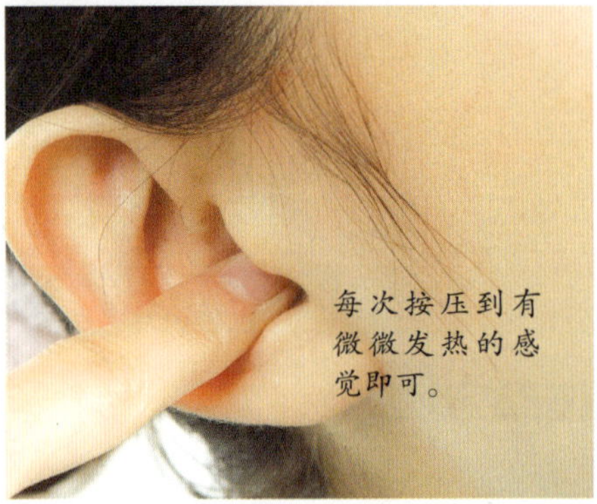

1 首先用双手掌心自我摩擦发热，按摩耳廓腹背两面，每面反复按摩五六次，再用两手食指自内而外，依次按压耳内各部位，重点按摩耳甲艇和耳甲腔。

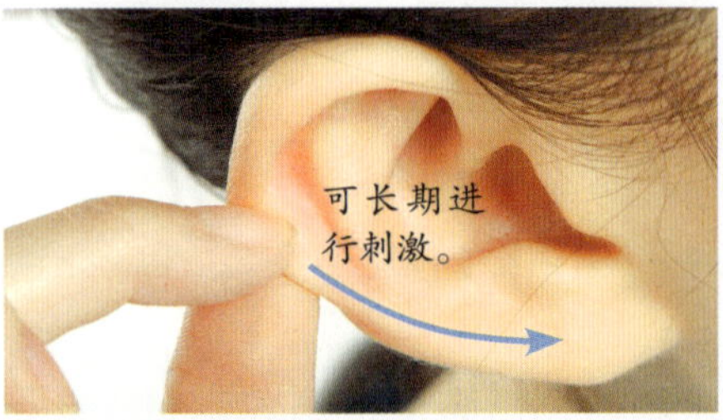

2 再与拇指配合来回揉搓耳廓、耳垂，直至耳廓发红发热。每日两三次。

足部按摩 胃反射区、十二指肠反射区、肾反射区、输尿管反射区、膀胱反射区

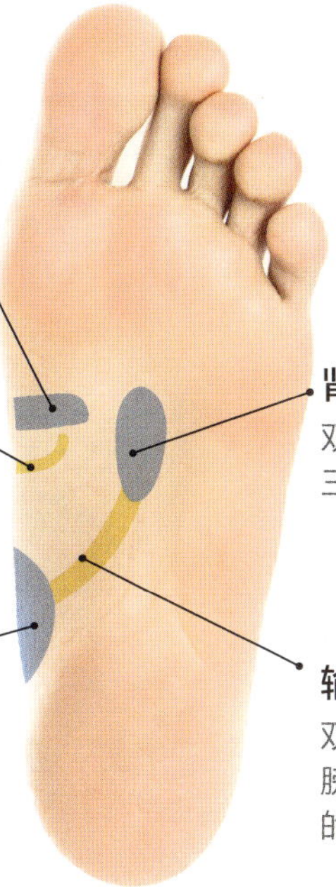

按摩方法

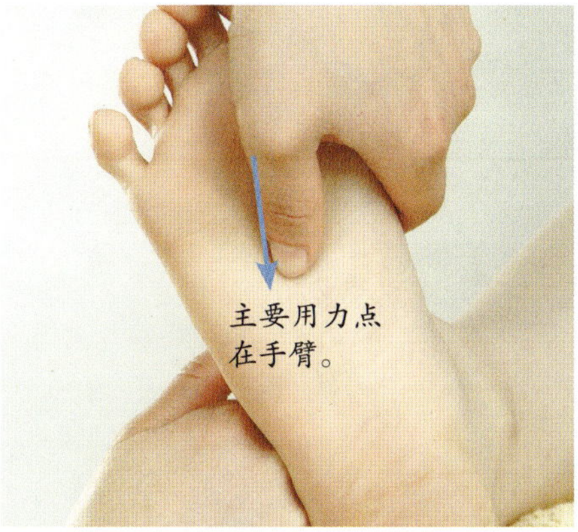

1 用拇指指腹揉按肾、输尿管、膀胱等反射区各 3~5 分钟。操作时腕部放松，以肘部为支点，前臂作主动摆动，带动腕部和手指作轻柔和缓的摆动或旋转，力通过手指而达到所揉部位。

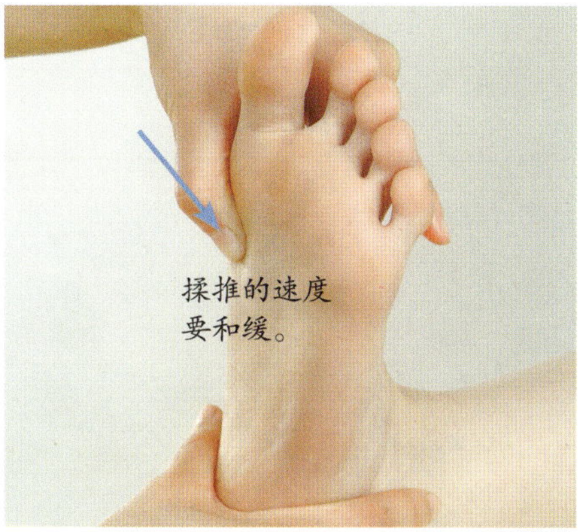

2 用拇指指腹揉推胃、十二指肠等反射区各 3~5 分钟，指掌紧贴体表，用力稳健，速度缓慢均匀，应沿骨骼走向施行，且在同一层次上推动。

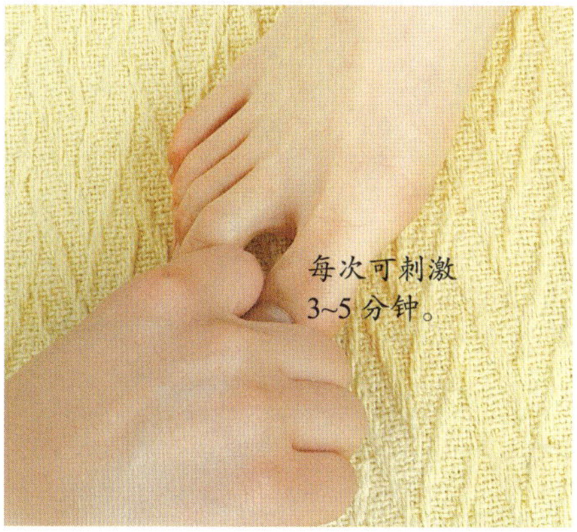

3 对大脑反射区的刺激可以调节精神因素对胃酸分泌的影响。按摩结束时用食指和中指关节用力夹住大拇趾，在充分抖动后快速撤走。

颈椎病

本病是一种退行性病变，手部按摩能解除患部肌肉与血管的痉挛，改善血液循环，增加局部血液的供应，促进病变组织的修复。中指是心包经通过的手指，小指是心经通过的手指。揉按这两指可以加强血液循环，起到活血化瘀的功效。

手部按摩 颈椎反射区

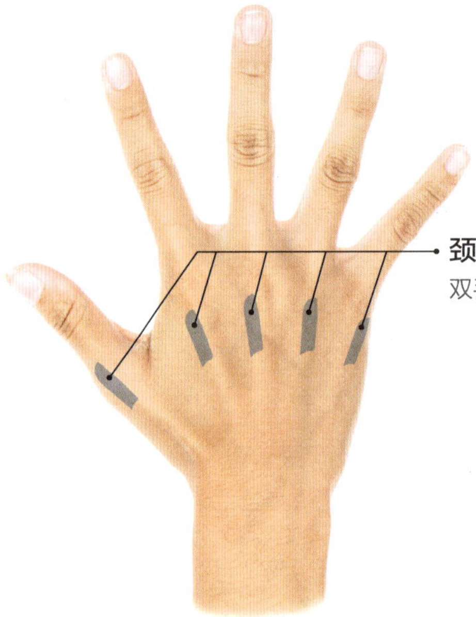

按摩方法

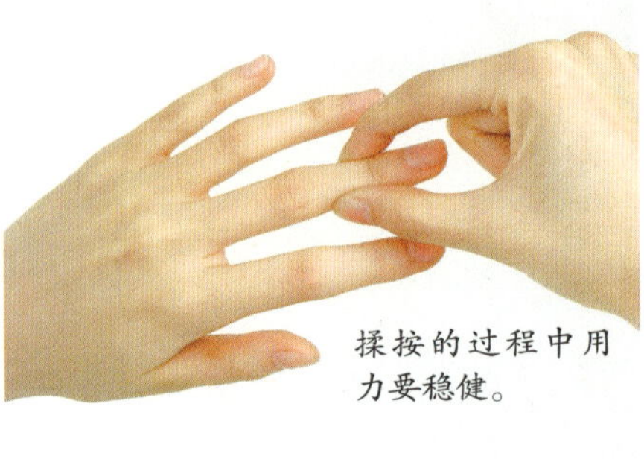

1 用食指和拇指揉按中指 15~20 次。操作时用力宜轻柔，动作要协调而有节律，持续时间宜长些。

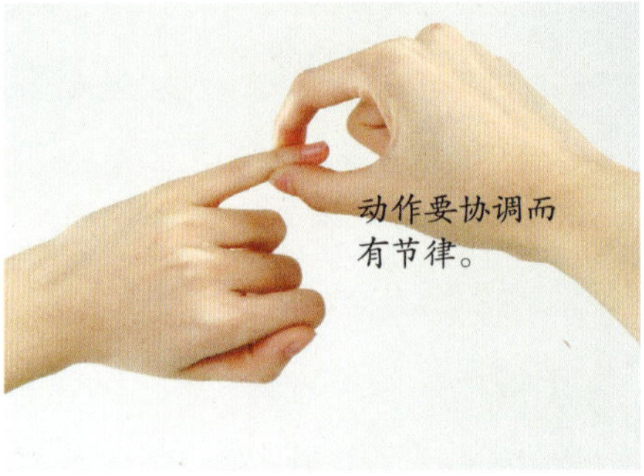

2 用食指和拇指揉按小指 15~20 次。可加强血液循环，活血化瘀。

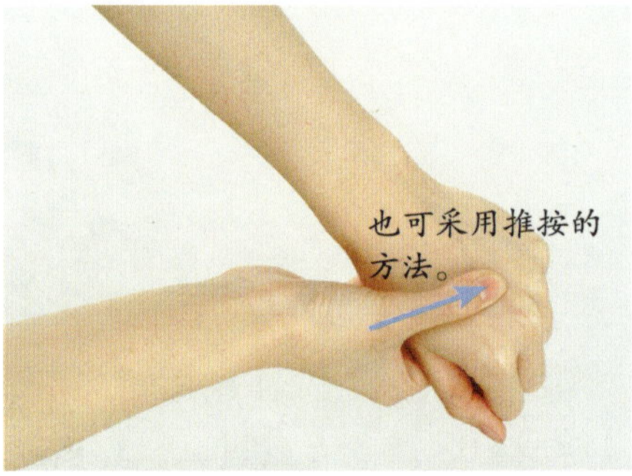

3 用拇指指腹揉按颈椎反射区，每区 3~5 分钟。

耳部刺激 耳廓

按摩方法

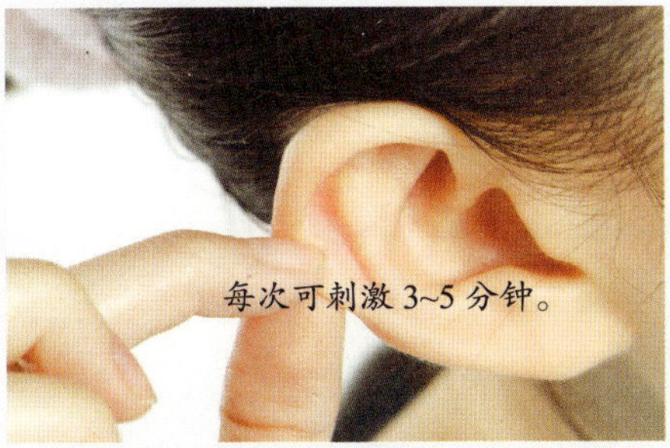

1 用拇、食指由上而下、依次捏揉耳廓部，并给予一定的压力，反复按摩，使局部产生热感或酸胀的感觉。

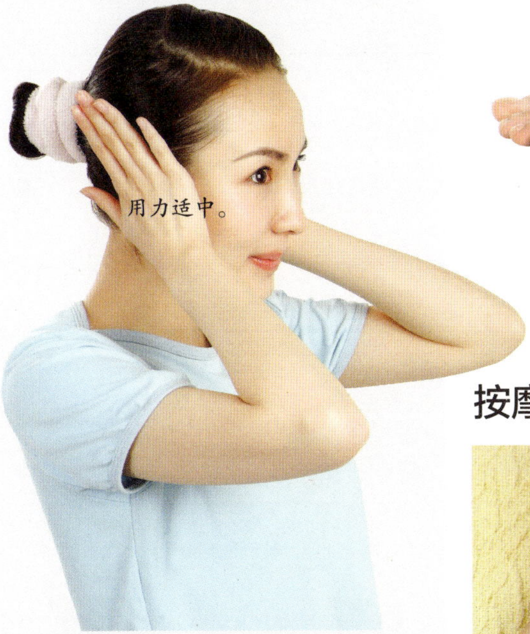

2 将双手掌心自我摩擦搓热，置于整个耳廓上，按摩耳廓腹背两面，以透热为度。每面反复按摩五六次。此法可以调整经络的功能，具有保健作用。

足部按摩 肩反射区、颈项部反射区、斜方肌反射区

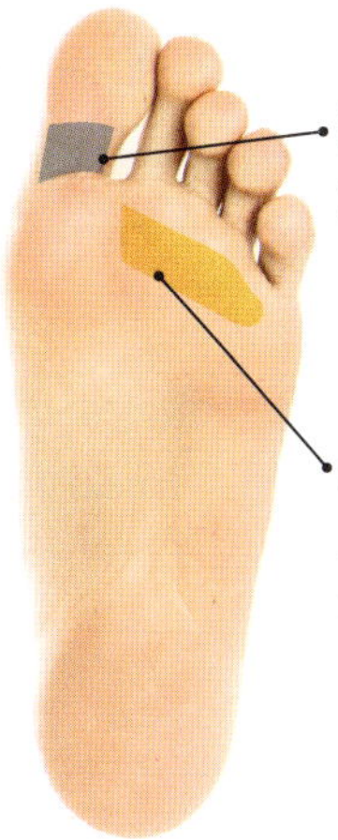

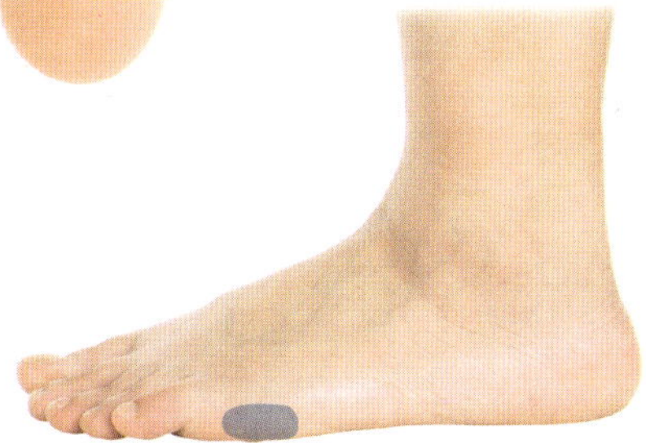

按摩方法

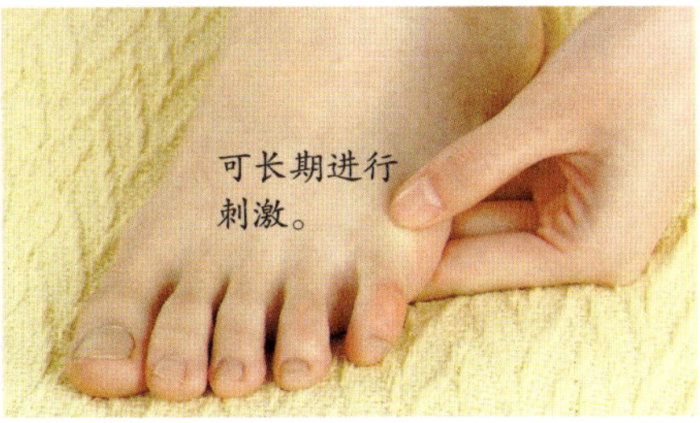

1 先用拇指指腹推按肩反射区 3~5 分钟。操作时指掌要紧贴体表，用力稳健，速度缓慢均匀，应沿骨骼走向施行，且在同一层次上推动。

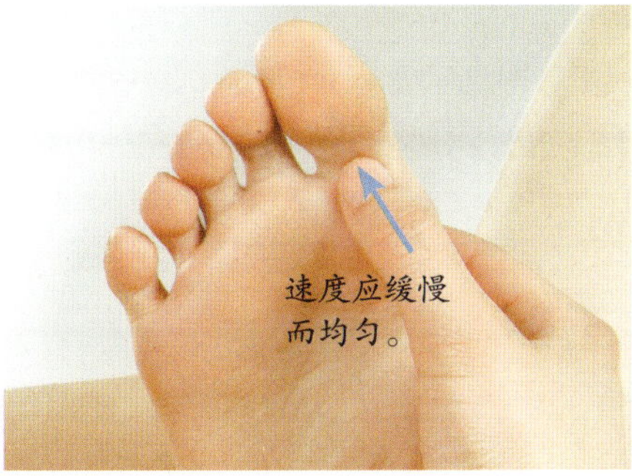

2 用拇指指腹推按颈部反射区 3~5 分钟。

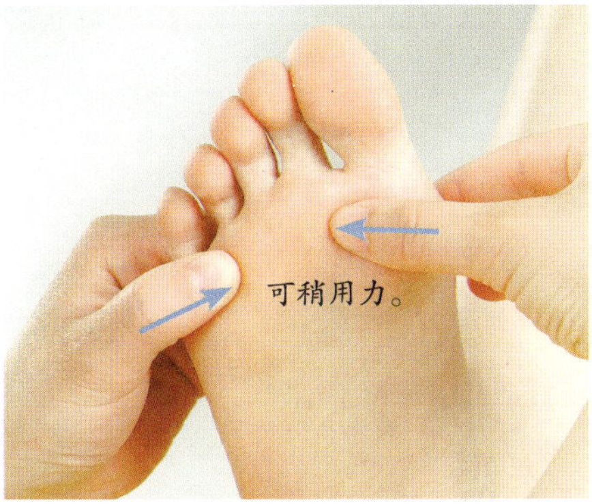

3 用双手拇指推摩斜方肌反射区 3~5 分钟。此按摩法可以治疗颈部肌肉酸痛，加强颈部的血液循环。

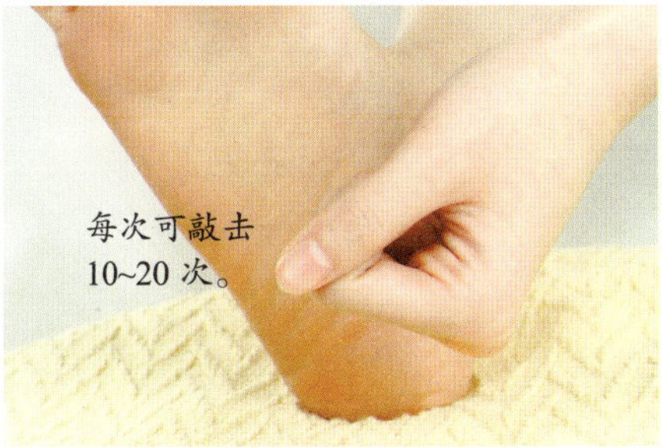

4 用拳头敲击脚后跟用力要快而短暂，垂直叩击，不能有拖抽动作，速度均匀而有节奏，可以增强脊柱肌肉的功能，缓解颈椎痛。

哮喘

哮喘病未发作时，可取耳部的肾、肺、脾等反射区做预防性治疗，以增强机体抗病能力，达到预防的目的。哮喘急性发作时，尤其是持续状态时，以药物平喘解痉、抗感染为主，反射区治疗为辅。

手部按摩 胸腔呼吸器官区反射区、三间穴、喘点

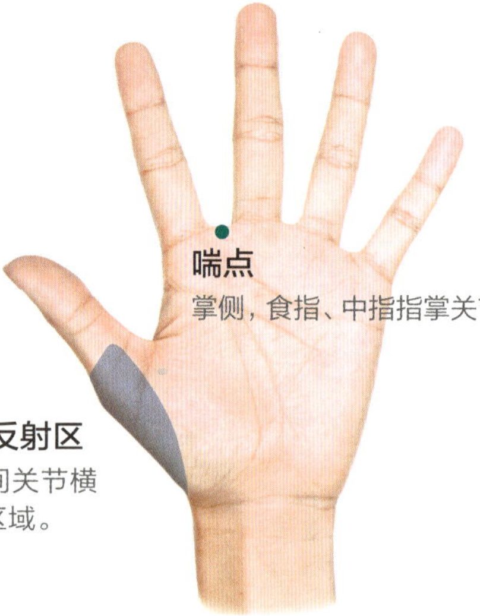

喘点

掌侧，食指、中指指掌关节之间。

胸腔呼吸器官区反射区

双手掌侧，拇指指间关节横纹至腕横纹之间的区域。

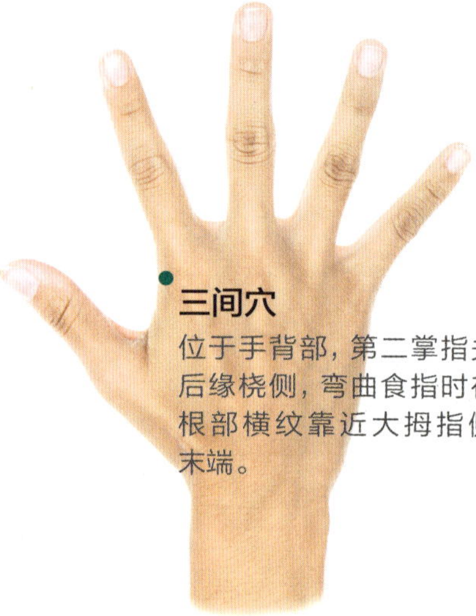

三间穴

位于手背部，第二掌指关节后缘桡侧，弯曲食指时在其根部横纹靠近大拇指侧的末端。

按摩方法

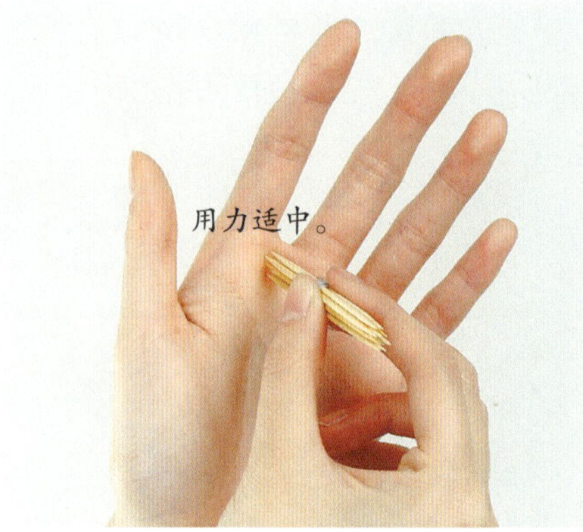

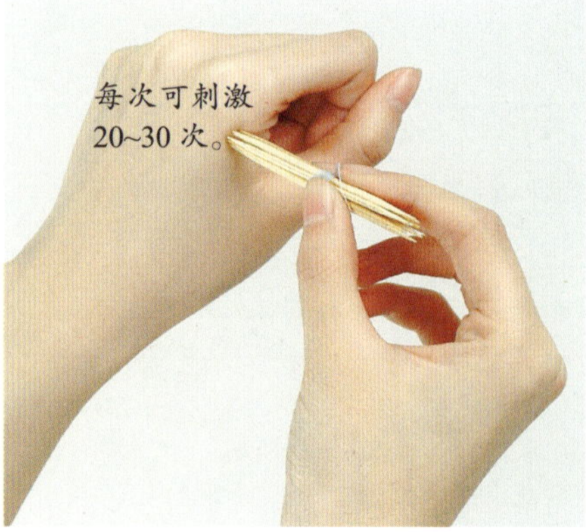

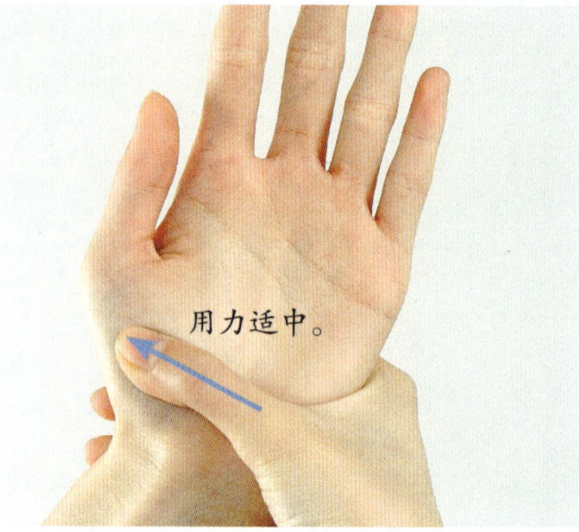

1 喘点是治疗和预防哮喘的特效穴位，发作时艾灸或牙签刺激20~30次，可以缓解病情，减少哮喘的发作次数和减轻发作时的症状。

2 当哮喘发作剧烈咳嗽时，艾灸或用牙签强烈刺激三间穴非常有效。还可进行热水浴，将手放入45℃左右的水中浸泡10分钟左右。

3 用拇指与食指配合捏按胸腔呼吸器官区反射区，每日3~5次，每次15~20分钟。

耳部刺激 肾反射区、肺反射区、脾反射区

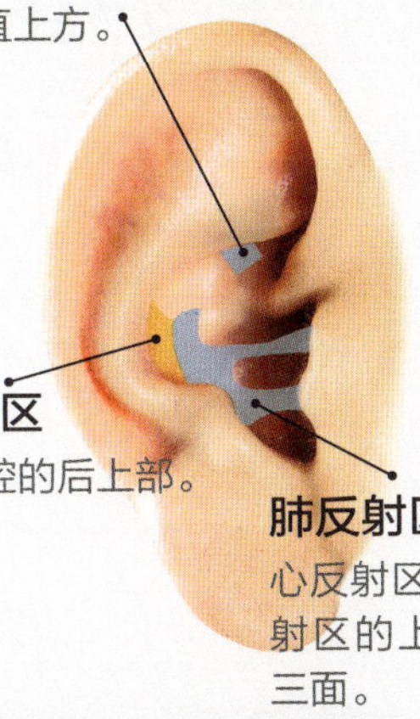

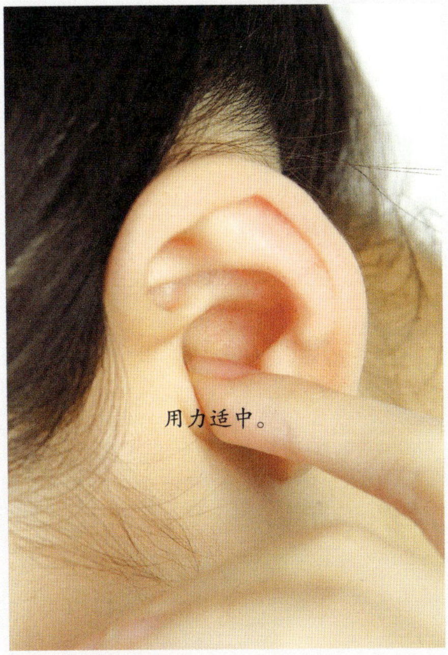

按摩方法

以食指来回旋转擦揉耳甲艇、耳甲腔的肾、肺、脾反射区，直至有发热感为止。每日两三次。

足部按摩 横膈膜反射区、太溪穴

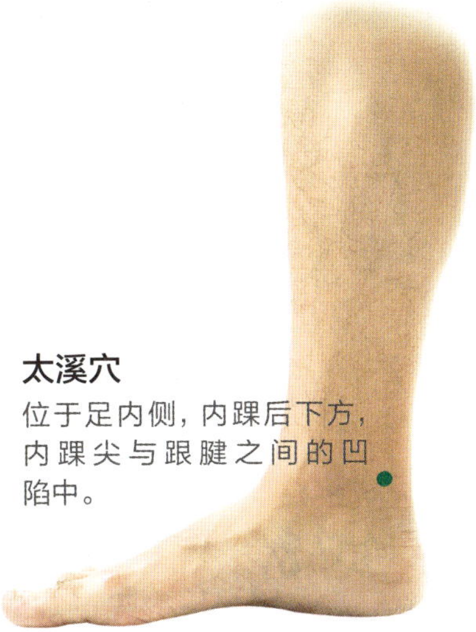

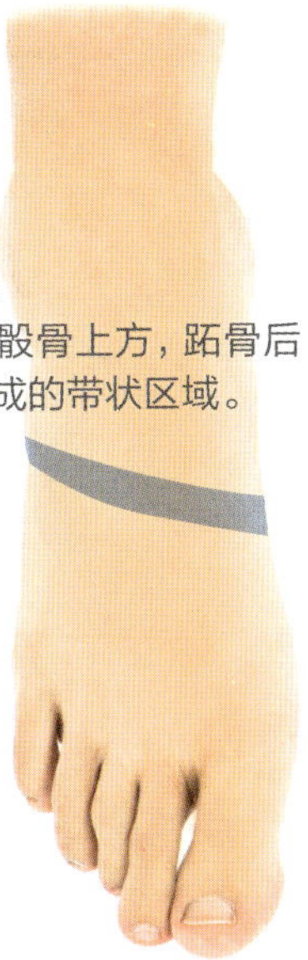

按摩方法

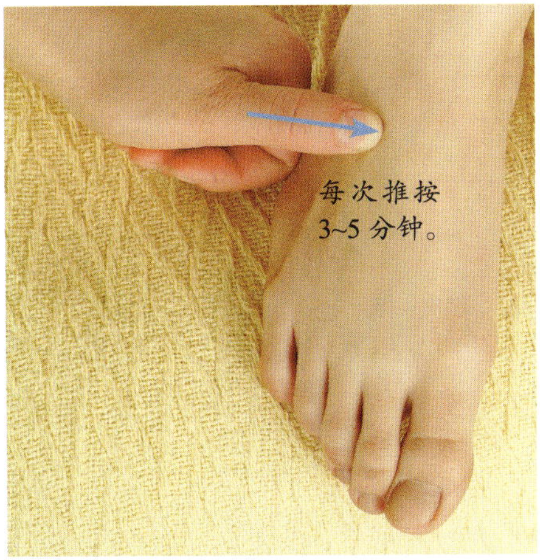

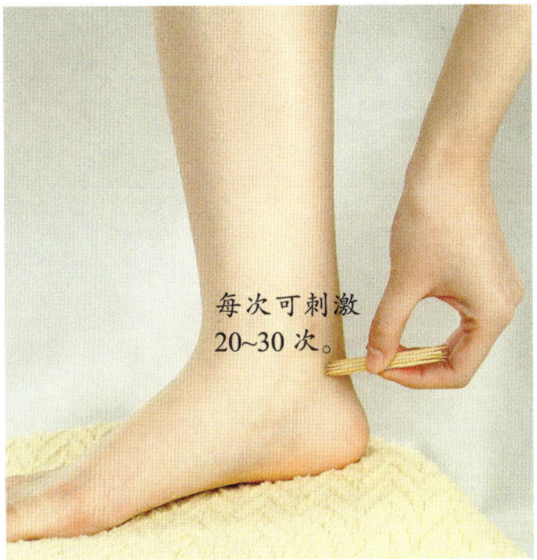

1 足浴加强血液循环后，重点推按横膈膜反射区3~5分钟，止咳效果较好。操作时指掌要紧贴体表，用力稳健，速度缓慢均匀，应沿骨骼走向施行，且在同一层次上推动。

2 哮喘发作时，可用牙签重力刺激太溪穴，艾灸效果更佳。

畏寒证

所谓畏寒，是由于手脚等末梢部位血流不畅，末梢神经的排泄物不能充分排出而引起的。当外界气温过冷时，人体为了保持脑内和体内温度的恒定，将加大这些部位的血液循环，相应的手脚部位的血液循环减少，所以会出现手脚冰凉的现象。这与个人体质有很大的关系，女性较男性更容易出现这种现象。

手部按摩 心反射区、阳池穴

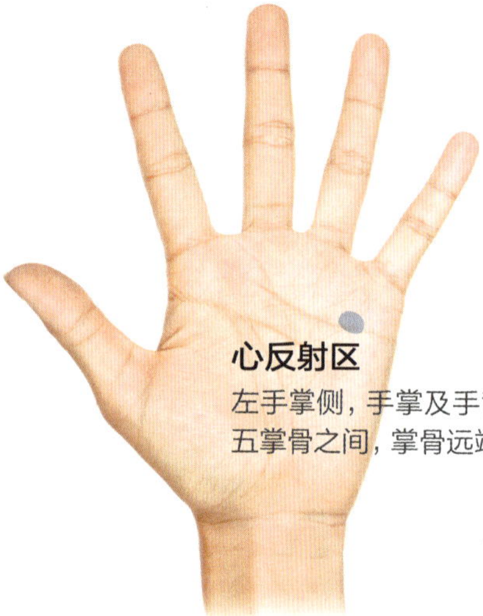

心反射区

左手掌侧，手掌及手背部第四、第五掌骨之间，掌骨远端处。

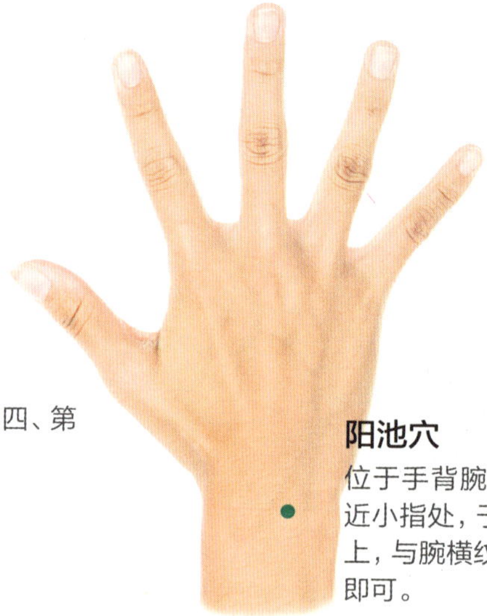

阳池穴

位于手背腕横纹的正中央稍微靠近小指处，于第三、第四掌骨间直上，与腕横纹交点处的凹陷中取穴即可。

按摩方法

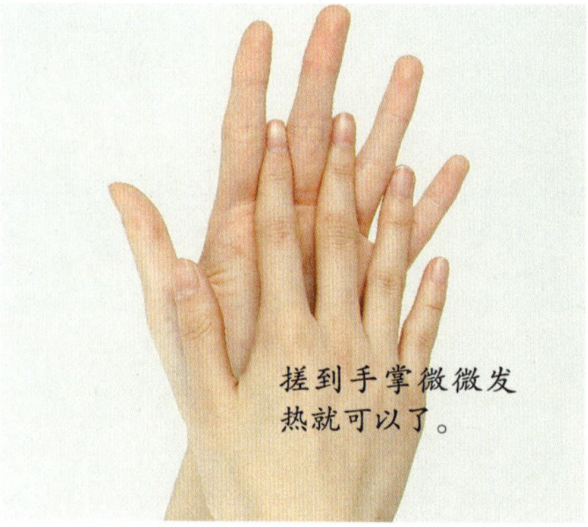

1 每天洗澡后或在感到冷时，双手十指交叉并相互搓擦后分开。用力要对称，速度匀速且快，要有一定往返距离。

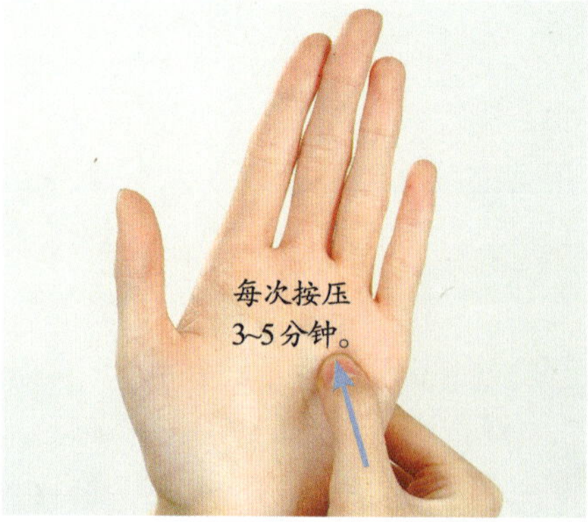

2 用右手拇指按压左手手掌小指根部的心反射区。

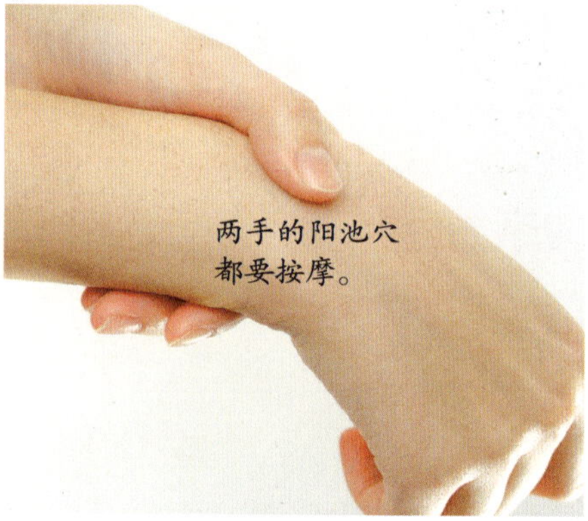

3 若是手足发冷，用拇指指腹按摩阳池穴，时间要长，力度要缓，两手交替进行。每日3~5次，每次5~10分钟。

耳部刺激 全耳

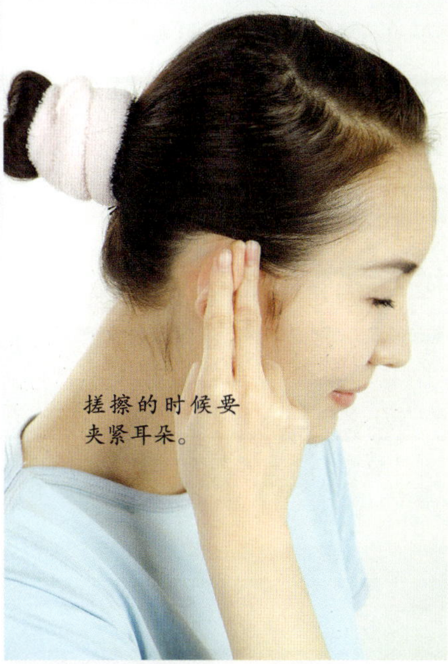

按摩方法

分别用双手食、中指夹住耳部，做往返上下搓擦，产生热感或酸胀的感觉为度。

足部按摩 肝反射区、肾反射区

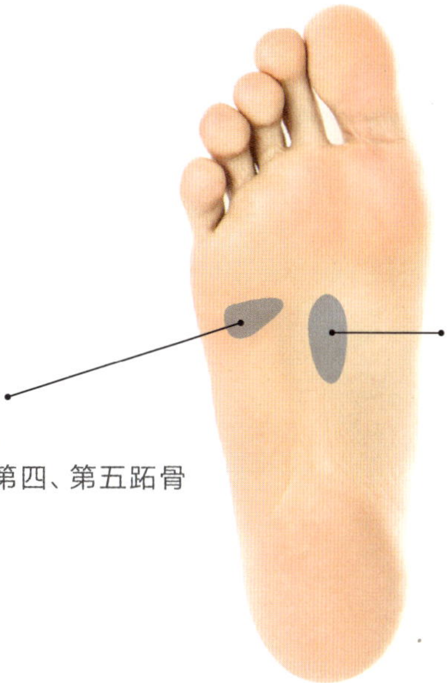

按摩方法

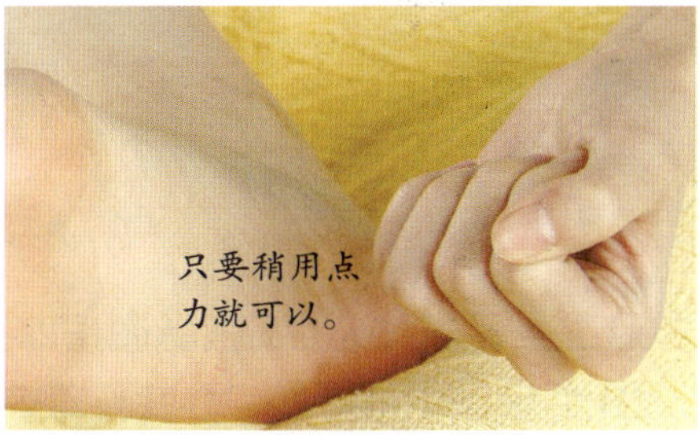

1 手握空拳，轻而快速又有节奏地敲击脚底 7~10 次。

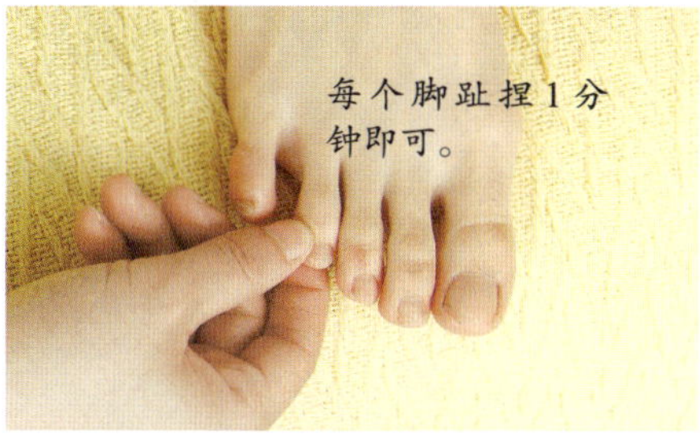

2 拇指和食指轻捏各趾，并配合旋转各趾 3~5 次。

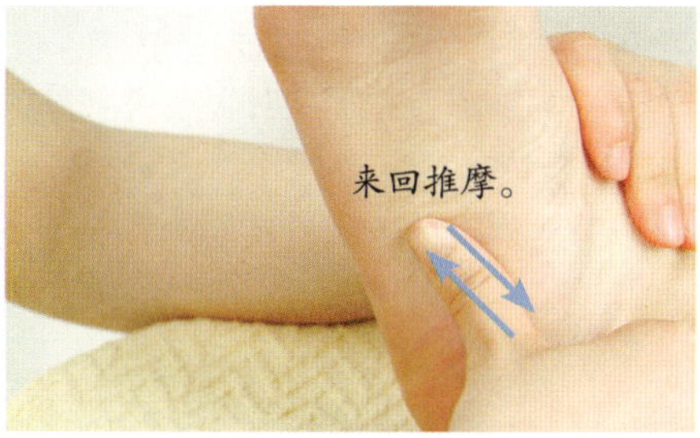

3 用拇指指腹来回推摩脚底，直至脚底发热为止。操作时指掌要紧贴体表，用力稳健，速度缓慢均匀，应沿骨骼走向施行。

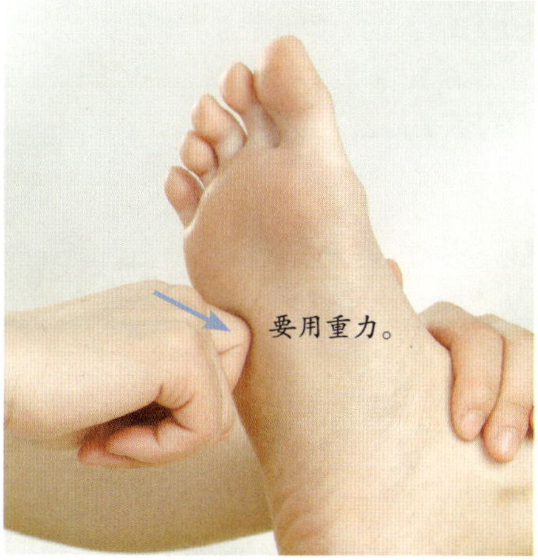

4 食指关节重力揉按肝反射区 7~10 次。可使肌肉的血液循环良好，促进新陈代谢，也有放松精神和恢复、预防筋骨疲劳的作用。

贫血

贫血是在一定容积的循环血液内红细胞计数、血红蛋白量均低于正常标准者。其中以血红蛋白最为重要，成年男性低于 120 克 / 升，成年女性低于 110 克 / 升一般可认为贫血。贫血是临床最常见的病症之一，以育龄妇女、婴幼儿、青春期的青少年为多见。

手部按摩 心反射区、大陵穴、神门穴

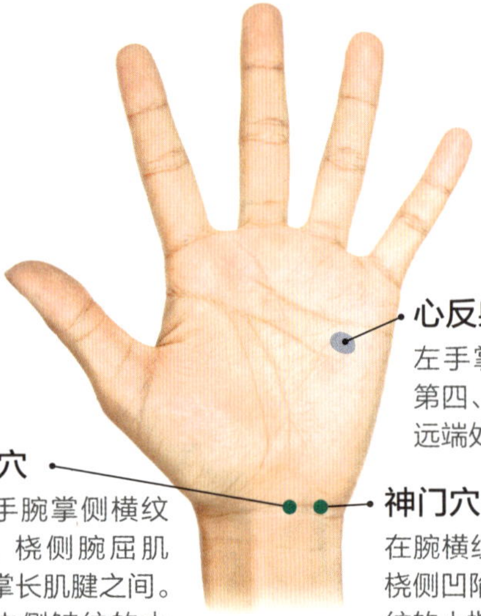

按摩方法

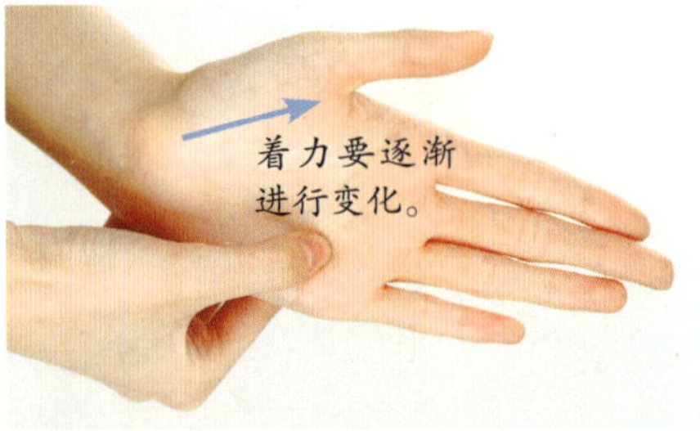

1 揉按心反射区 3~5 分钟。按摩时动作连续而有规律，着力由小渐大，再由大渐小，均匀持续地旋转回环。

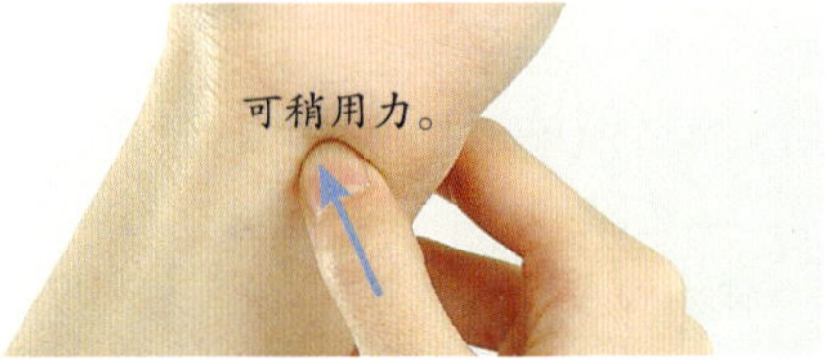

2 用拇指和食指揉捏神门穴，每次 3~5 分钟。

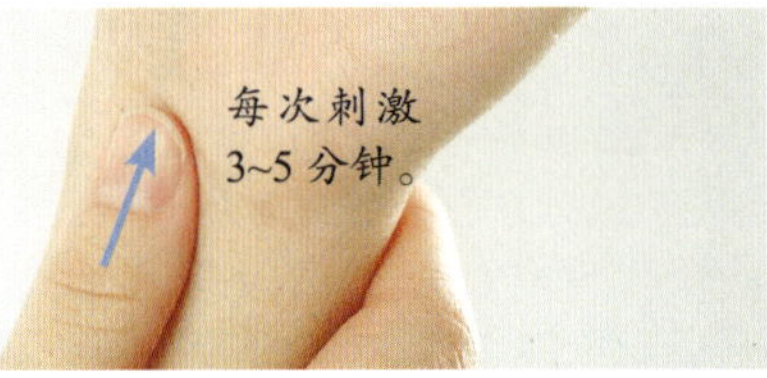

3 配合大陵穴按摩，效果明显。捏拿皮肤要松紧适宜，应避免肌肤从手指间滑落。

耳部刺激 全耳

按摩方法

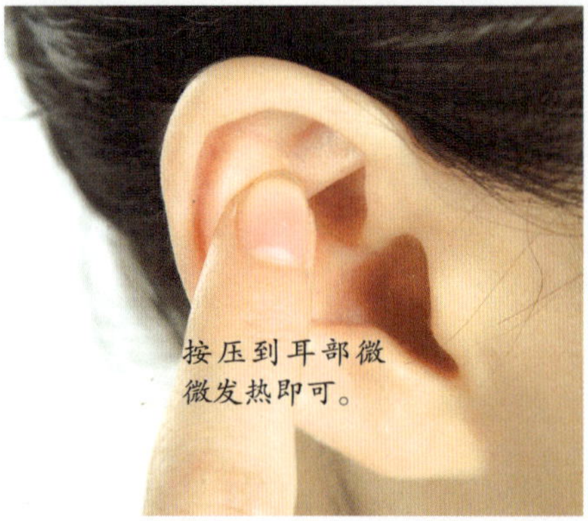

1 用两手食指自内而外，依次按压耳内各部位；双手掌心自我摩擦发热后，按摩耳廓腹背两面，每面反复按摩五六次。

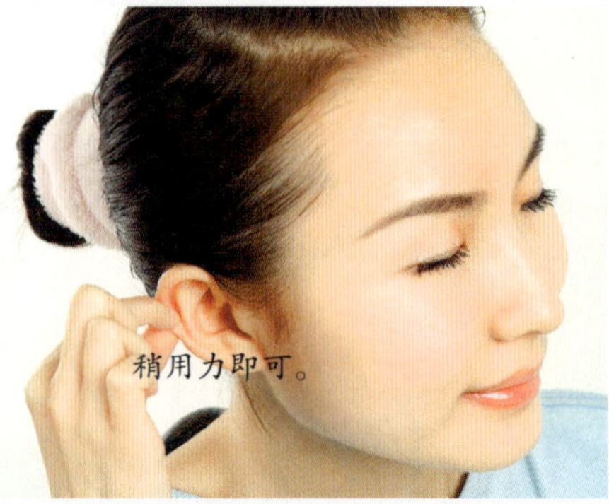

2 用两手食指与拇指配合来回揉搓耳廓、耳垂，直至耳廓和耳垂发红发热，每日两三次。

足部按摩 心反射区、脾反射区、肾反射区、输尿管反射区、膀胱反射区、隐白穴、大敦穴

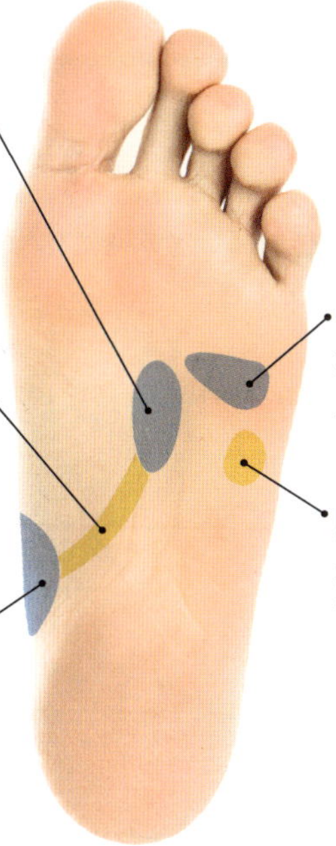

肾反射区

双足足掌第二跖骨下端与第三跖骨下端关节处。

输尿管反射区

双足足掌自肾反射区至膀胱反射区的略呈弧状的一个区域。

膀胱反射区

双足足掌内侧内踝前方，舟骨下方拇展肌旁。

心反射区

左足足掌第四、第五跖骨上端。

脾反射区

左足足掌第四、第五跖骨下端。

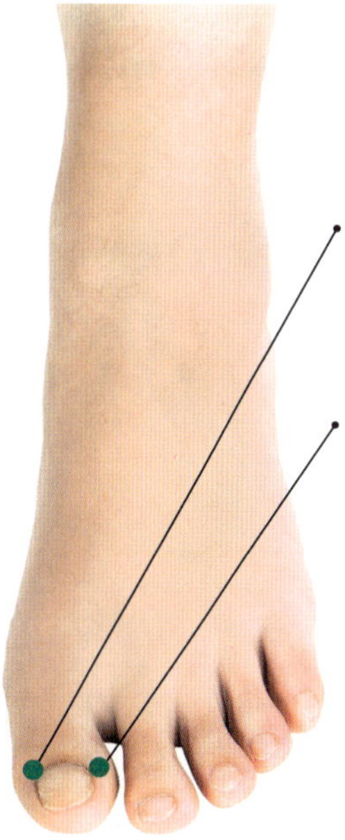

隐白穴

位于足大趾末节内侧，距趾甲角 0.1 寸。

大敦穴

位于足大趾末节的外侧趾背上，距趾甲角 0.1 寸。

按摩方法

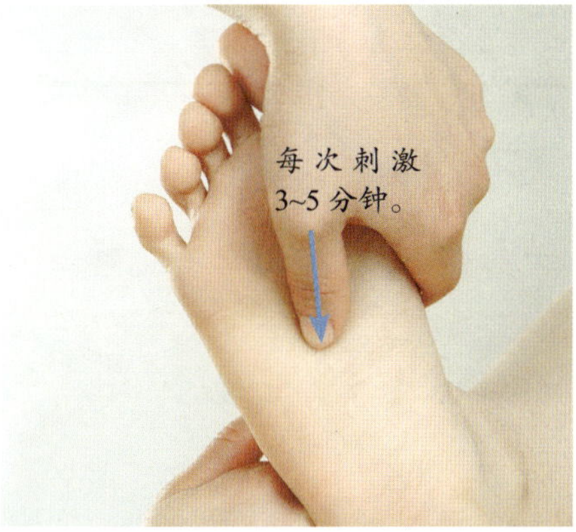

1 先用拇指指腹认真推揉肾、输尿管、膀胱等反射区各 3~5 分钟。力度以感到胀痛为宜，可促进体内废弃物的排出。

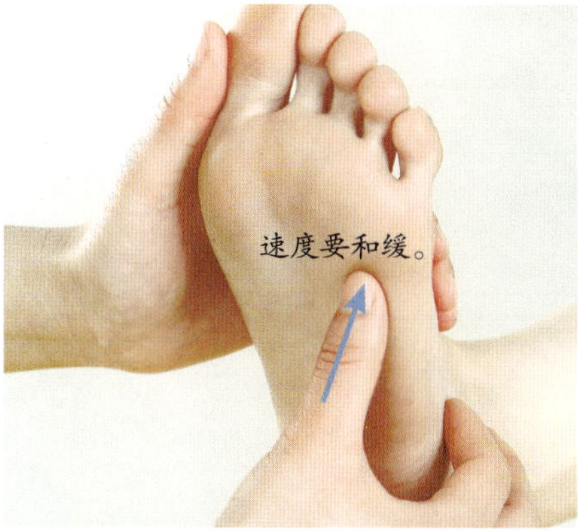

2 用拇指指腹推揉心、脾等反射区各 3~5 分钟。操作时指掌要紧贴体表，用力稳健，速度缓慢均匀，应沿骨骼走向施行，且在同一层次上推动。

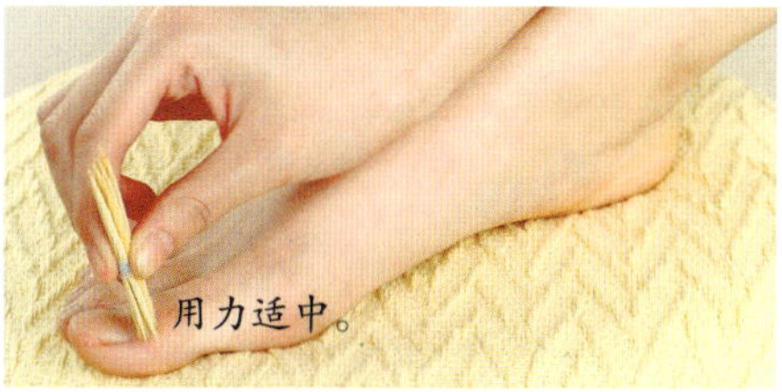

3 用牙签刺激隐白穴 7~15 次，可调节消化功能，经常刺激可有效缓解贫血产生的不适症状。

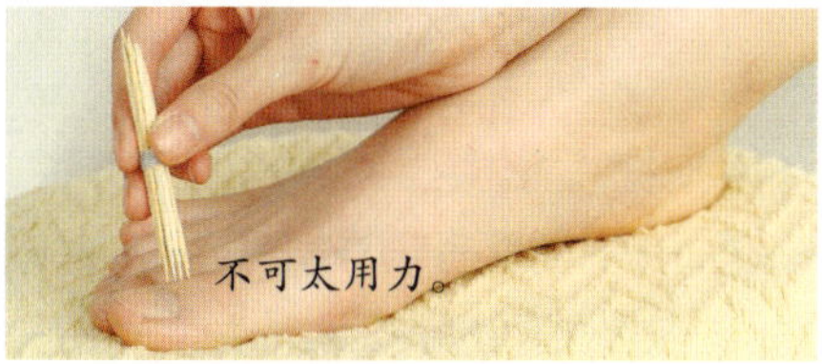

4 用牙签刺激大敦穴 7~15 次，可有效缓解贫血产生的不适症状。

青光眼

青光眼是由于多种原因引起水循环障碍使眼压增高而引发的一系列症状。年龄大于 40 岁的人易患慢性青光眼。糖尿病患者患青光眼的概率和严重性都大大增加；高血压患者也易患青光眼。存在以上这些危险因素的人应定期到医院检查眼睛。

手部按摩 眼反射区、关冲穴

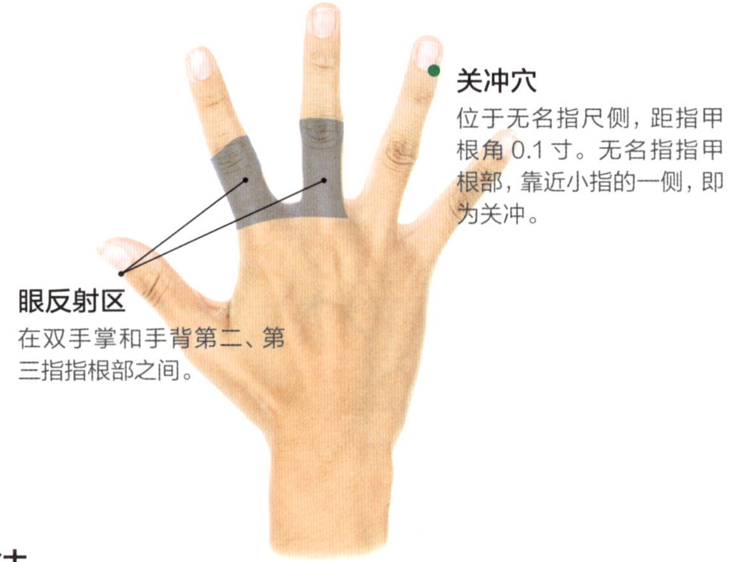

按摩方法

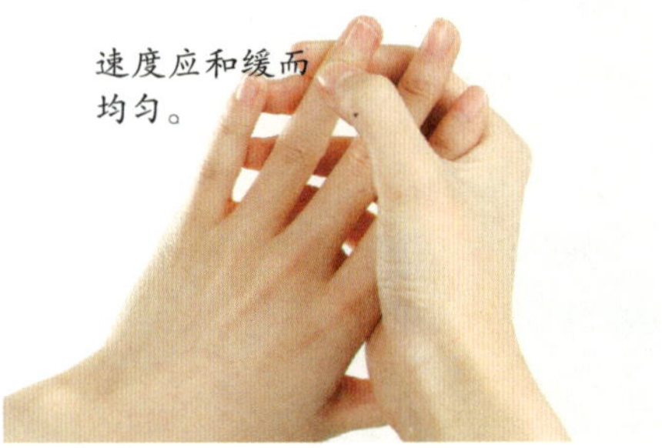

1 用拇指指腹揉捏关冲穴两三分钟。揉动的幅度应适中，不宜过大或过小，捏拿皮肤要松紧适宜，应避免肌肤从手指间滑落。

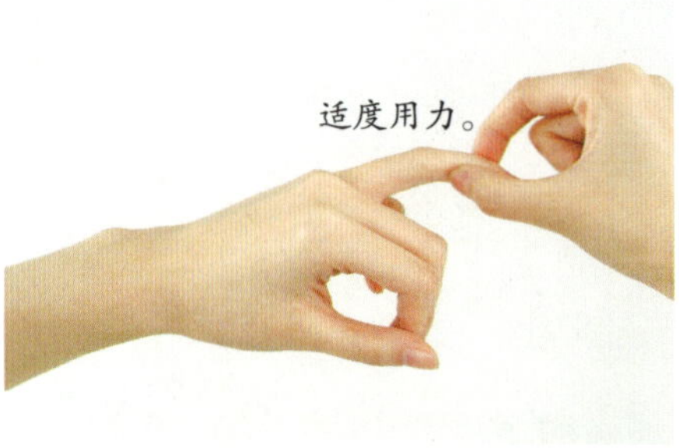

2 按摩反射区之前，先用拇、食二指揉搓无名指两三分钟。无名指是三焦经通过的手指，三焦经掌管着内分泌系统，对调节眼压有一定作用。

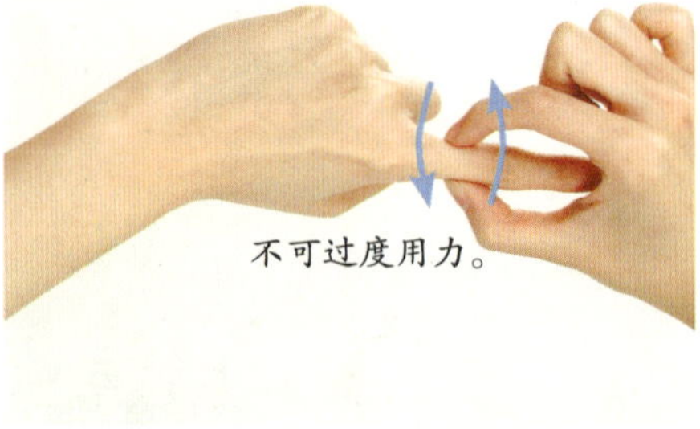

3 再用拇指和食指来回旋转掐揉眼反射区 3~5 分钟。着力部位要紧密接触，做到轻而不浮，重而不滞。两种手法配合实施，效果更好。

耳部刺激 耳尖

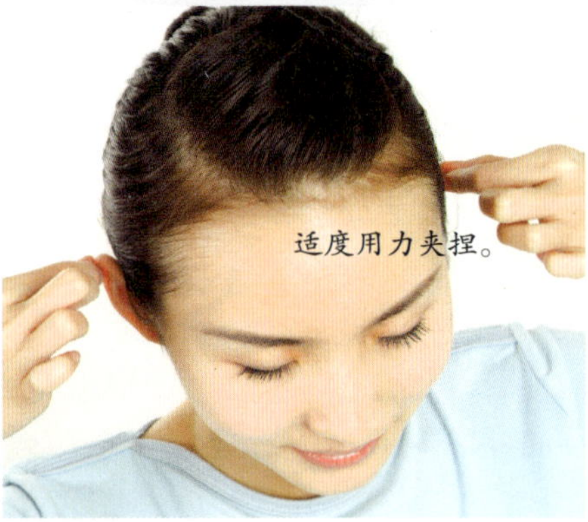

按摩方法

拉耳尖法也叫猿猴摘果法，是用双手拇指、食指夹捏耳廓尖端，向上提揪、揉、捏、摩擦，使局部发红发热、发红，操作 15~20 次即可。

足部按摩 大脑反射区、三叉神经反射区、眼反射区、肾反射区、输尿管反射区、膀胱反射区、腹腔神经丛反射区

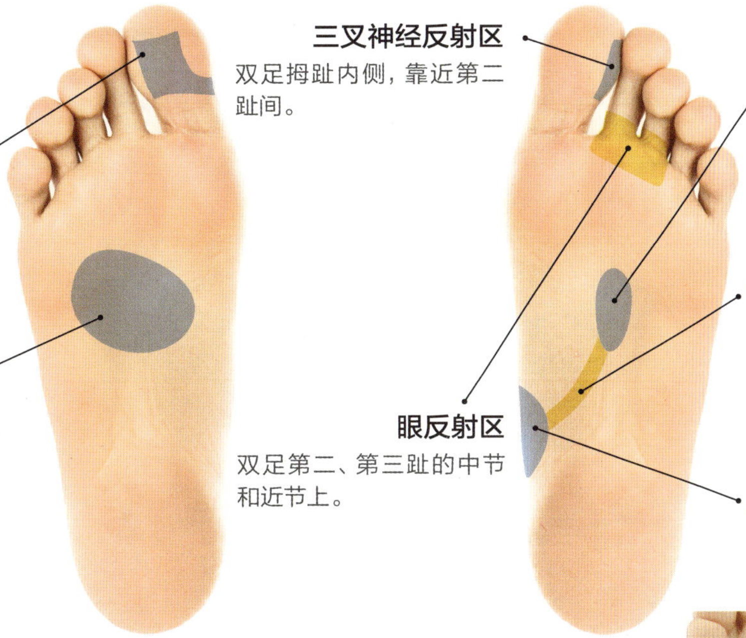

按摩方法

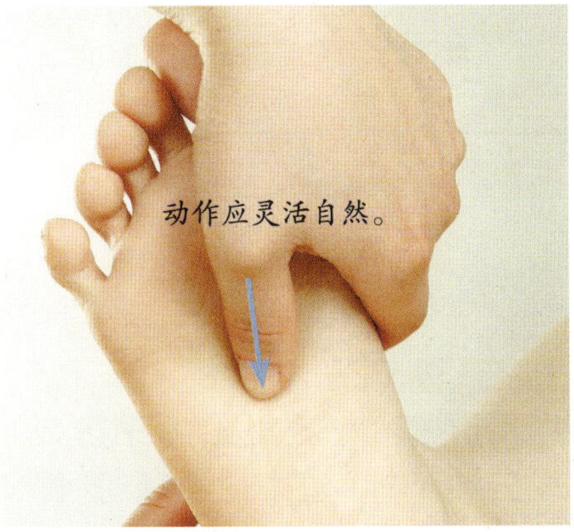

1 用拇指指腹揉推肾、输尿管、膀胱反射区各 3~5 分钟。腕部放松，以肘部为支点，前臂作主动摆动，带动腕部和手指作轻柔和缓的摆动或旋转，将力通过手指而达到所揉部位。

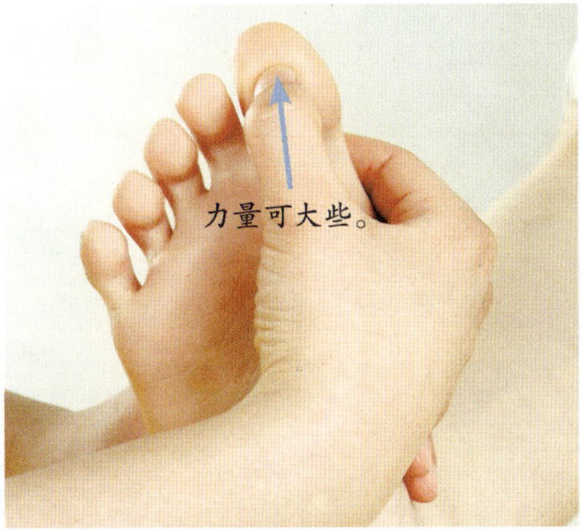

2 用拇指指腹按揉大脑、三叉神经反射区，每区 3~5 分钟。操作时手指不要离开皮肤，每做完一个动作，拇指就稍前进几毫米，不要后退，也不要左右移动。

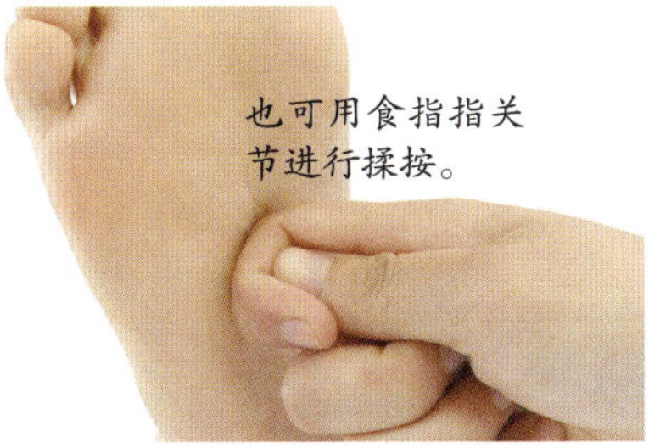

3 用大拇指指腹揉按腹腔神经丛反射区 1 分钟。以上手法每天坚持 3 次。

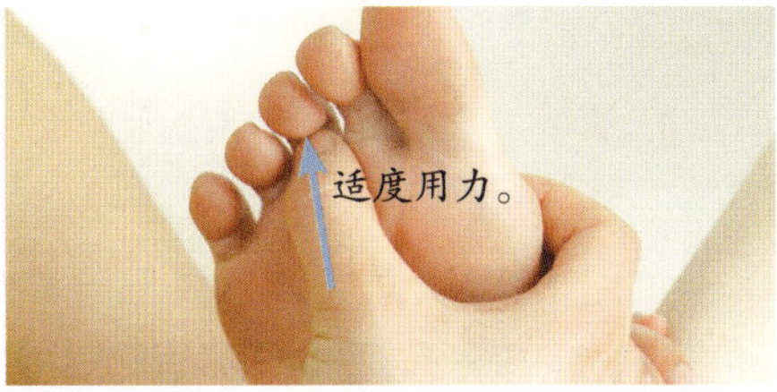

4 用拇指指腹揉捏眼反射区 3~5 分钟。以上反射区的按摩可以降低眼压，缓解眼部疼痛疲劳。

慢性鼻炎、鼻窦炎

鼻炎、鼻窦炎是冬、春干燥季节的常见疾病，常与病毒感染，或者吸入灰尘、花粉、动物皮毛等有关，如果患者有扁桃体炎、感冒、龋齿等也可能引起鼻炎。发病时，表现为鼻塞，呼吸困难，流涕，面部肿胀感，眼球后有受压感，还可能伴有发热和牙痛等症状。

手部按摩 合谷穴、中冲穴、鼻反射区、肺及支气管反射区

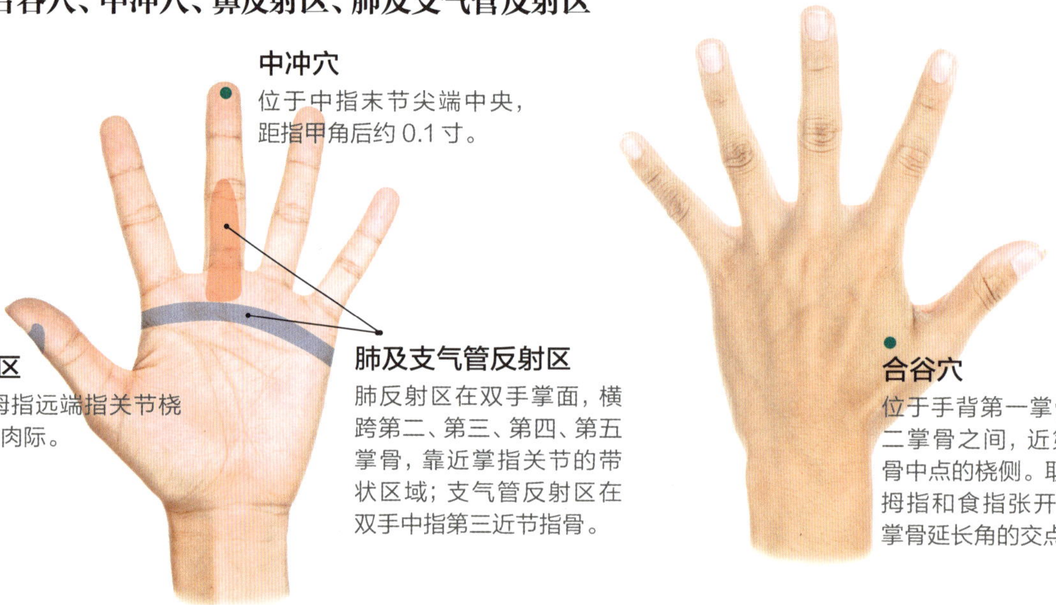

保健按摩方法

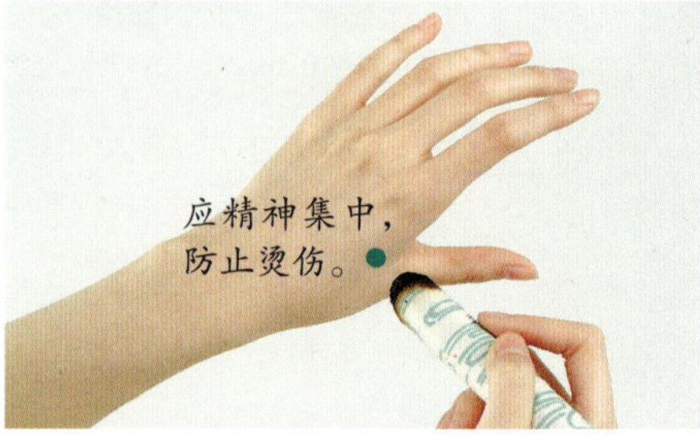

1 艾灸合谷穴 7~15 分钟。合谷穴与呼吸系统关系密切，按摩合谷穴对过敏性鼻炎的防治相当有效。

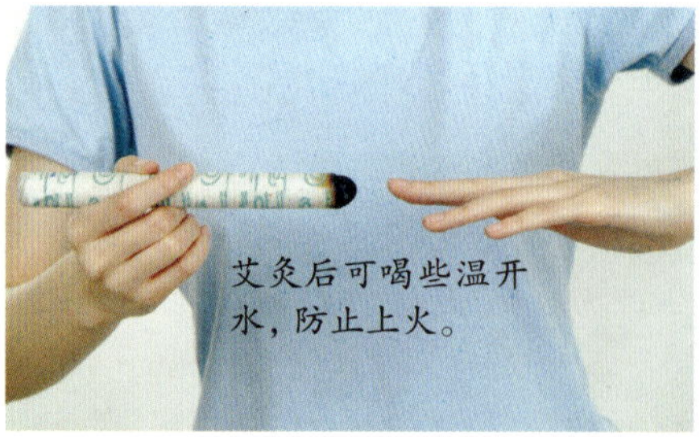

2 配合艾灸刺激心包经上的中冲穴 7~15 分钟，可起到辅助治疗的效果。中冲穴有开窍、清心、泄热的功效。

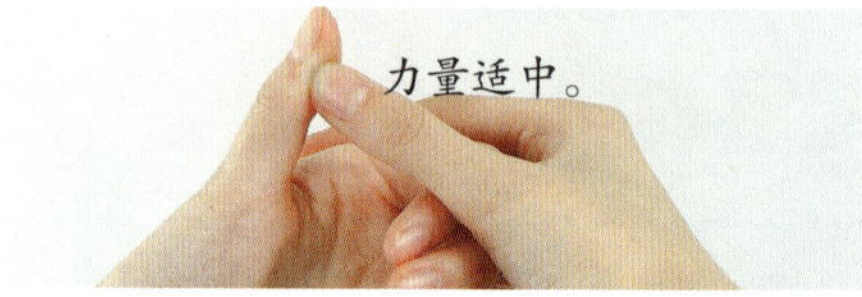

3 用拇指和食指揉捏鼻反射区 3~5 分钟。幅度适中，捏拿皮肤要松紧适宜，应避免肌肤从手指间滑落。

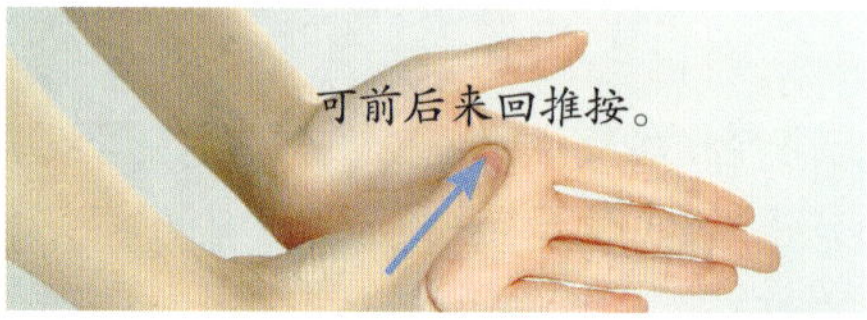

4 用拇指指腹推按肺及支气管反射区 3~5 分钟。

耳部刺激 内鼻反射区、外鼻反射区、肺反射区、肾上腺反射区、内分泌反射区

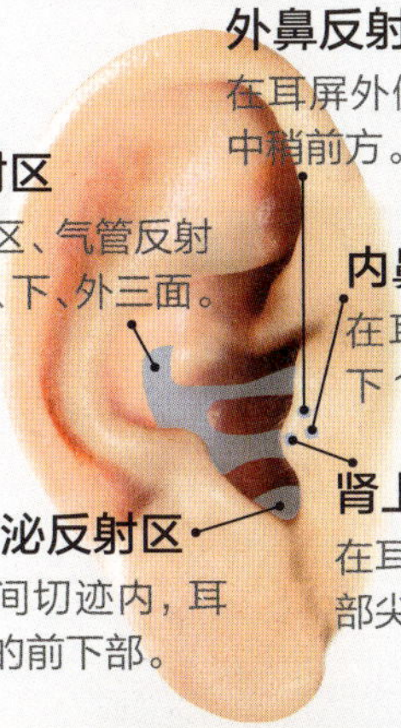

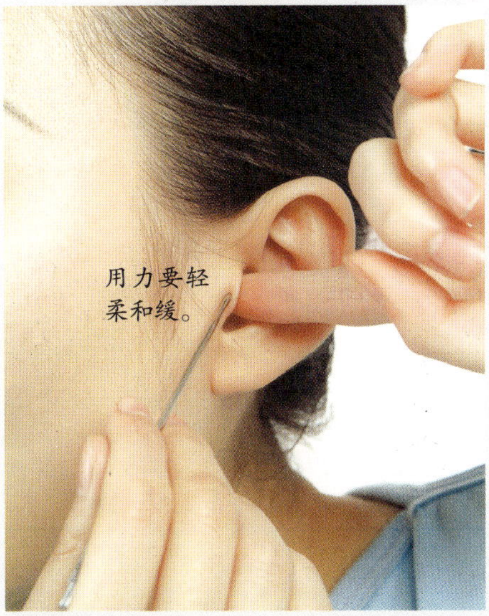

按摩方法

用手指或按摩棒点按内鼻、外鼻、肺、肾上腺、内分泌几处反射区，双手配合一压一松，每穴一两分钟，每日一两次。为了提高疗效，手部按压耳反射区的压力要均衡，操作时间要统一。

足部按摩 涌泉穴

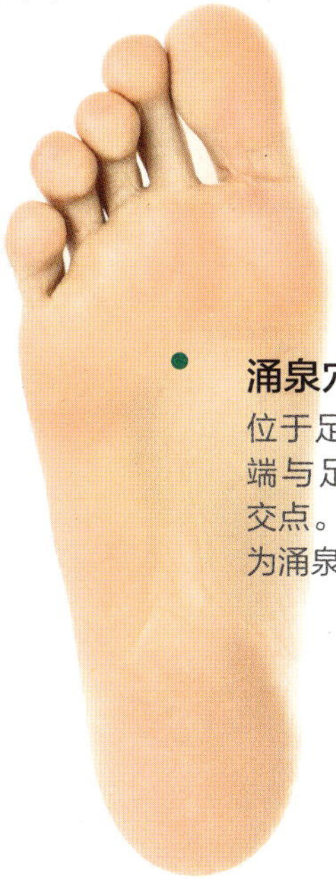

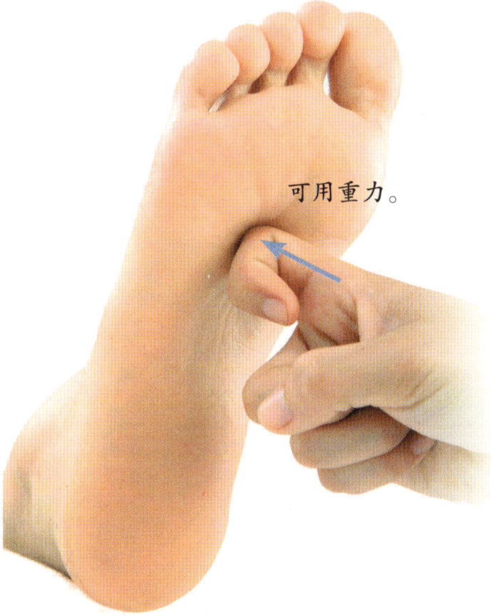

按摩方法

用食指关节重力揉按涌泉穴 3~5 分钟，与相应的反射区刺激配合实施，可以减轻过敏性鼻炎的发作次数及发作时的严重程度。

慢性肝炎

食指是大肠经通过的手指，通过揉按食指不仅可以加强大肠功能，也可加强肝脏的功能。刺激手部肝胆反射区，肝病患者会有压痛感，只需轻柔加以按摩即可，贵在每日坚持。

手部按摩 肝反射区、胆囊反射区

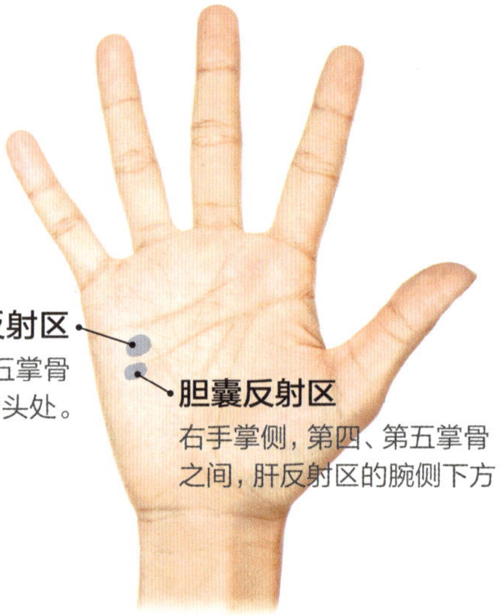

按摩方法

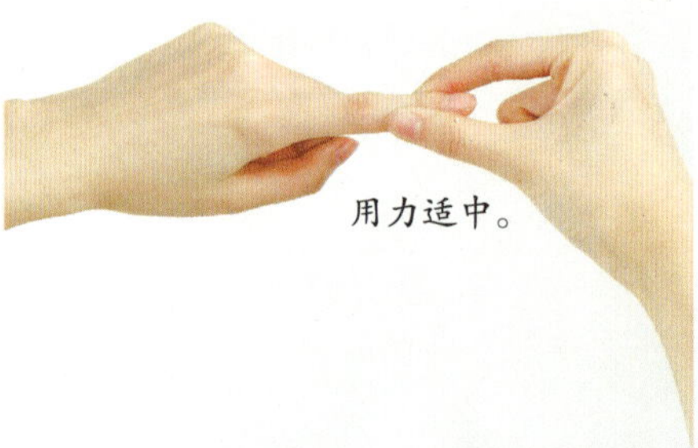

1 用拇指、食指揉搓食指3~5分钟。用力要对称，搓动要快，移动要慢。

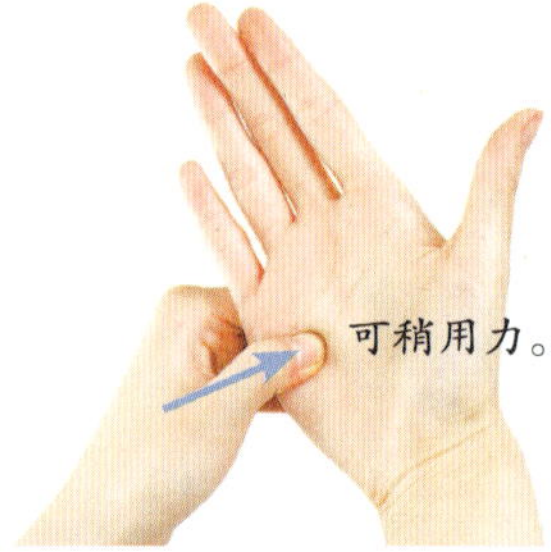

2 用拇指指腹揉按肝、胆囊反射区，每区3~5分钟。揉动的幅度应适中，不宜过大或过小。

耳部刺激 肝反射区、十二指肠反射区、胃反射区、脾反射区、内分泌反射区

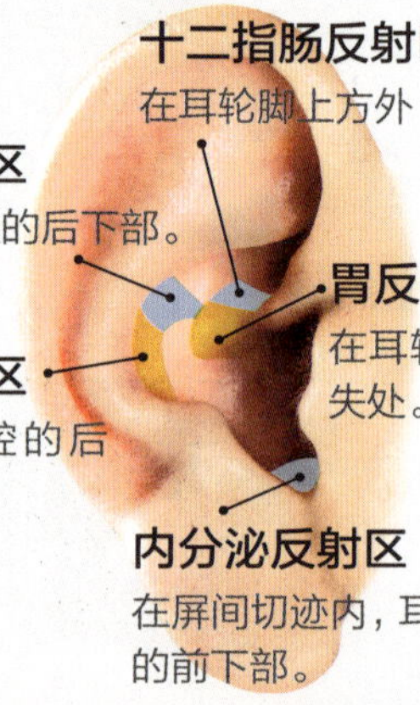

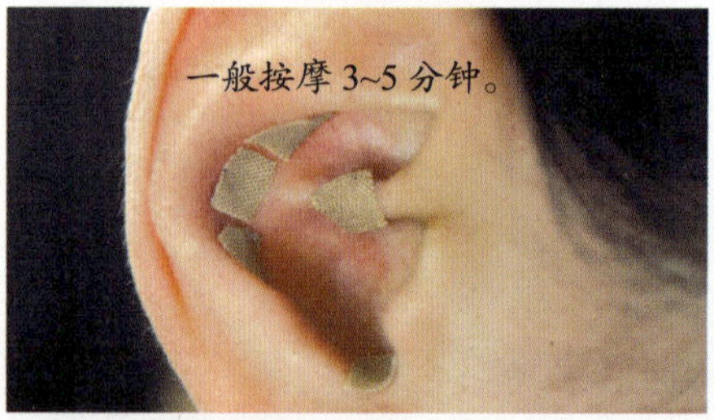

按摩方法

用医用酒精棉球对所选反射区进行消毒，然后用0.5厘米见方的医用胶布，将磁珠或磁片压贴于上述耳反射区。边贴边按摩，直至穴位上出现胀痛感和耳廓上出现灼热感为止，保留压贴物，每日按压贴压部位5~10次。

足部按摩 肝反射区、胆囊反射区、太冲穴、行间穴

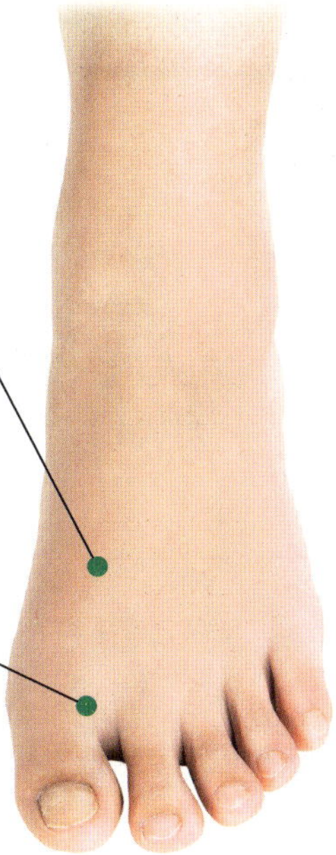

太冲穴

位于足背第一跖骨与第二跖骨结合部之前凹陷中。用手轻轻抚摸拇趾与第二趾的骨骼，在其交汇处的最高点有一凹陷处，即为太冲。

行间穴

位于足背第一趾与第二趾之间，趾蹼缘的后方赤白肉际处。

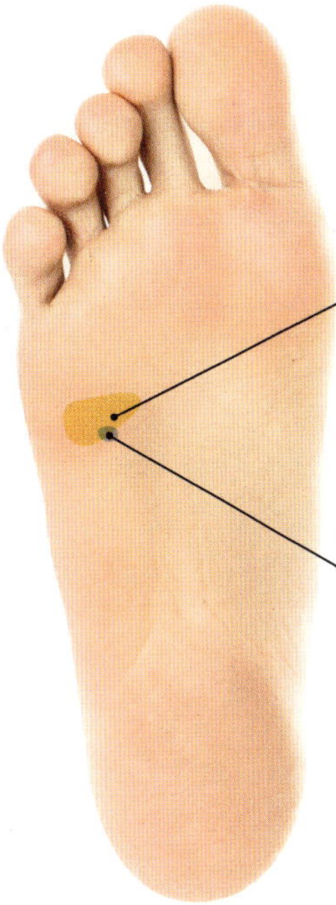

肝反射区

右足足掌第四、第五跖骨上端。

胆囊反射区

右足足掌第三、第四跖骨中段。

按摩方法

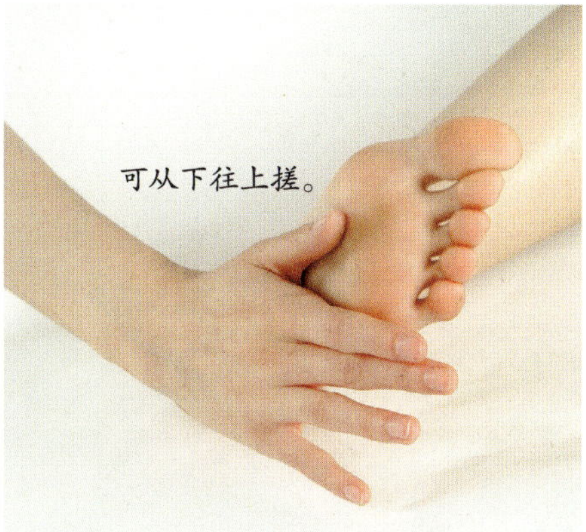

1 先用手掌重擦两足底 15 分钟，推按两足足背各跖骨缝隙 10~15 分钟，然后推按太冲穴 15 分钟。

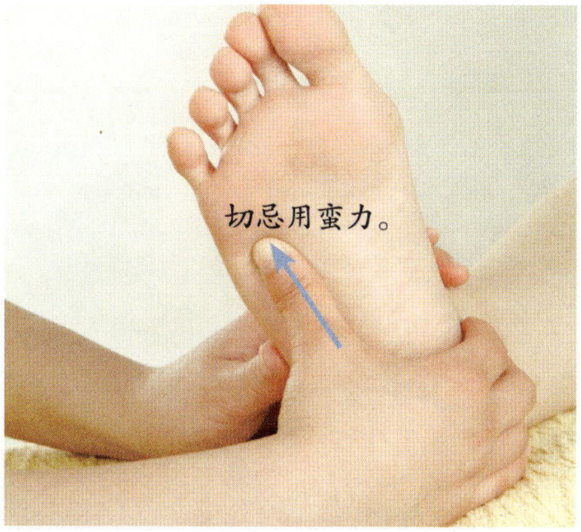

2 用拇指指腹揉按肝、胆囊等反射区各 3~5 分钟。指揉时腕部放松，腕部和手指作轻柔和缓的摆动或旋转，将力通过手指而传到所揉部位。

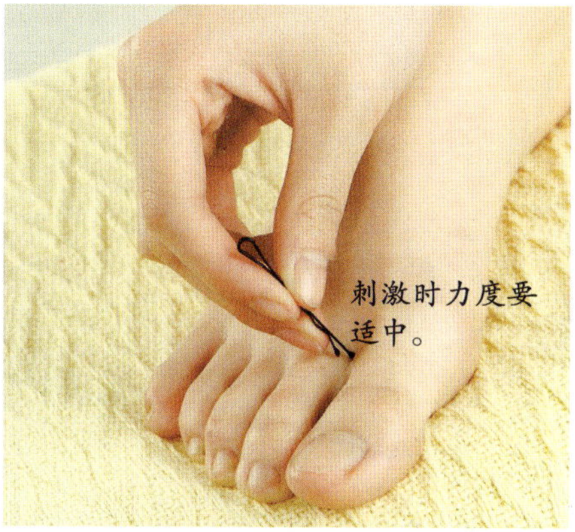

3 一般肝炎用发夹刺激行间穴 10~15 次。肝硬化和酗酒引起的肝炎用艾灸 7~15 次。慢性肝炎也用艾灸 7~15 次，可以明显消除疲劳倦怠感。

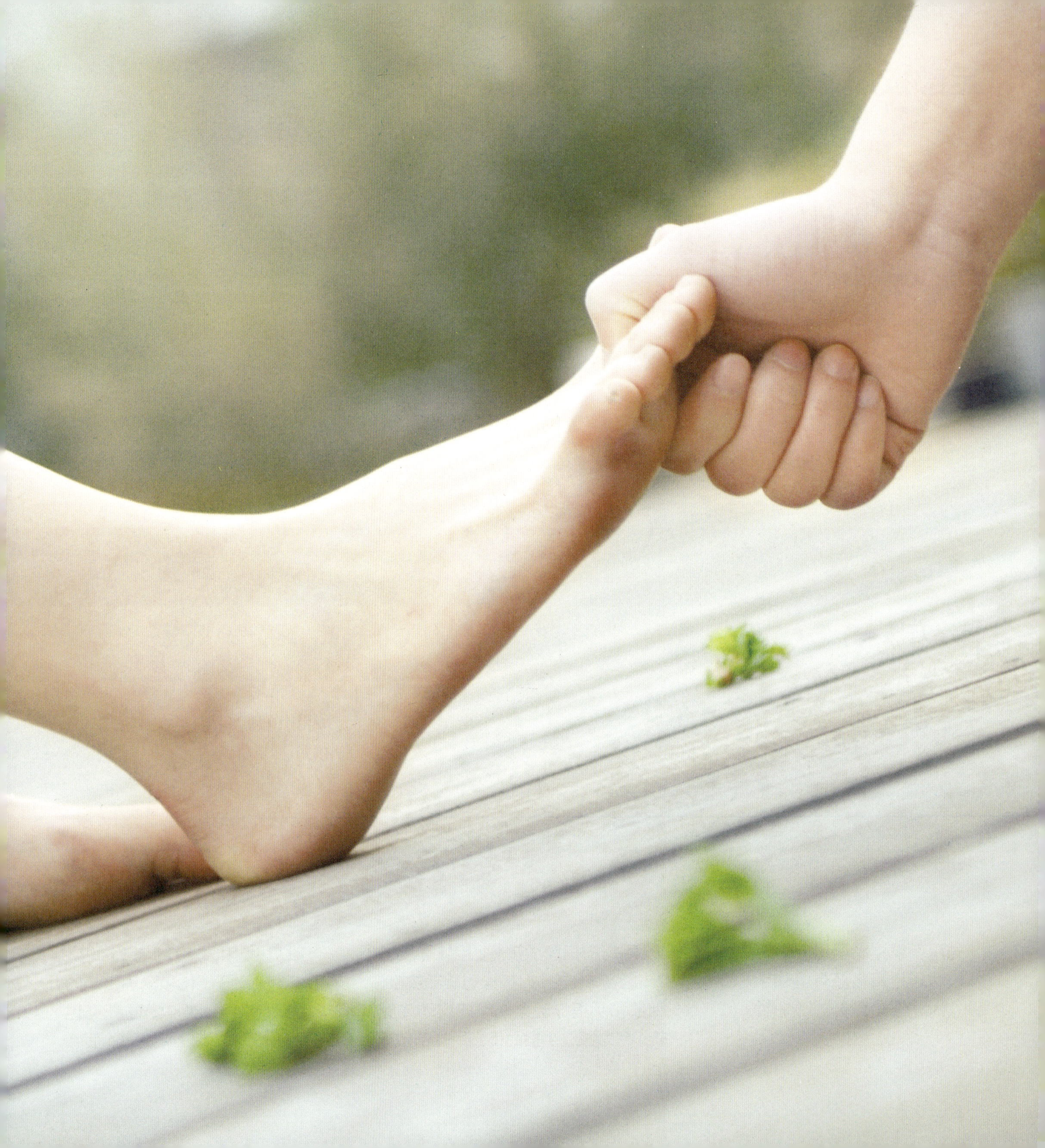

PART 3

常见症状按摩篇

便秘 眩晕 肩颈酸痛 牙痛

关节疼痛 咳嗽 呃逆 腹胀

晕车 晕船 水肿 头痛

痔疮 恶心 呕吐 腰扭伤

胸闷 贫血 视疲劳 耳鸣

头痛

扫码看视频

头痛，是许多疾病的常见症状，有些疼痛，随疾病的好转而减轻或消失。头痛也可以为某些疾病的主要表现，如偏头痛、三叉神经痛等。头痛主要是由于头部的血管、神经、脑膜等对疼痛敏感的组织受到刺激引起的。

手部按摩 大脑反射区、额窦反射区、大陵穴

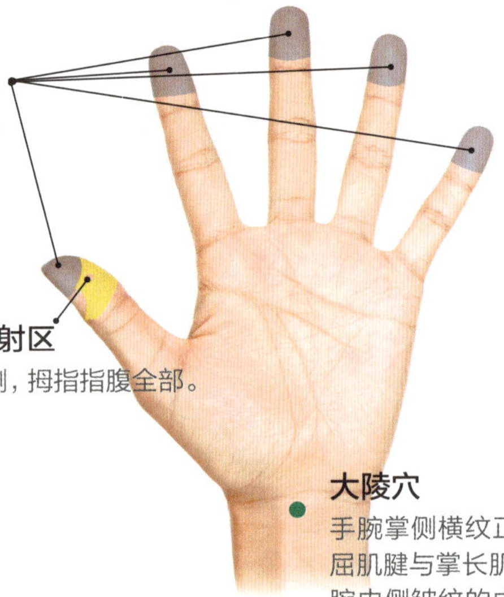

按摩方法

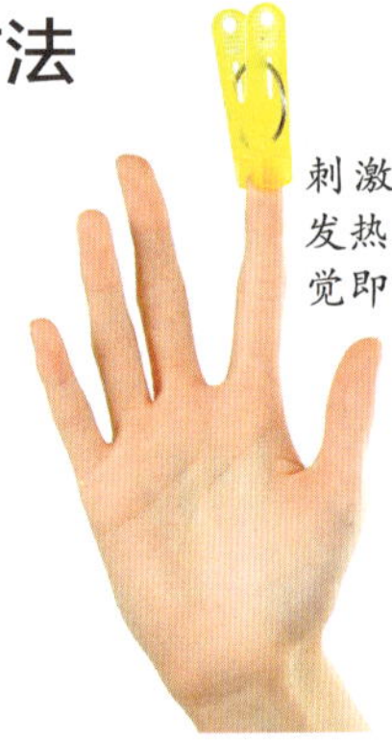

1 用指腹按压额窦反射区。如果没时间，也可用夹子夹住或丝带绑住手指的大脑反射区、额窦反射区，过一段时间再松开。

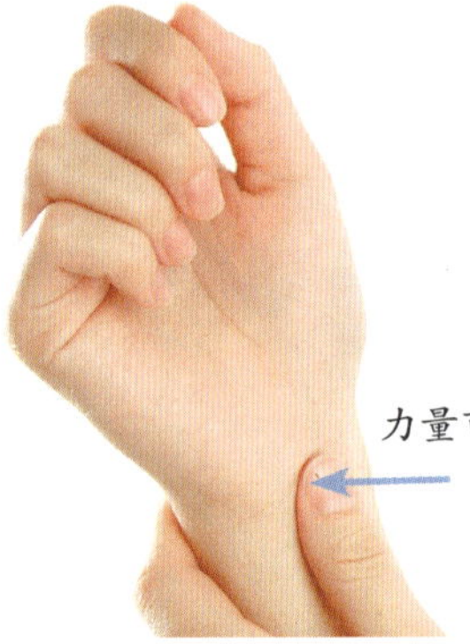

2 用拇指指腹按压大陵穴，也可以用艾灸或牙签刺激，改善头痛效果显著。

耳部刺激 神门反射区、皮质下反射区、交感反射区

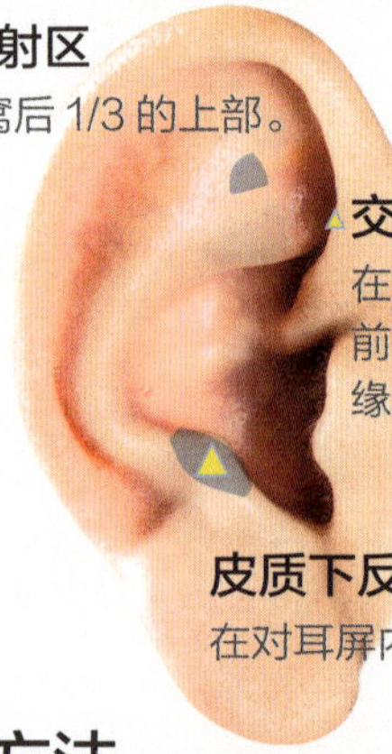

按摩方法

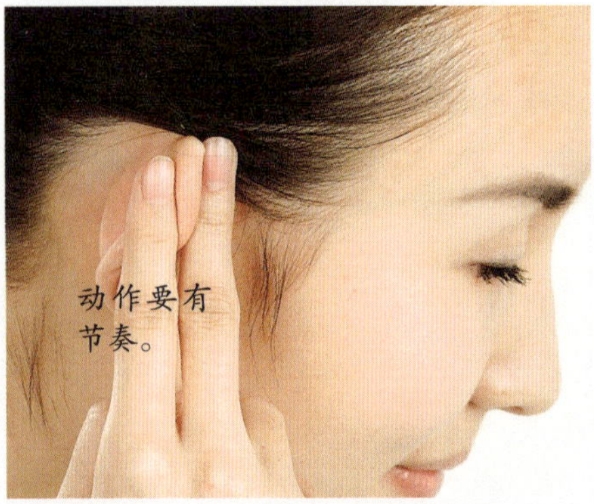

1 用双手的中指和食指夹住耳廓，向前对折，并从上到下依次按揉，手法轻柔，反复 5~10 次，直至耳廓发红、发热为止。每天早、晚各 1 次，长期坚持效果显著。

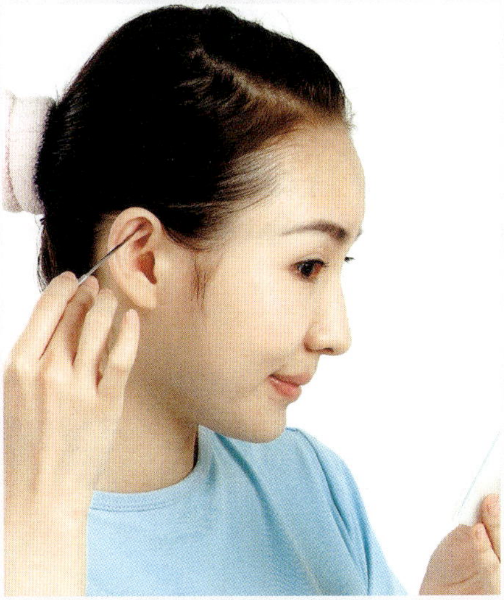

2 自己可以对着镜子操作，一手拿镜子对照，另一手拿按摩棒，对准神门、皮质下、交感等穴位，以适中的力度进行按摩。每穴点按两三分钟，每日 1 次。

一试就灵的小方法

梳头：用指尖或木齿梳子梳头来进行头部按摩，也能达到缓解头痛的目的。梳头时，从鬓角开始，先朝额头再向后脑勺做缓慢梳理。梳理按摩时力度要适中，动作要缓慢、连续。如果是偏头痛，可以用食指按压太阳穴，或用拳头在太阳穴到发际处轻轻来回转动按摩，如此可达到抑制血管扩张、缓解疼痛的作用。

按摩百会穴：以两手的中指为中心，再加上食指和无名指，按摩头顶部正中央的百会穴。按摩时轻轻吐气，手法轻柔舒缓，连续按摩 10 次。百会穴在头顶，与脑密切联系，是调节大脑功能的要穴。经常按摩百会穴对大脑皮层的中枢神经有良好的调节作用，并能够改善脑组织中的血流量，从而起到通络止痛的效果。

足部按摩 大脑反射区、小脑及脑干反射区、太冲穴

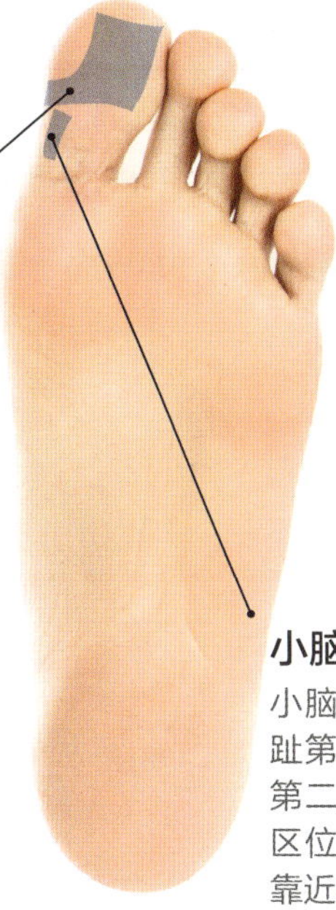

大脑反射区
位于双足拇趾趾腹全部。

小脑及脑干反射区
小脑反射区位于双足拇趾第一节根部正面靠近第二趾骨处。脑干反射区位于双足拇趾根外侧靠近第二节趾骨处。

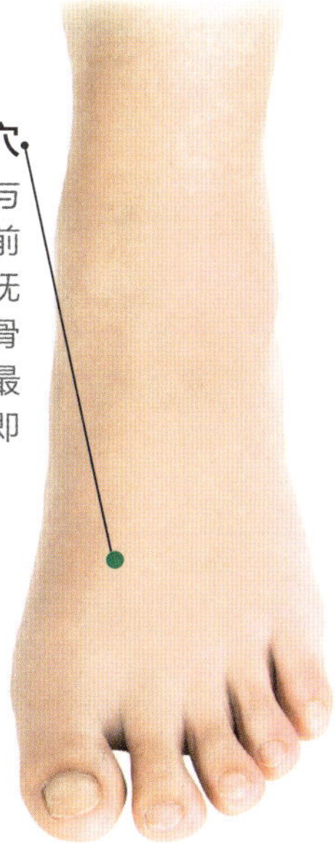

太冲穴
位于足背第一跖骨与第二跖骨结合部之前凹陷中。用手轻轻抚摸拇趾与第二趾的骨骼，在其交汇处的最高点有一凹陷处，即为太冲。

按摩方法

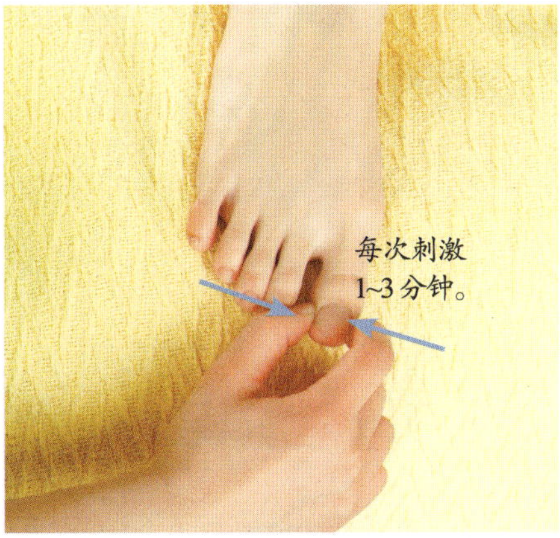

1 用拇指与食指夹住脚的拇趾趾端，用强力捏。疼痛的症状越严重，应进行越强的刺激。

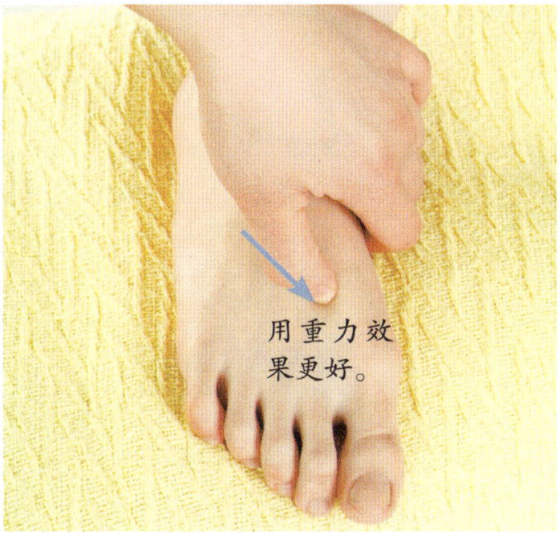

2 按摩太冲穴时，需用拇指指尖按压，力度要重，每按压 15 秒钟放松一次，直到头痛缓解为止。

牙痛

俗话说“牙痛不是病，疼起来真要命”。中医学认为，牙痛是由脾胃有热、肾之亏虚、虚火上炎等引起的。根据不同的病因和症状，在手、耳、足部的相应反射区和穴位进行按摩，可以起到很好的治疗效果。

手部按摩 合谷穴、二间穴、三间穴、牙痛点

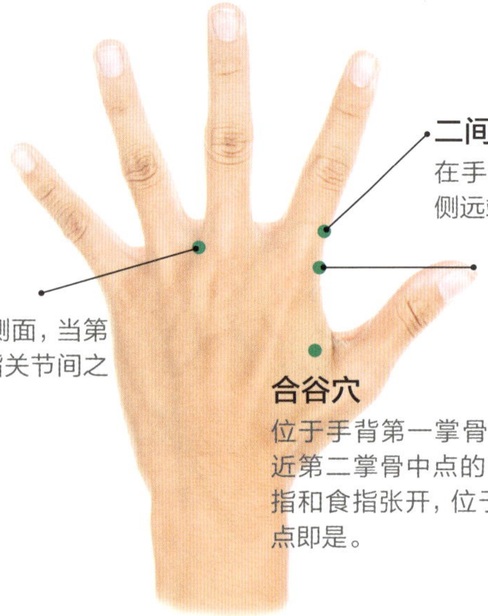

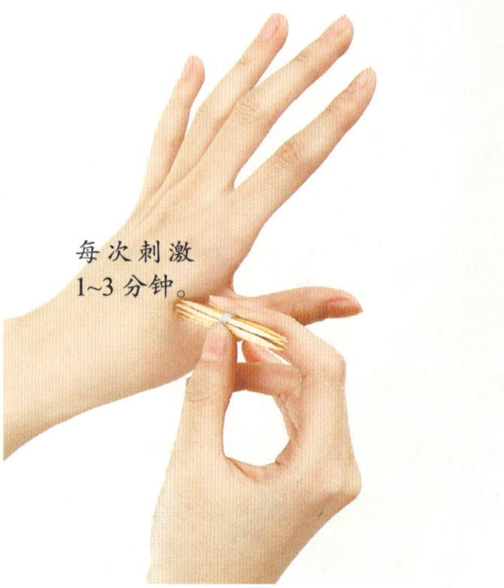

按摩方法

用拇指指端按压合谷穴、二间穴、三间穴、牙痛点，力度在能够忍受的情况下尽量加重，也可用 5~10 支牙签进行强力刺激，直至牙痛缓解，对由牙龈炎、牙周炎引起的牙痛有很好的治疗效果。

耳部刺激 屏尖反射区、口反射区、神门反射区

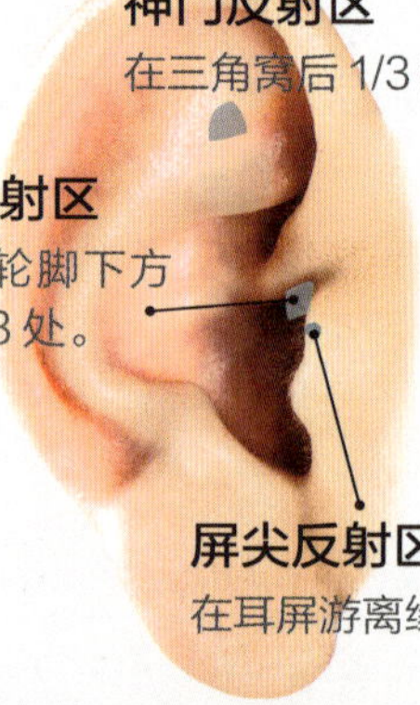

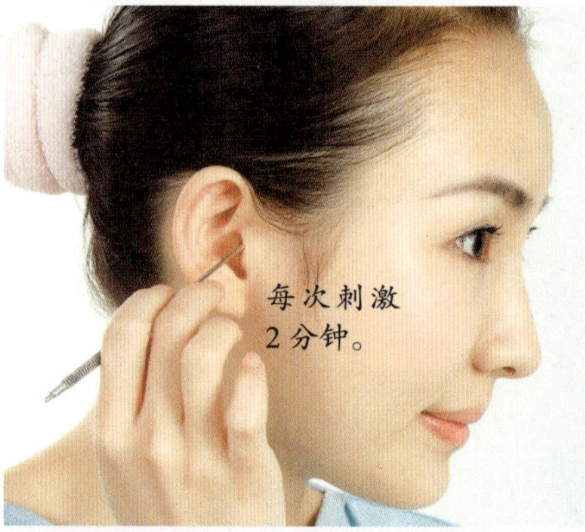

按摩方法

用食指或按摩棒点按耳部的屏尖、口和神门等反射区，一压一松，动作连续、有节奏，力度适中，每个部位连续点按 5 次，坚持 2 分钟。

足部按摩 上颌反射区、下颌反射区

按摩方法

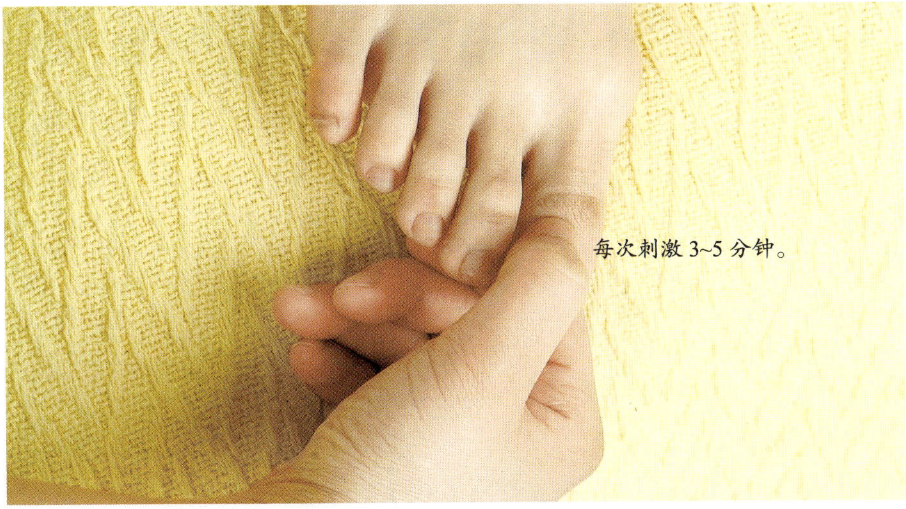

1 用拇指指端按压足部上颌、下颌反射区。按压时，先要垂直用力，接着去掉按压之力，手指放松，然后拇指沿着按摩区域缓缓前移，继续按压，动作要连贯、有节奏、轻柔地进行。

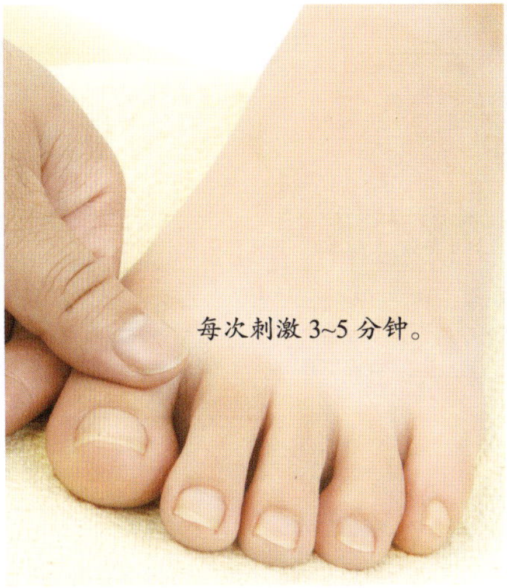

2 再重力推按上颌、下颌反射区。推按时，掌根或拇指要紧贴皮肤，用力要稳，速度缓慢而均匀。可清除胃火，消炎止痛，并能加强泌尿系统的功能，补肾排毒。

眩晕

眩晕是指眼花头晕，眩是眼花，晕是头晕，二者同时并见。现代医学认为，眩晕是人体对于空间的定向感觉障碍或平衡感觉障碍，是多种疾病的一种症状。中医认为眩晕与身体素亏、病后体弱、忧思郁虑及过食辛辣肥甘之物有关。临床主要表现为头晕眼花、精神疲惫、耳鸣心悸、失眠多梦、急躁易怒、食欲不振等。

手部按摩 颈项反射区、耳反射区、内关穴

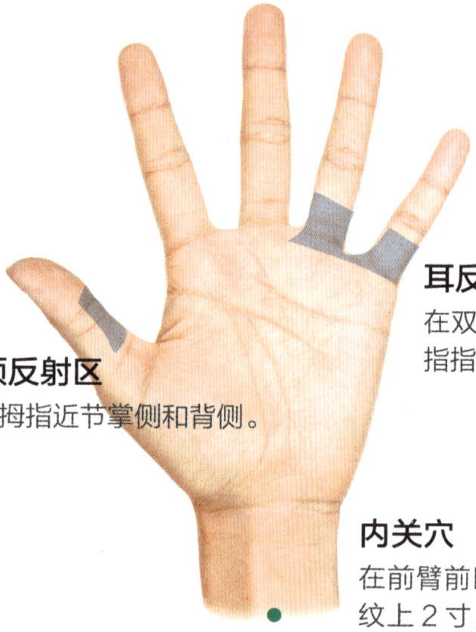

耳反射区
在双手掌和手背第四、第五指指根部之间。

颈项反射区
双手拇指近节掌侧和背侧。

内关穴
在前臂前区，腕掌侧远端横纹上2寸，掌长肌腱与桡侧腕屈肌腱之间。

按摩方法

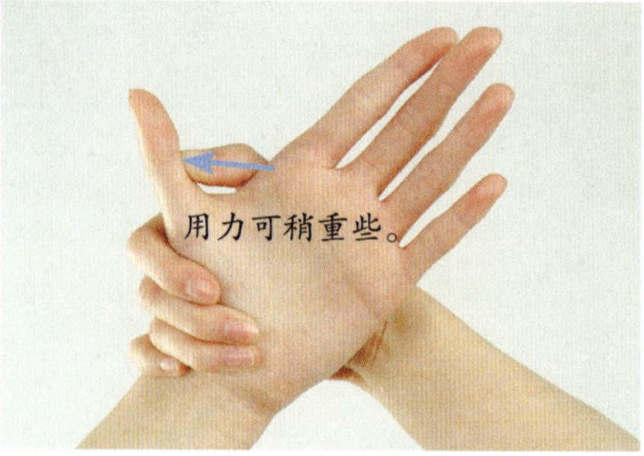

1 用拇指与其他四指配合揉搓颈项反射区5分钟，能够解除颈部疲劳的紧张状态，从而可以缓解或消除头晕、头痛的症状。

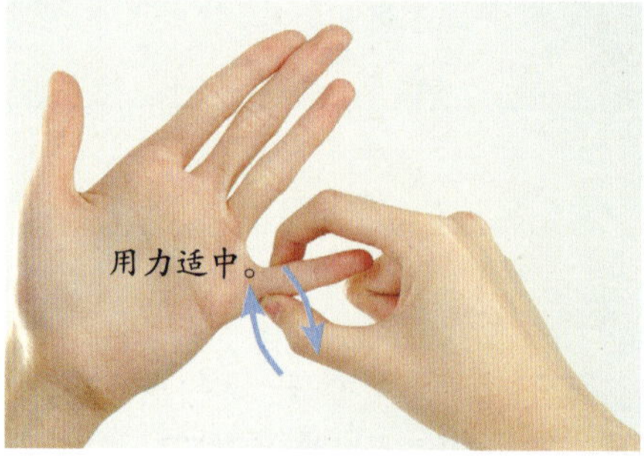

2 揉搓耳反射区5分钟，可调节内耳前庭平衡功能，使平衡器官恢复平衡功能，解除眩晕。搭配按揉内关穴，效果更佳。

耳部刺激 耳垂

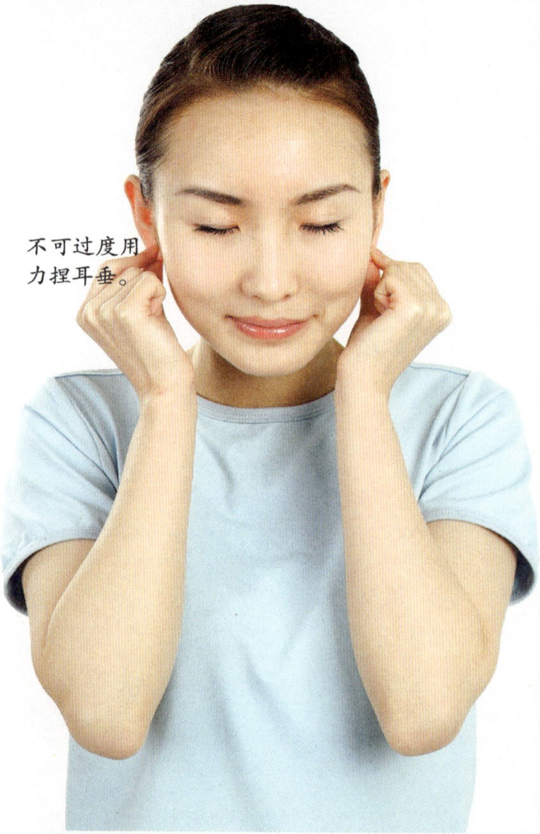

按摩方法

用双手的拇指和食指捏住耳垂，由上而下，一面摩擦一面往下拉，每次3~5分钟，每日早晚各一次。经常按摩耳垂对缓解眩晕、头痛的症状有很好的效果。

足部按摩 内耳迷路反射区、颈项部反射区、小脑及脑干反射区、耳反射区、涌泉穴

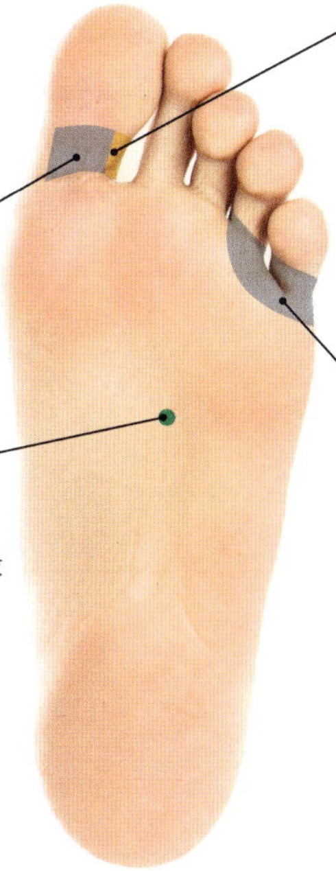

小脑及脑干反射区

小脑反射区位于双足拇趾第一节根部正面靠近第二趾骨处。脑干反射区位于双足拇趾根外侧靠近第二节趾骨处。

颈项部反射区

双足拇趾底部横纹处。

耳反射区

双足第四、第五趾的中节和近节上。

涌泉穴

在足底，屈足卷趾时足心最凹陷处。

内耳迷路反射区

双足足背第四趾骨和第五趾骨骨缝前端。

按摩方法

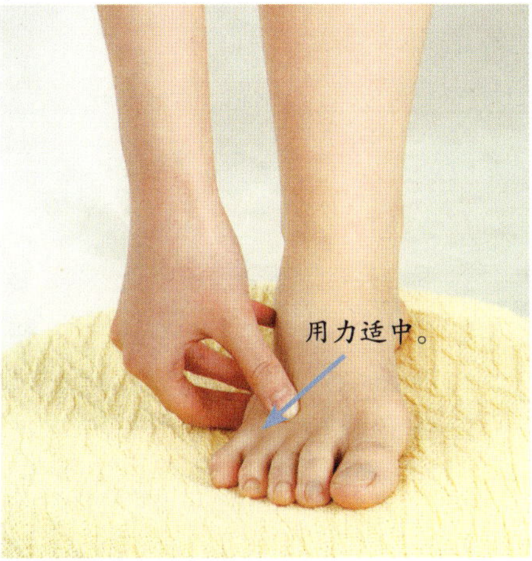

1 用大拇指指腹推揉内耳迷路反射区，直至眩晕缓解。推揉该反射区，可调节内耳前庭平衡功能，使平衡器官恢复平衡功能。

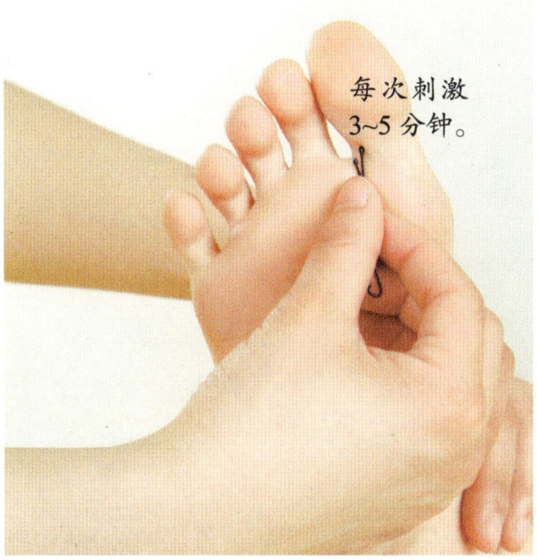

2 用拇指指腹按摩或用牙签、发夹进行刺激颈部反射区和小脑及脑干反射区、涌泉穴，可起到较好的效果。

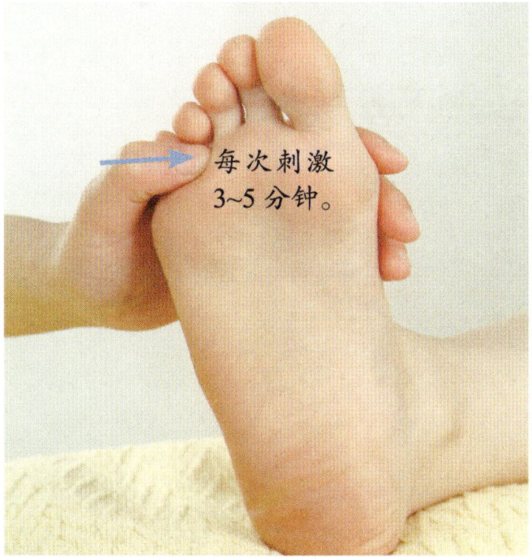

3 分别刺激双脚第四、第五趾根部的耳反射区，对缓解眩晕很有帮助。眩晕、晕车、晕船以及各种耳疾都可以通过按摩耳反射区来治疗。

呃逆

呃逆，俗称打嗝，又称膈肌痉挛。以气逆上冲，呃声频频短促，使人不能自主为典型表现。如果膈肌受到肺炎、肝炎、胰腺炎、食管炎等疾病的影响，会出现持续 1 天以上的打嗝。以下是一些简易可行的手足耳按摩办法，能够起到抑制呃逆的作用。

手部按摩 横膈膜反射区、内关穴

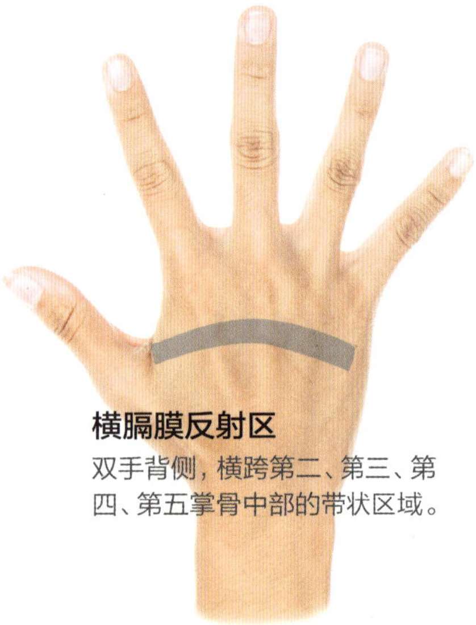

横膈膜反射区

双手背侧，横跨第二、第三、第四、第五掌骨中部的带状区域。

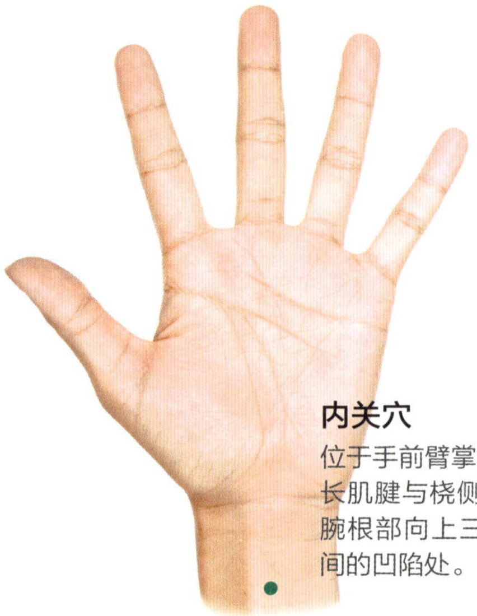

内关穴

位于手前臂掌侧、腕横纹上 2 寸，掌长肌腱与桡侧腕屈肌腱之间。从手腕根部向上三横指，位于两根筋之间的凹陷处。

按摩方法

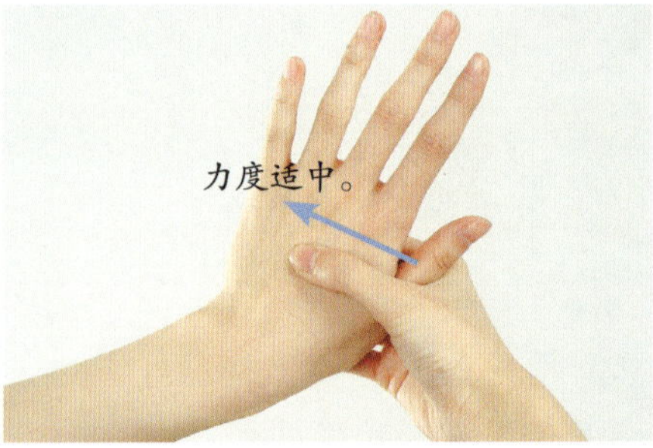

1 用拇指指腹推按或者用手搓手背的横膈膜反射区，能起到制止打嗝的作用。推按时，掌根或拇指要紧贴皮肤，用力要稳，速度缓慢而均匀。

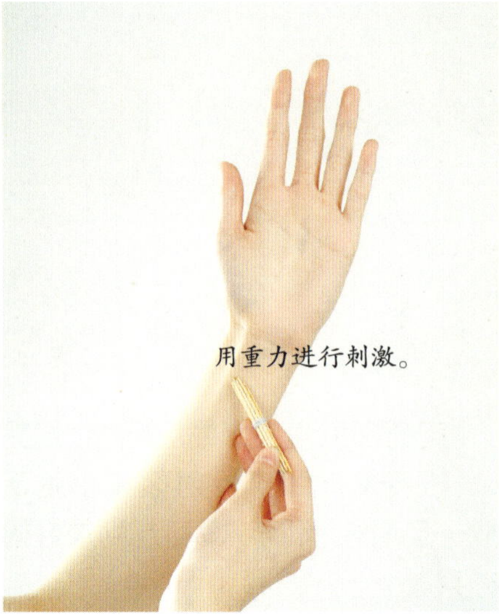

2 打嗝时，用拇指指腹重力按压内关穴 5~10 分钟，若打嗝还不止可用牙签刺激 7~15 次，打嗝自然会停止。

耳部刺激 耳垂

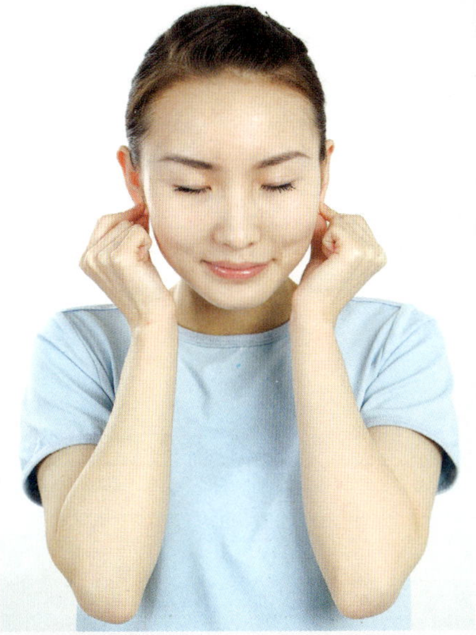

按摩方法

用双手的拇指和食指紧紧捏住左右耳垂，两手同时用力向下拉，力度要使耳垂根部受到刺激为宜，动作要缓慢，以免拉伤。重复至打嗝停止为止。

一试就灵的小方法

伸直双腿：仰面躺下，伸直双腿，然后将腿往上伸与地面成 45° 角，保持 3 秒钟后慢慢把腿放下。将这个动作反复 10 次，就会打一个轻微的嗝，之后打嗝的情况会有缓解。

足部按摩 喉与气管反射区、胃反射区、横膈膜反射区、腹腔神经丛反射区

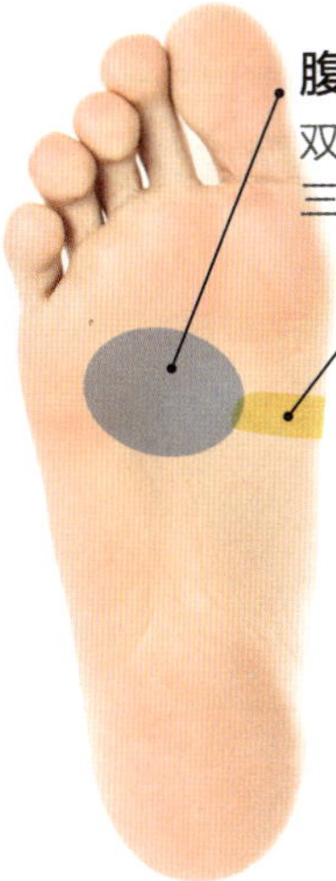

腹腔神经丛反射区

双足足掌中心，第二、第三、第四跖骨中段。

胃反射区

双足足掌第一跖骨中段。

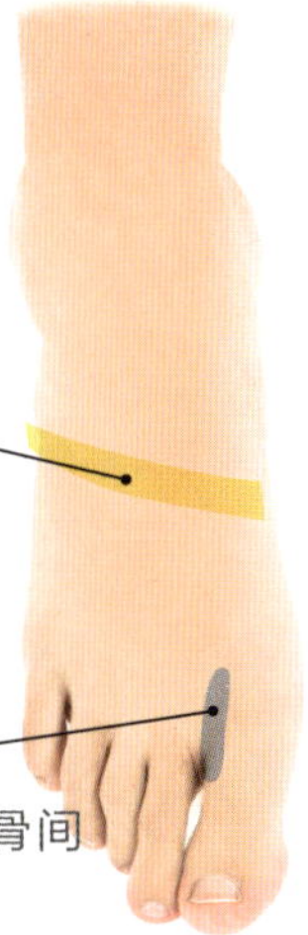

横膈膜反射区

双足足背楔骨、骰骨上方，跖骨后端，横跨足背形成的带状区域。

喉与气管反射区

双足足背第一、第二跖骨间缝处。

按摩方法

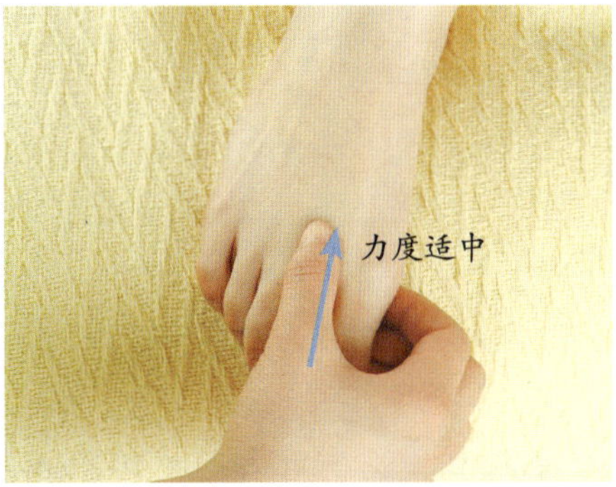

1 深推双脚足背的喉与气管反射区 5~10 分钟，力度适中，避免擦伤皮肤。

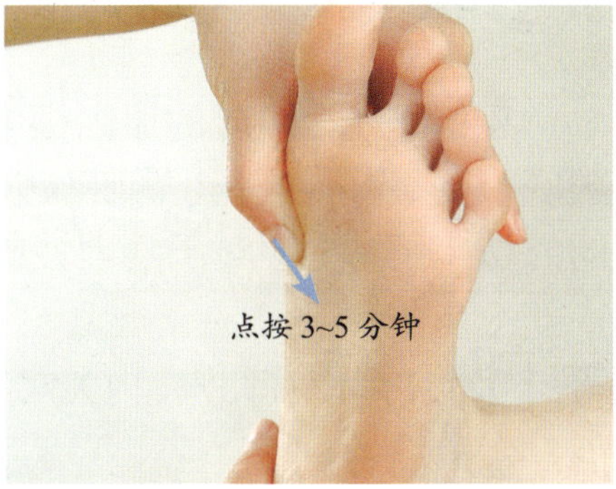

2 点按胃反射区，力度在能忍耐的情况下尽量大，每区点按 3~5 分钟。

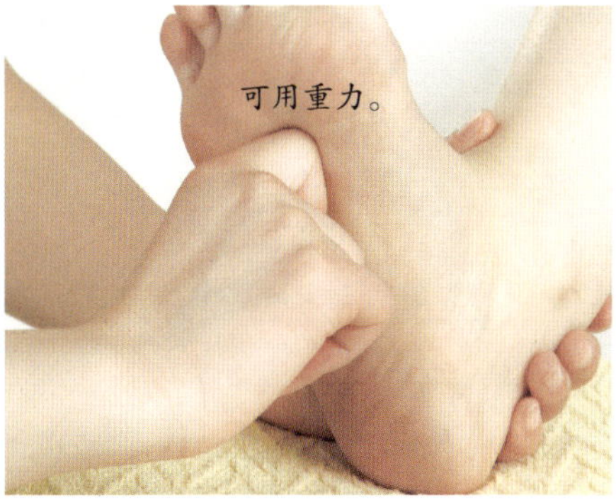

3 点按腹腔神经丛反射区，力度在能忍耐的情况下尽量大，每区点按 3~5 分钟。

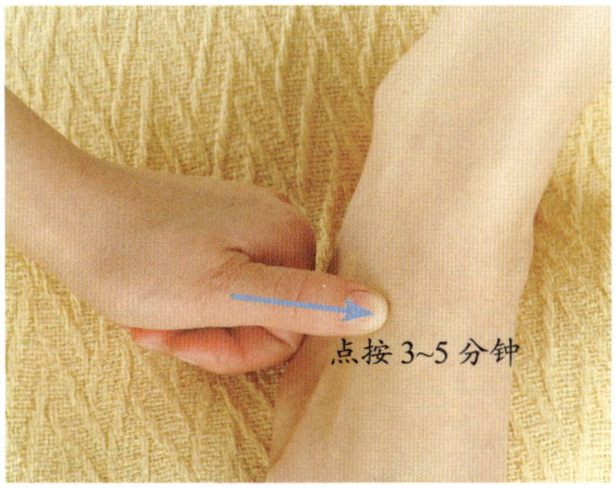

4 点按横膈膜反射区 3~5 分钟，力度在能忍耐的情况下尽量大，点按 3~5 分钟。

恶心、呕吐

引起恶心、呕吐的原因很多，轻者可以是精神压力过大、吃得过多引起，重者可以是脑部病变、眼底病变、胃肠疾病、肾脏疾病等引起，种类繁多而且复杂。对于生理性的恶心、呕吐可以用按摩的方法来解决，但对于病理性的恶心、呕吐应该到医院诊治。

手部按摩 商阳穴、内关穴

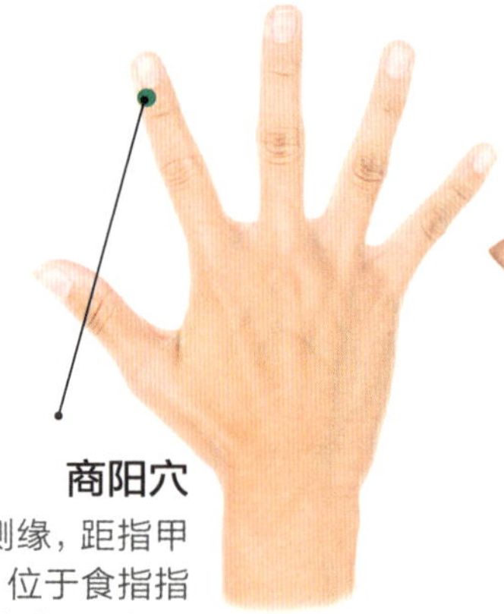

商阳穴

位于食指桡侧缘，距指甲角约 0.1 寸。位于食指指甲根部，靠近拇指一侧。

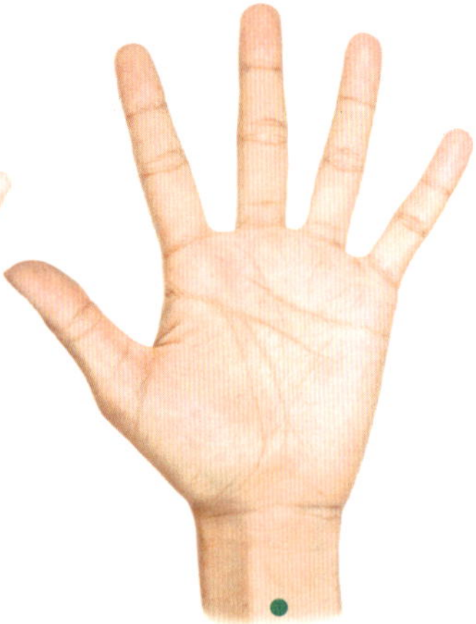

内关穴

在前臂前区，腕掌侧远端横纹上 2 寸，掌长肌腱与桡侧腕屈肌腱之间。

按摩方法

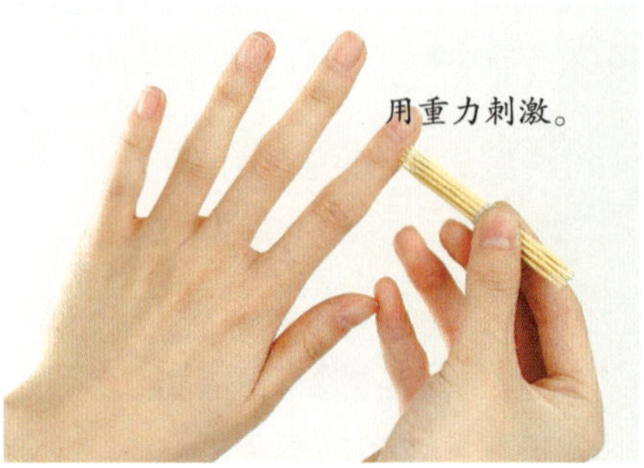

1 用牙签做 7~10 次重刺激商阳穴、内关穴，能够缓解由暴饮暴食引起的恶心、呕吐。

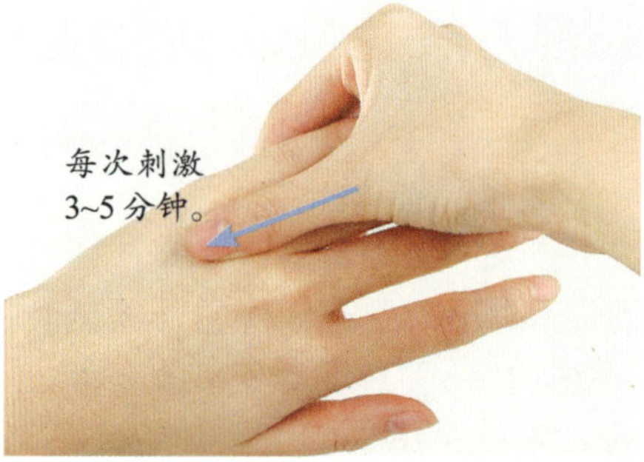

2 重摩掌心、手背掌骨间隙。掌心和掌骨间隙分布着与人体脏腑、器官相对应的反射区，如心、脾、肝、胆囊等，常按摩可宽胸理气、疏肝健脾、和胃安中。

耳部刺激 交感反射区

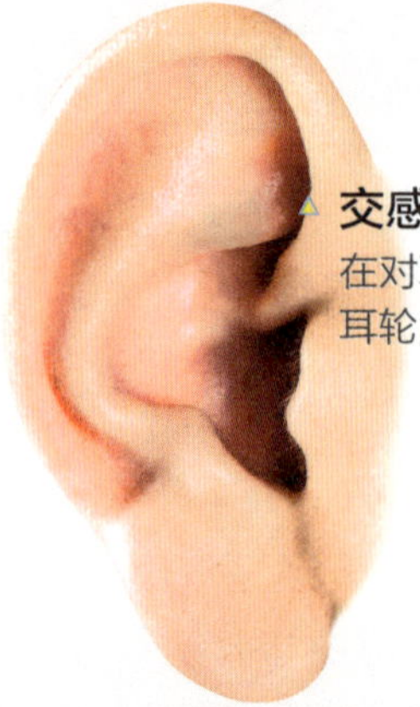

交感反射区

在对耳轮下脚前端与耳轮内缘相交处。

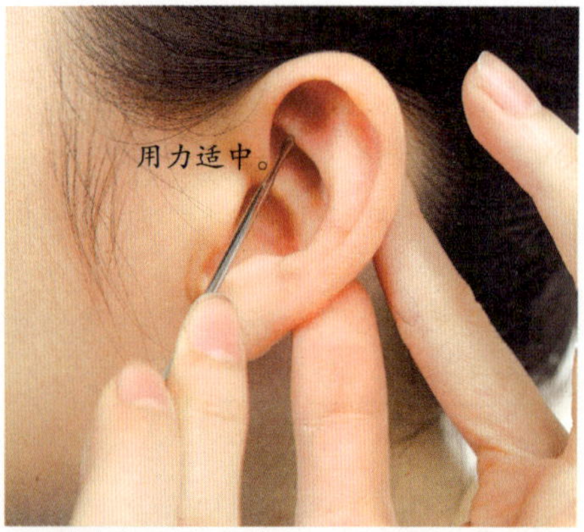

按摩方法

一手持按摩棒对准交感反射区，另一手的拇指和食指扶住耳廓，一压一松点按交感反射区，每次 1 分钟，每日 1 次。对内脏有镇痛、解痉作用，对血管有舒张调节作用。

足部按摩 里内庭穴、厉兑穴

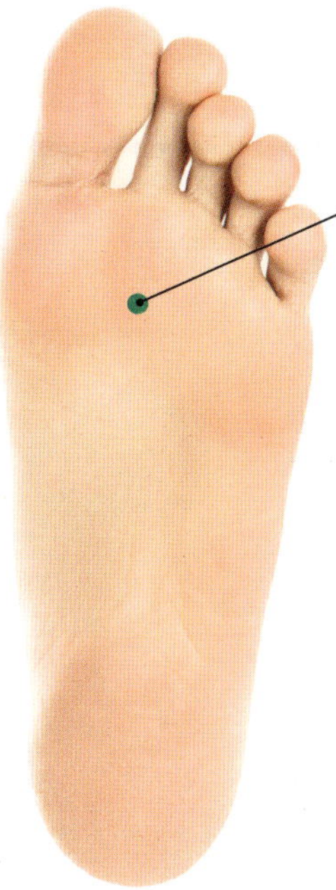

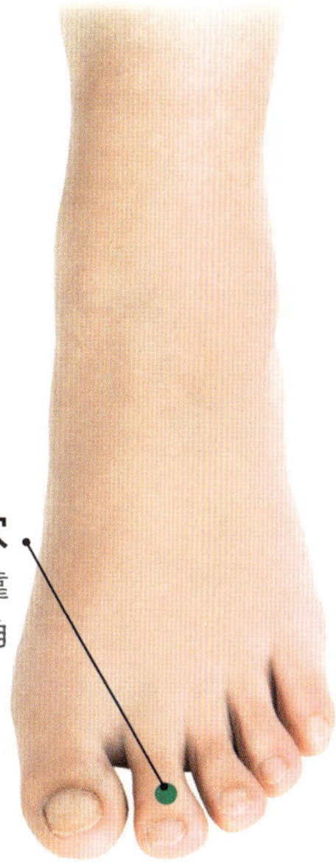

保健按摩方法

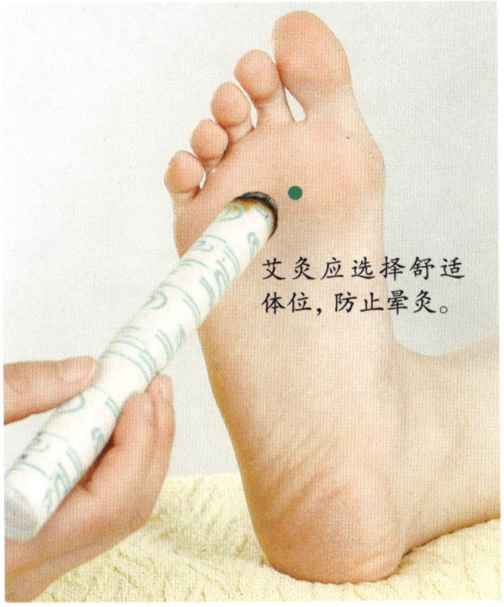

1 食物中毒引起的恶心，等患者呕吐完后在里内庭穴用艾灸的方法灸 7~15 分钟，或用牙签刺激会收到良好的恢复效果。

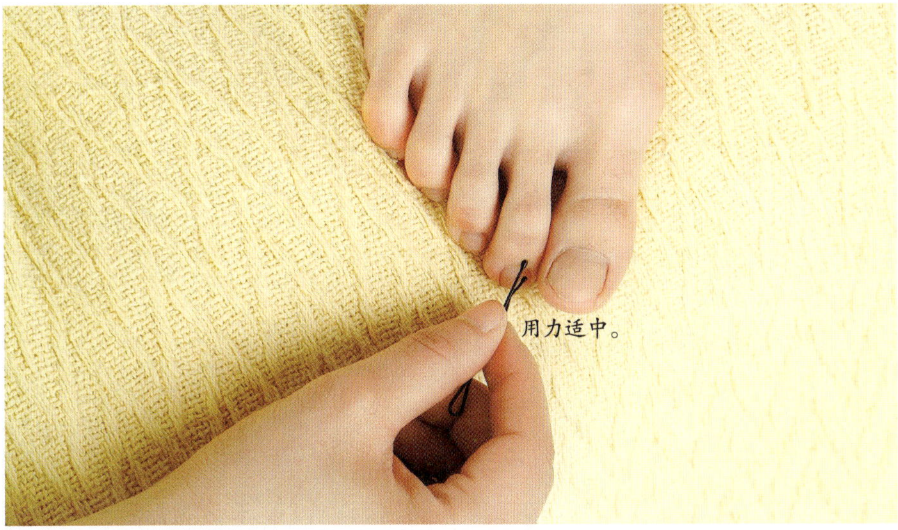

2 若是消化不良或压力引起的恶心，可用发夹或牙签刺激厉兑 7~10 次，恶心难受就会减轻许多，对有早孕反应的孕妇也同样有效。

耳鸣

耳鸣为耳科疾病中常见症状。中医认为，耳鸣多为暴怒、惊恐、肝胆风火上逆，以至少阳经气闭阻所致。另外，外感风邪或肾气虚弱，使精气不能上达于耳也会导致。有时还耳内作痛。按摩不失为一种非常有效的治疗方法。

手部按摩 耳反射区、肾反射区、中渚穴

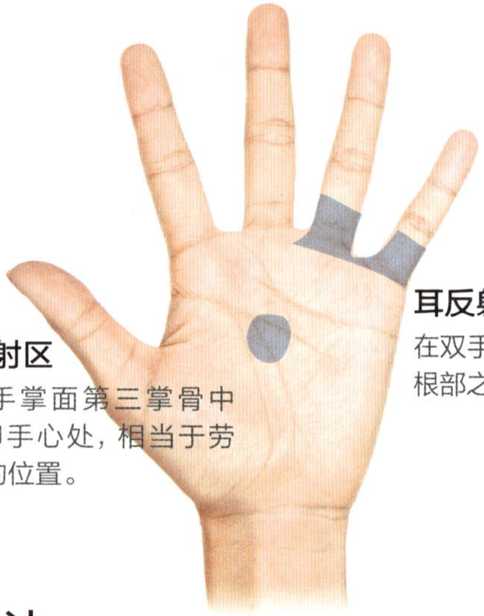

肾反射区
在双手掌面第三掌骨中点，即手心处，相当于劳宫穴的位置。

耳反射区
在双手掌和手背第四、第五指指根部之间。

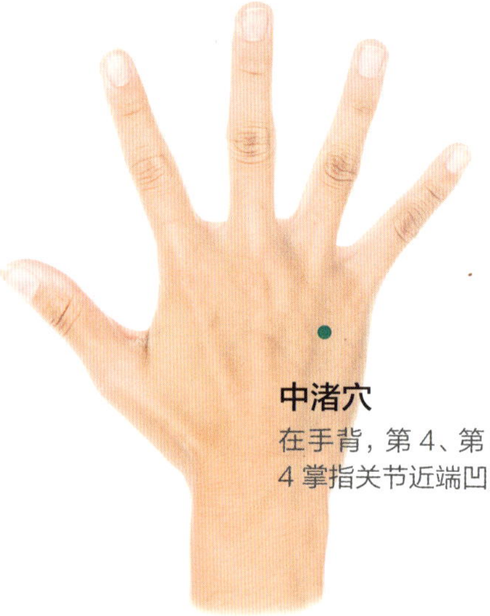

中渚穴
在手背，第 4、第 5 掌骨间，第 4 掌指关节近端凹陷中。

按摩方法

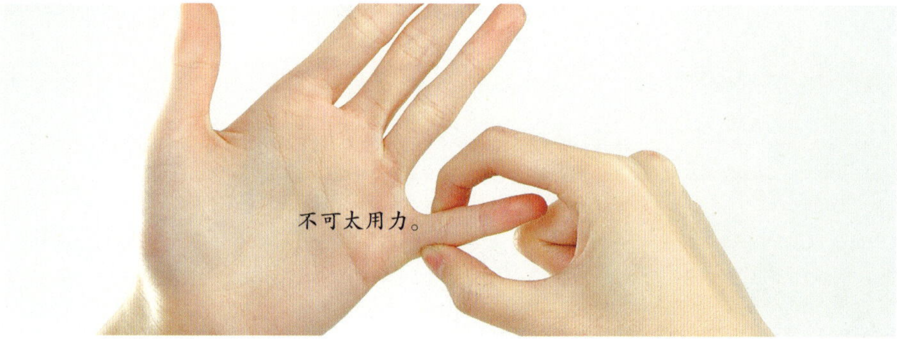

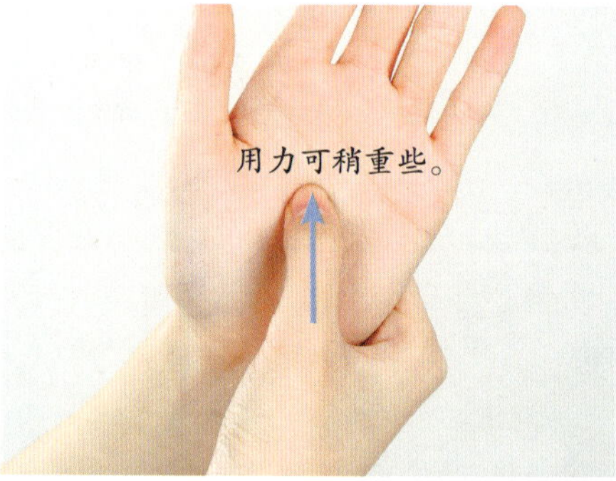

1 用拇指和食指依次揉搓无名指、小指各 3~5 分钟，用力轻柔。再经常按摩中渚穴可以使听觉更加灵敏；而且还可以有助于失聪的耳朵恢复听觉功能。

2 用拇指指腹按揉肾反射区 3~5 分钟。肾反射区的劳宫穴是医治人体心病的主要穴位之一，有清心泻火的作用。

耳部刺激 耳屏、听宫穴

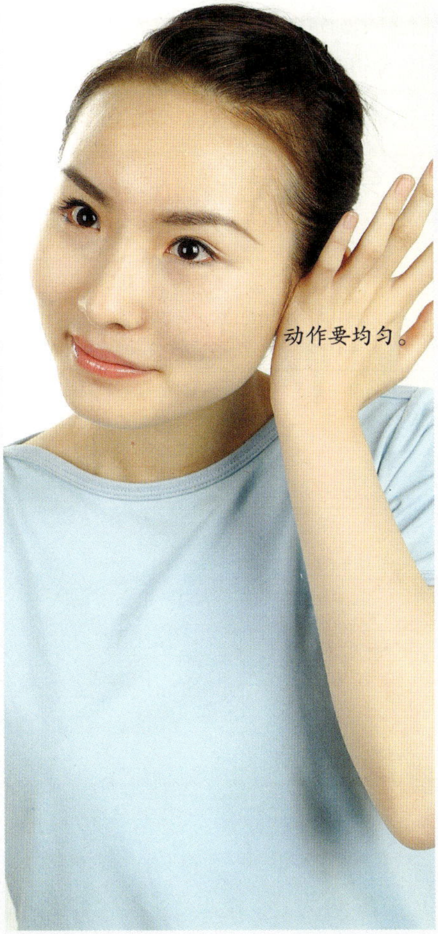

按摩方法

用双手的小鱼际快速地在耳屏前做擦法，手法轻柔，以透热为度。重点按摩听宫穴。按摩耳屏可以调理气血、开九窍、益五脏，因此可用于治疗各种耳鸣以及听觉障碍。

足部按摩 至阴穴、足临泣穴、足窍阴穴

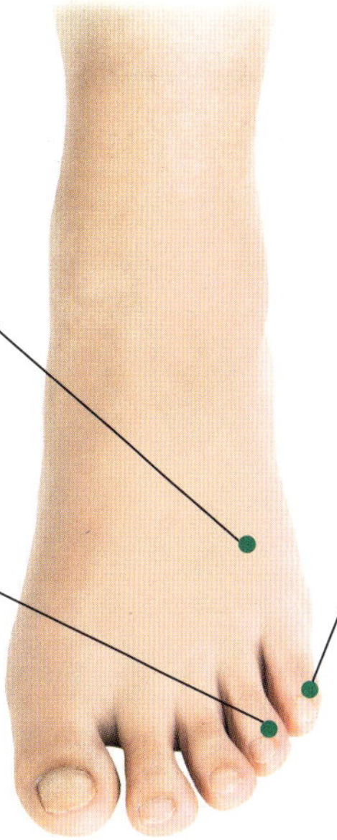

按摩方法

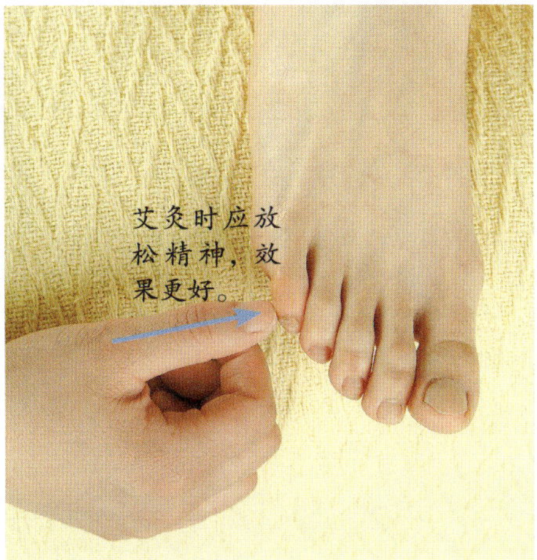

1 治疗耳鸣可以用拇指端点按或艾灸至阴穴，每次灸 3~5 分钟，每日 3 次。如果同时配合揉按足临泣和足窍阴则效果更加显著。

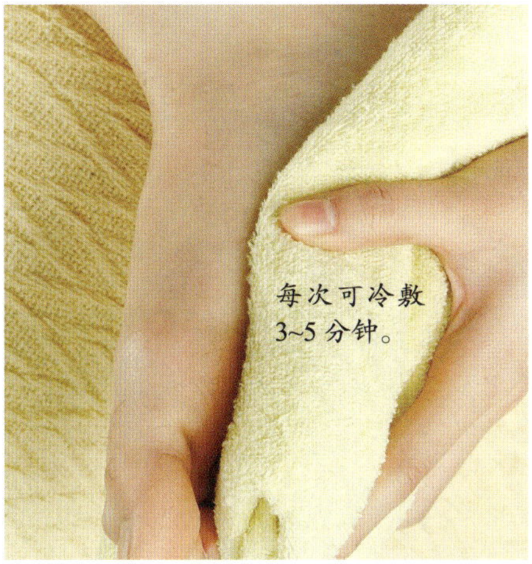

2 耳鸣患者若有脚底发热的症状，可在就寝前用湿布冷敷，可以改善发热症状。因为脚底集中了人体脏腑和器官的反射区。

腹胀

腹胀是由于食入产气食物(豆类、奶类、酒精、碳酸饮料等)过多,或是暴饮暴食所引起的日常常见症状,是不需要特殊治疗的。但是,如果持续超过3天,没有其他诱因,且伴有严重腹痛,则可能是患上阑尾炎。若伴有右上腹痛,可能患上了胆结石或胃溃疡。这样就一定要到医院去诊治。当然,生理性的腹胀是可以通过一系列辅助治疗得以解决的。

手部按摩 二间穴

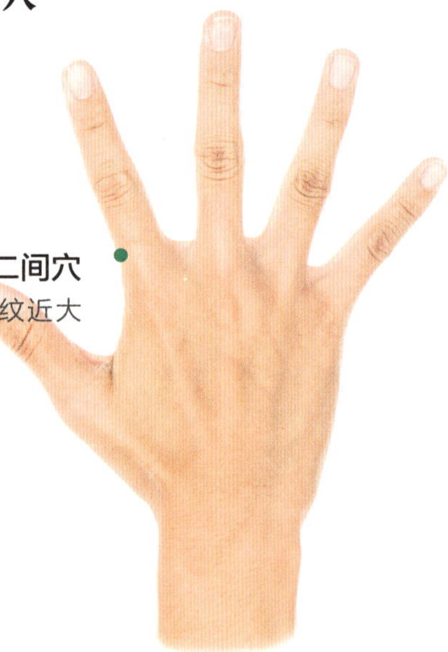

按摩方法

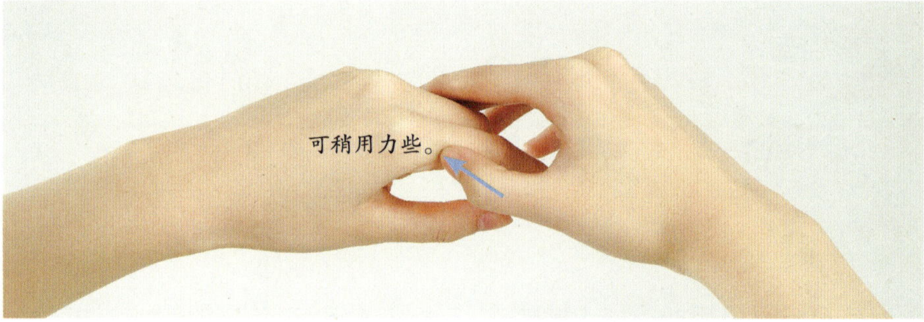

二间穴是大肠经上的重要穴位,具有治疗和预防肠道消化功能紊乱的作用。腹胀时,用拇指指端掐揉二间穴,可以起到立竿见影的效果。

耳部刺激 耳轮

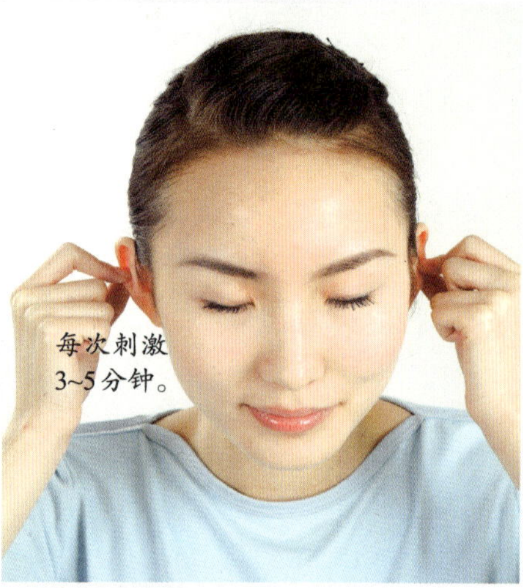

按摩方法

双手握成空拳,用拇指和食指,沿耳轮上、下来回推摩,直至耳轮充血发热为止,能够治疗全身疾病,起到补肾、美容、健身的作用。

一试就灵的小方法

指推胁肋部:取坐位或仰卧位,两手拇指与其余四指分开,拇指贴附在胁肋的前侧,余四指在胁肋的后侧。接着,用指面做自上而下推动。胁肋部为肝胆经络所布,指推此处,可以疏通肝胆经气,缓解腹胀产生的不适。

足部按摩 脾反射区、胃反射区、三阴交穴

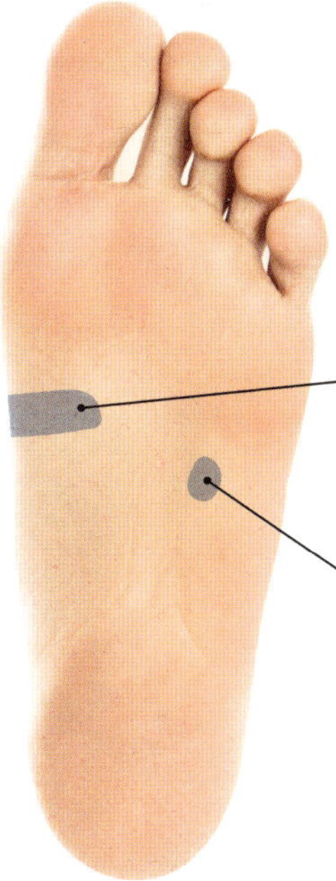

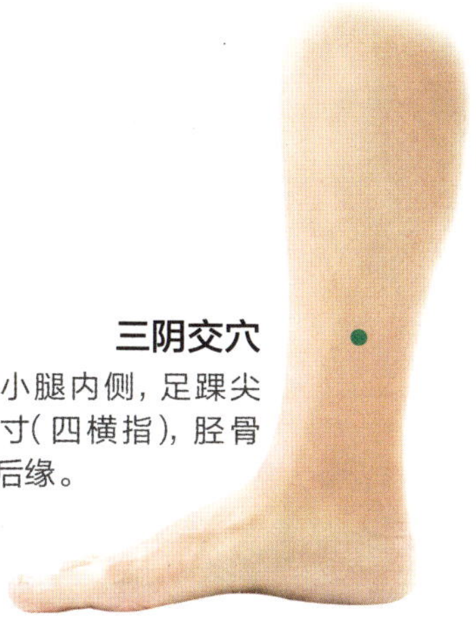

按摩方法

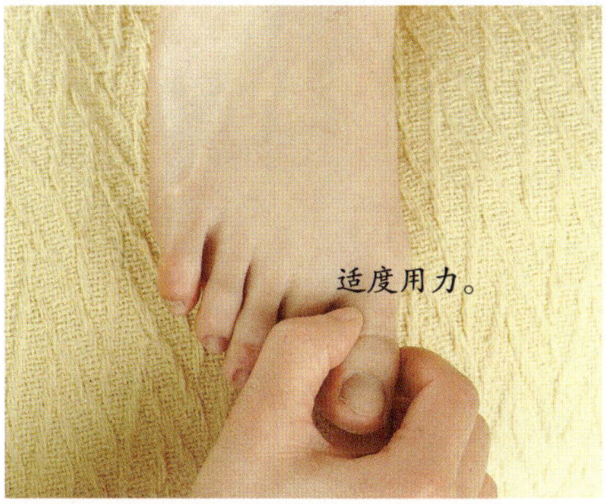

1 用拇指和食指揉搓大拇趾和第二趾，每趾3~5分钟，经常按摩可以运脾健胃，对治疗腹胀有很好的帮助。

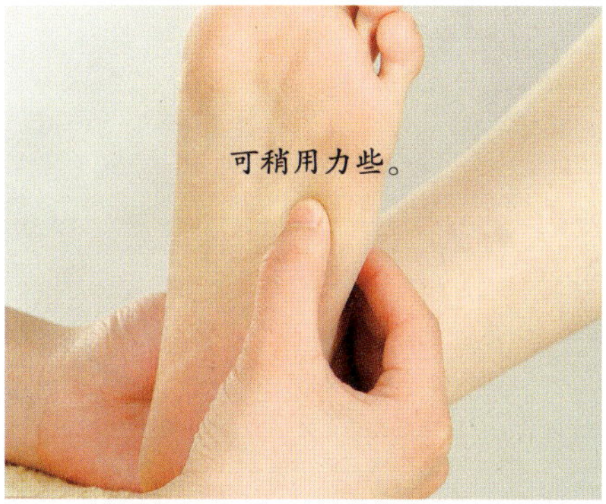

2 用拇指指腹推揉脾、胃等反射区各3~5分钟。按摩脾胃反射区可以增强脾胃的消化功能，两者配合按摩，治疗腹胀显著效果。

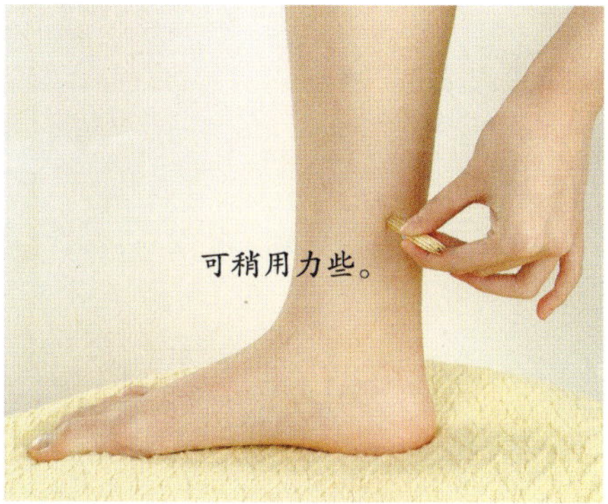

3 腹胀时，用牙签刺激三阴交穴7~15次。三阴交穴能健脾益气、柔肝养血、益肾固本。

咳嗽

扫码看视频

任何能刺激呼吸道诱发保护性咳嗽反射的物质均能引起咳嗽，比如吸入灰尘，吃饭时将食物吸入气道，细菌或病毒感染。慢性、持续性的咳嗽常是病理性的，哮喘、支气管炎、肺气肿、肺结核甚至肺癌都以咳嗽为重要临床表现。

手部按摩 胸腔呼吸器官区反射区、孔最穴

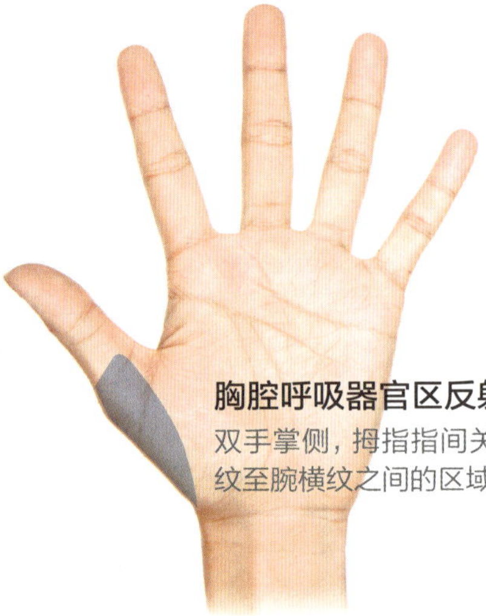

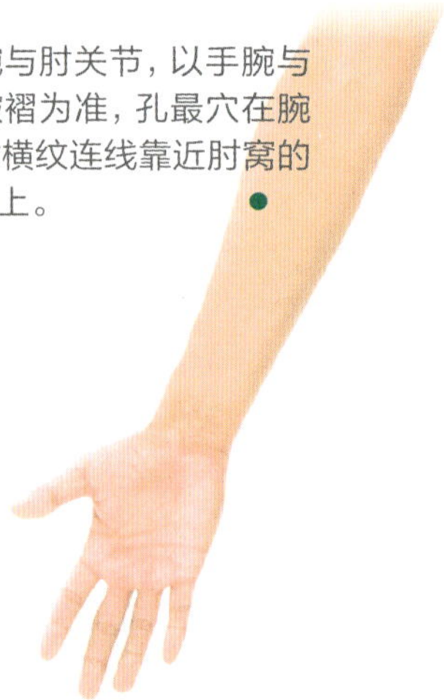

按摩方法

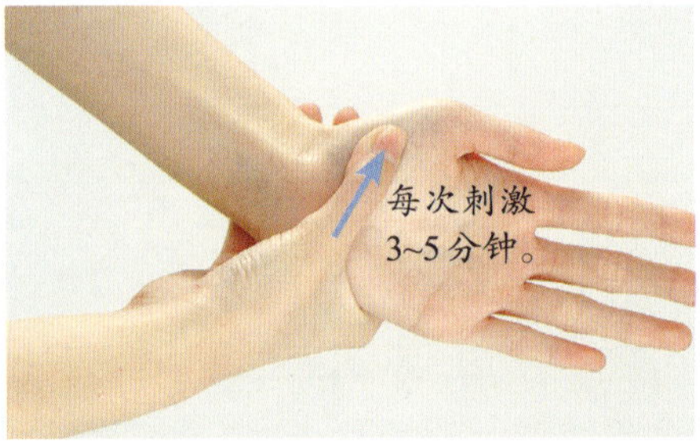

1 用拇指指腹揉按胸腔呼吸器官区反射区 3~5 分钟。揉搓时用力宜轻柔，动作宜和缓、协调、有规律。

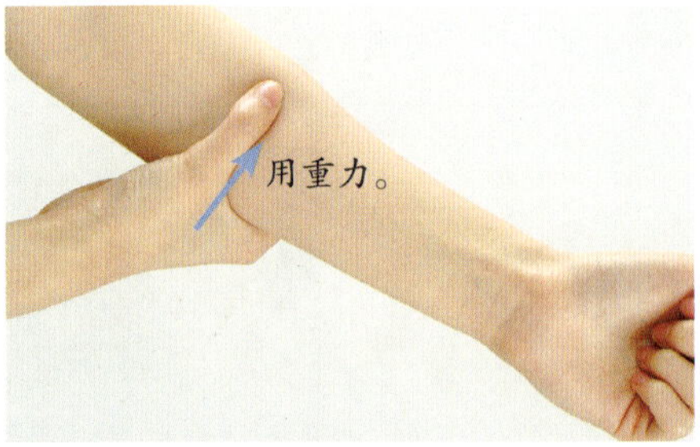

2 用拇指指腹重力揉按孔最穴 5~7 次后，停顿一两秒再重复上述手法，左右臂反复按摩 5 次左右。

耳部刺激 肺反射区、气管反射区、咽喉反射区、肾上腺反射区

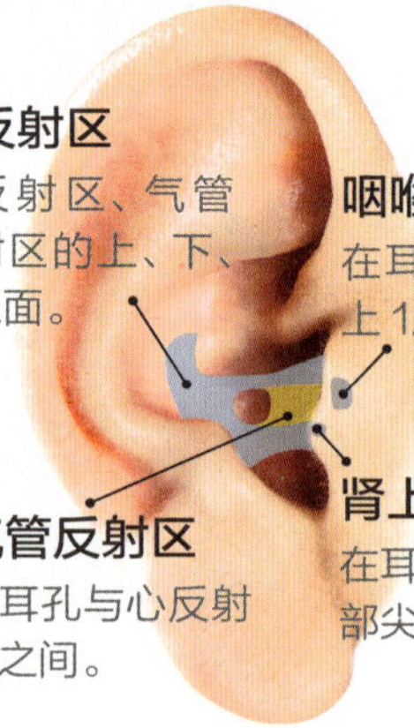

按摩方法

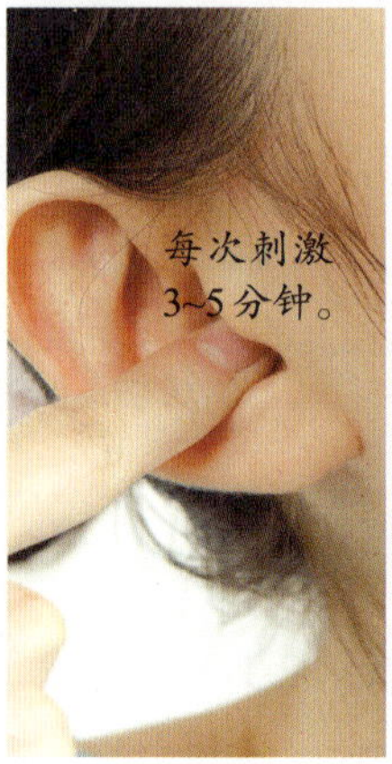

1 用双手食指指腹在耳甲腔内顺时针方向按揉数圈，再逆时针方向按揉数圈，耳甲腔内分布有肺、气管等反射区，依此法按摩可缓解咳嗽的不适。

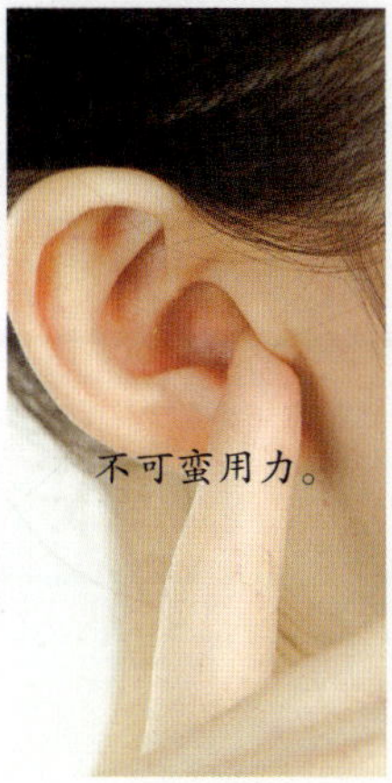

2 用双手食指的指腹揉按耳屏上的咽喉和肾上腺反射区。左右耳屏同时进行，各揉按 20 次。不要用力过猛，以双耳屏发红充血为宜。

一试就灵的小方法

足部贴敷：白胡椒、桃仁、杏仁、江米各 7 粒，栀子 6 克，同研为细末，用鸡蛋清调成糊状，晚上敷脚底涌泉穴，第二天早晨拿掉。该方法对感冒、急性支气管炎引起的咳嗽有良好效果。

足部按摩 肺及支气管反射区、肾反射区、输尿管反射区、膀胱反射区、太溪穴

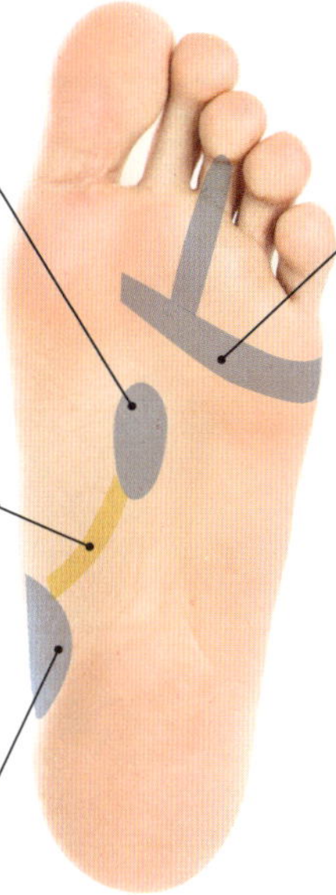

肾反射区

双足足掌第二跖骨下端与第三跖骨下端关节处。

肺及支气管反射区

双足足掌第二、第三、第四、第五跖骨上端关节，中部通向第三跖骨中节呈“⊥”形区域。

输尿管反射区

双足足掌自肾反射区至膀胱反射区的略呈弧状的一个区域。

膀胱反射区

双足足掌内侧内踝前方，舟骨下方拇展肌旁。

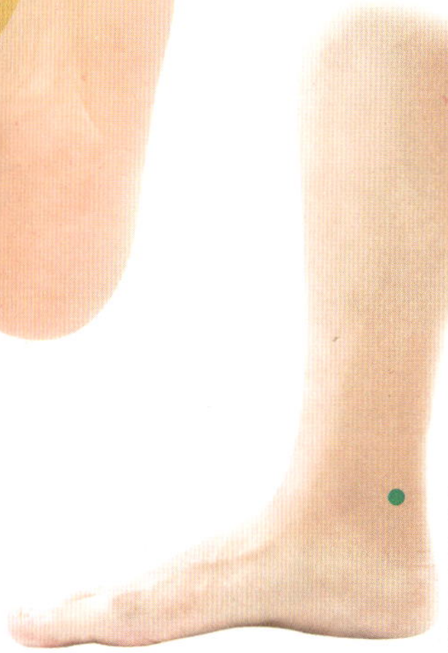

太溪穴

位于足内侧，内踝后下方，内踝尖与跟腱之间的凹陷中。

按摩方法

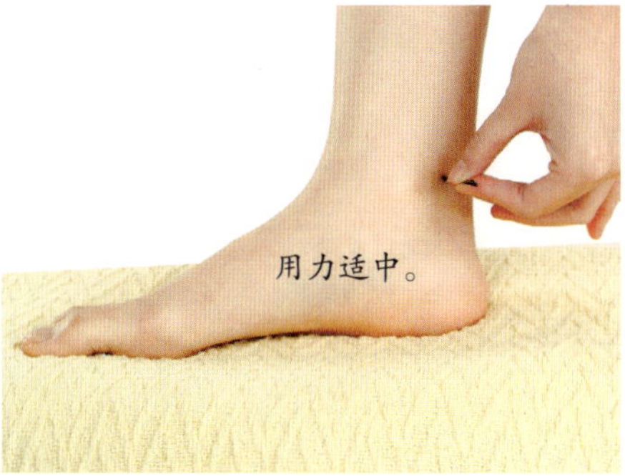

1 用发夹圆的一端刺激足部太溪穴 7~15 次，可以起到止咳作用。刺激此穴可以调节人体的神经活动，达到止咳作用，也能固肾强腰膝。

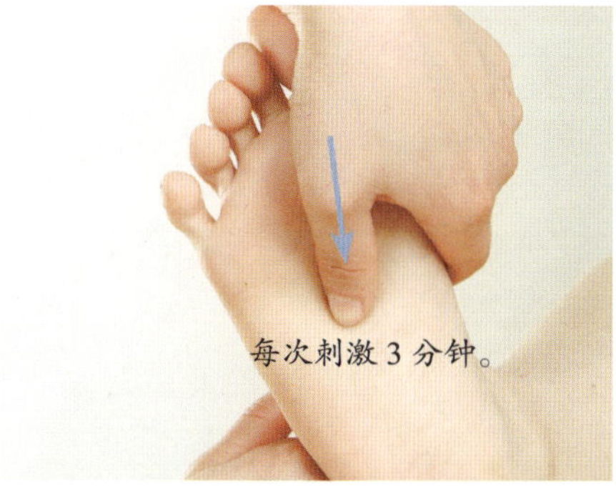

2 用拇指指腹推揉肾、输尿管、膀胱等反射区各 3 分钟，动作连续均匀。可以增强泌尿系统功能，加速代谢废物的滤出、分泌和排出，有助于减轻咳嗽的症状。

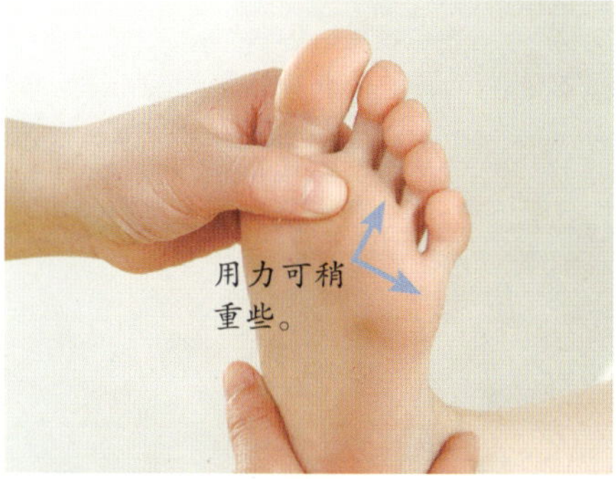

3 揉按肺及支气管反射区 5 分钟，可以调节肺功能，长期坚持对持久性的咳嗽有良好的治疗效果，对上呼吸道炎症、肺结核、肺气肿等病症也很有效。

水肿

引起水肿的原因不仅仅是肾脏疾患。体质偏寒、受凉、消化功能弱、天气潮湿等多种原因都可以引起水肿。所以说引起水肿的原因是广泛而且复杂多样的，水肿所预示的心血管及肾脏、肝脏疾病都是不容忽视的。

手部按摩 肾反射区

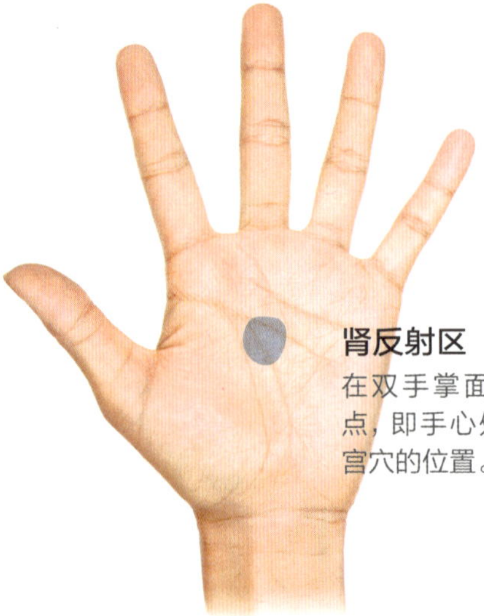

按摩方法

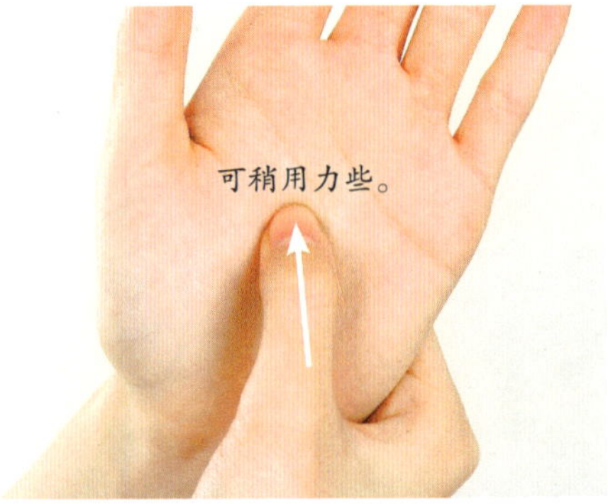

1 用拇指指腹按揉肾反射区 5~10 分钟。肾反射区的劳宫穴被称为“长生不老穴”，对治疗水肿非常有帮助。

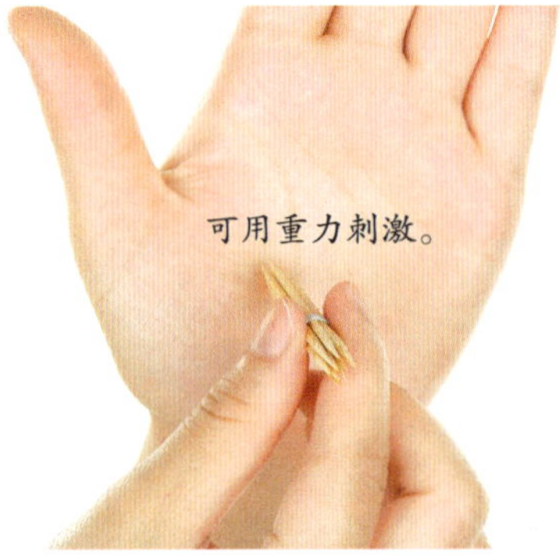

2 用牙签刺激肾反射区 7~15 次。肾反射区有培补本元，强肾固腰的功效，经常刺激可加强肾脏代谢功能，有助于利尿消肿。

耳部刺激 肾反射区、脾反射区、肺反射区

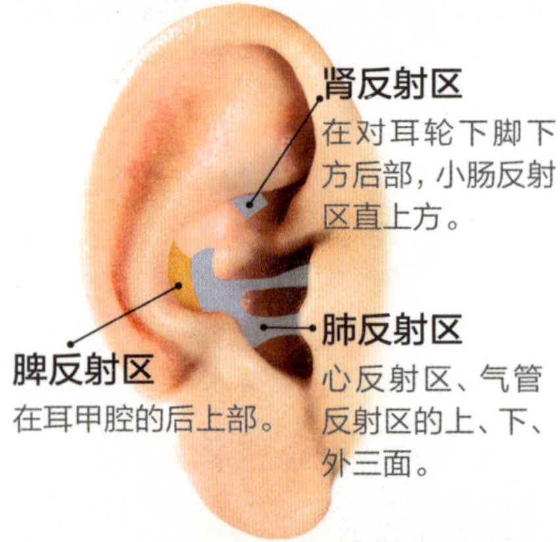

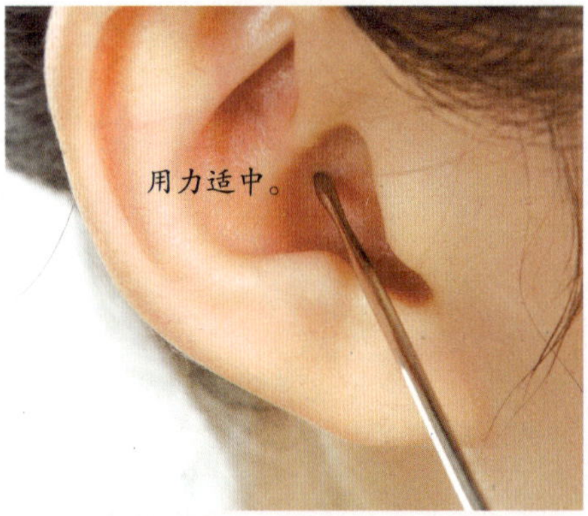

按摩方法

一手拿着一面小镜子对照，另一手用拇指指腹或按摩棒对准肾、脾、肺等反射区，按摩两三分钟，直到耳部有热痛感为止，每日按压 3~5 次，7 日为 1 个疗程。

足部按摩 心反射区、肾上腺反射区、肾反射区、输尿管反射区、膀胱反射区、涌泉穴

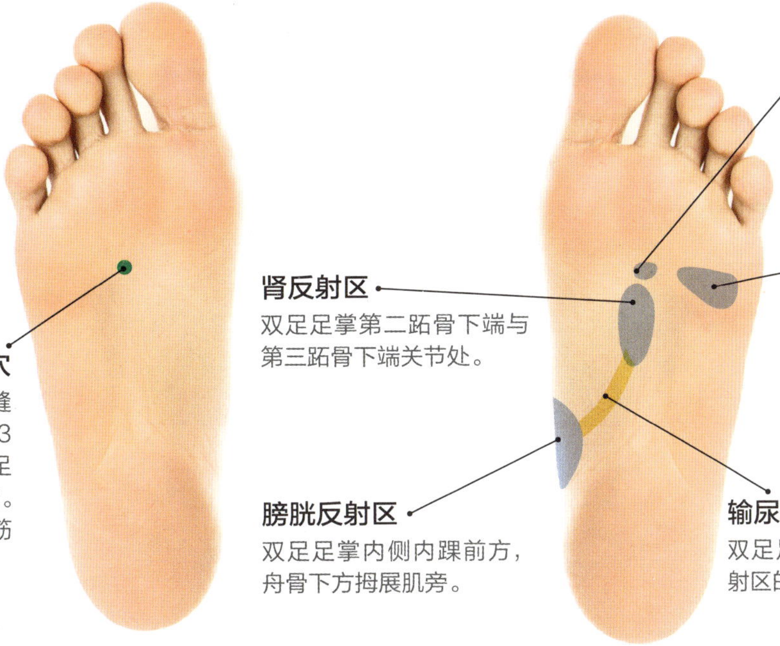

涌泉穴
位于足底第二趾及第三趾缝纹头端与足跟连线的前1/3与后2/3交点。卷足时，足前部的凹陷处即为涌泉穴。指压时如果发现坚硬的筋骨，便是穴位的位置所在。

肾反射区
双足足掌第二跖骨下端与第三跖骨下端关节处。

膀胱反射区
双足足掌内侧内踝前方，舟骨下方拇展肌旁。

肾上腺反射区
双足足掌第二跖骨上端稍外侧。

心反射区
左足足掌第四、第五跖骨上端。

输尿管反射区
双足足掌自肾反射区至膀胱反射区的略呈弧状的一个区域。

按摩方法

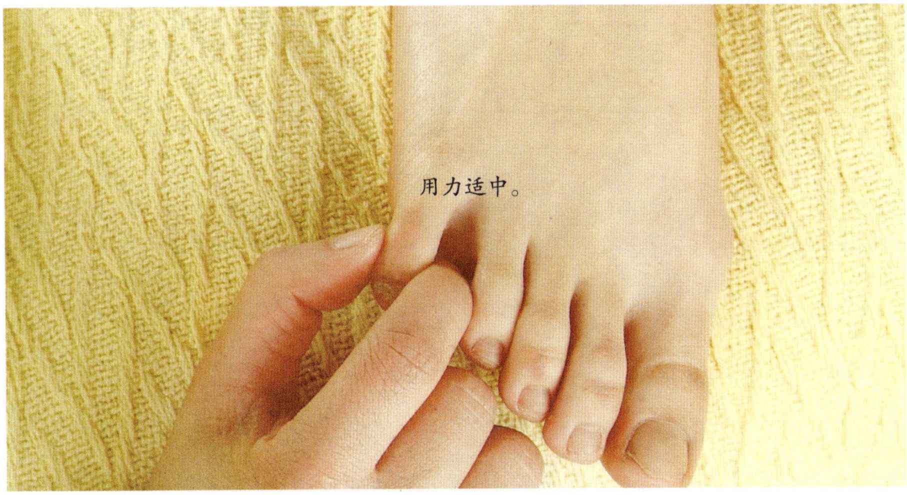

1 用拇指和食指揉搓膀胱经通过的小趾两三分钟。配合按摩心（左脚）、肾上腺、肾、输尿管、膀胱等反射区各3~5分钟，每日坚持，对消肿有着良好的功效。

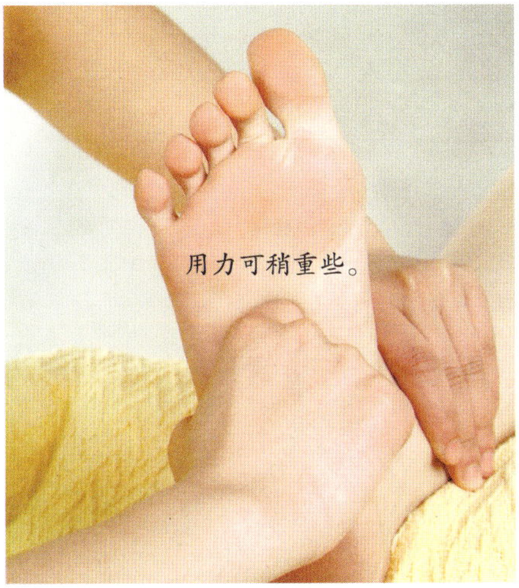

2 用食指关节揉按肾经始穴涌泉穴3~5分钟，对于肾源性水肿、心源性水肿有一定疗效，有增精益髓、补肾壮阳、强筋壮骨的作用。

痔疮

俗话说“十人九痔”。得痔疮的原因有很多，但其本质上主要是因为久坐、便秘等因素，压迫肛周静脉，使静脉瘀血，进而形成静脉团。痔疮严重时，必须接受外科治疗，一般症状，穴位按摩即可使其康复。

手部按摩 会阴点、大肠点

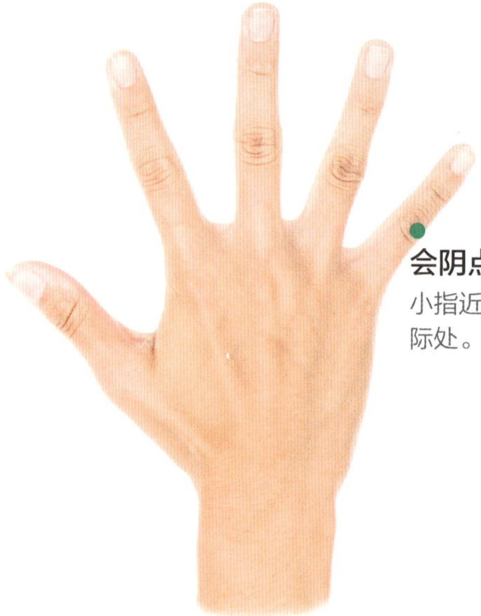

会阴点

小指近端指关节赤白肉际处。

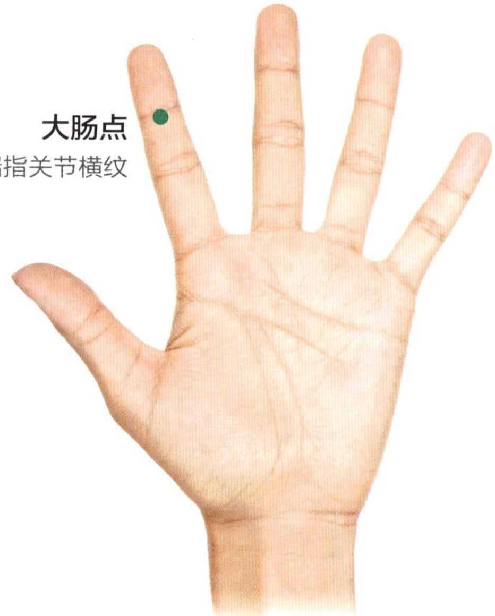

大肠点

掌侧，食指远端指关节横纹的中点。

保健方法

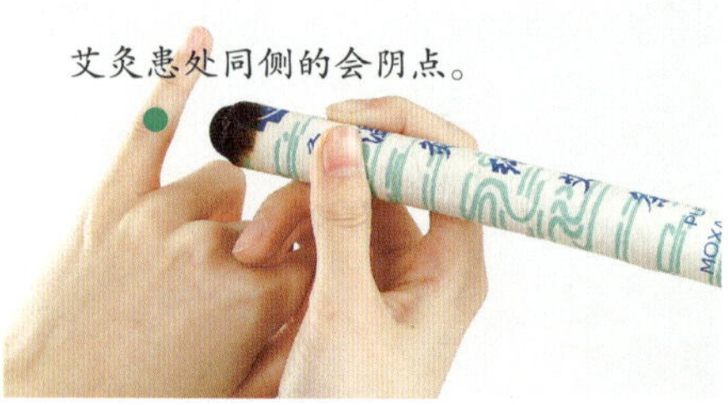

1 用艾条灸会阴点 3~5 分钟。肛门周边有痔疮时，同侧手部的会阴点会有压痛。在进行艾灸时，应以刺激病侧的穴位为重点，另一侧为辅助。

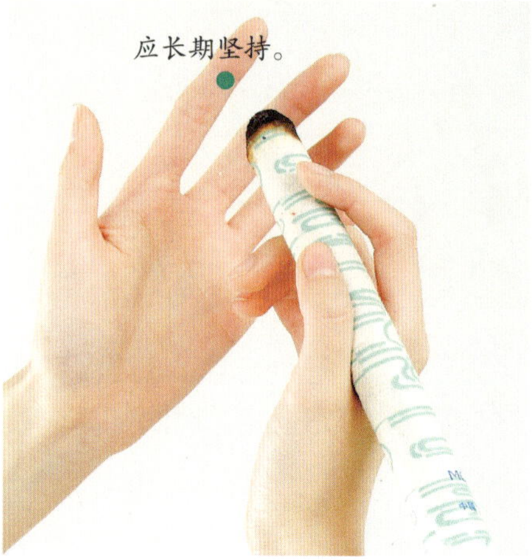

2 配合会阴点，用艾条灸大肠点，时间长短可以按反射区的胀痛感消失，或以承受能力来决定。坚持艾灸可防止痔疮的复发。

耳部刺激 交感反射区、心反射区、肝反射区、皮质下反射区

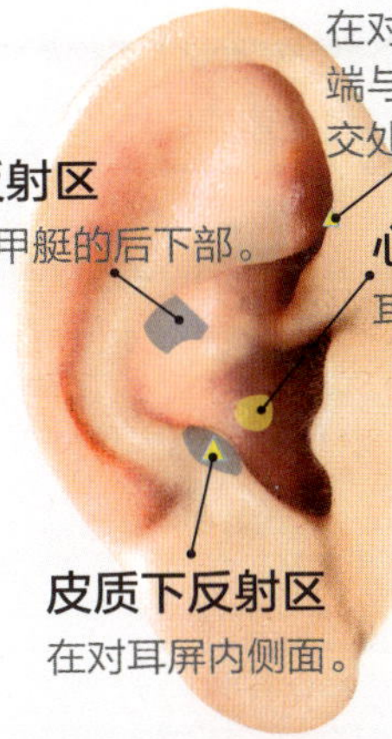

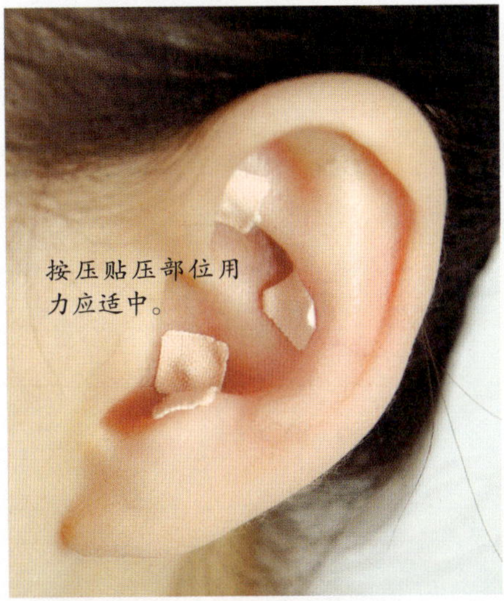

按摩方法

用医用酒精棉球对所选穴位处进行消毒，然后用0.5厘米见方的医用胶布，将小米粒压贴于上述耳反射区。边贴边按摩，直到耳部有热痛感为止，保留压贴物。每日按压贴压部位3~5次，3天更换一次贴敷物，7日为1个疗程。

足部按摩 金门穴、足通谷穴

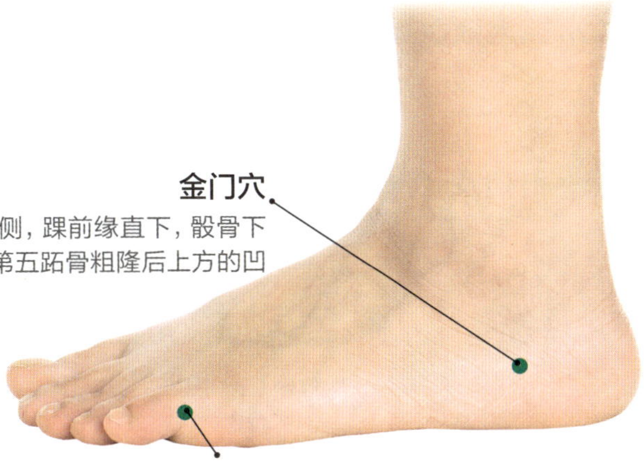

保健方法

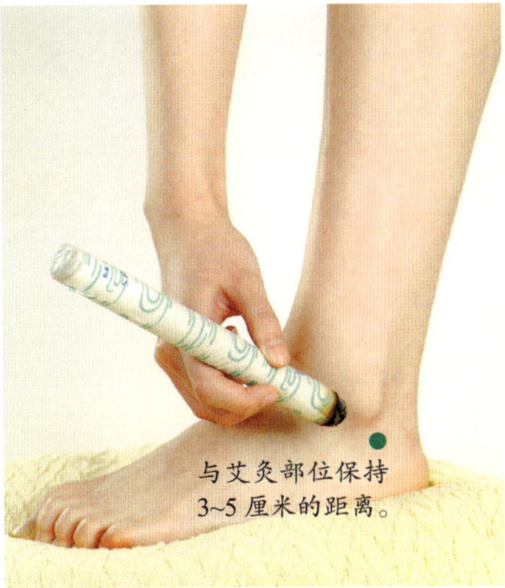

1 用艾条灸金门穴3~5分钟。肛门周边有痔疮时，同侧的金门穴会有压痛。在进行艾灸时，应以刺激病侧的穴位为重点，另一侧为辅助。

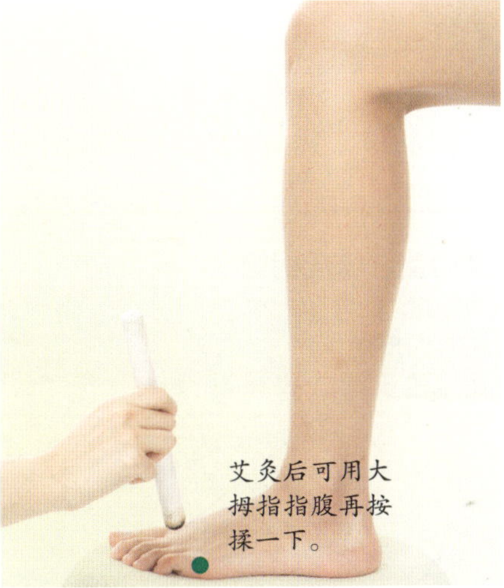

2 用艾条灸足通谷穴3~5分钟。足通谷穴主治泌尿生殖系统、循环系统、消化系统的病症。不宜在过饥、过饱、大恐、大怒、大渴时施灸，妇女在经期时不宜施灸。

便秘

在正常情况下，食物经过胃肠道的消化吸收而最后排出需 20~40 小时，若隔 48 小时仍无粪便排出，或经常性大便次数减少，排便困难，一般可视为便秘。长期便秘会使人感觉头昏无力、恶心、腹胀、腹痛、食欲不振。穴位按摩对减轻便秘症状非常有效。

手部按摩 肛门及肛管反射区、支沟穴

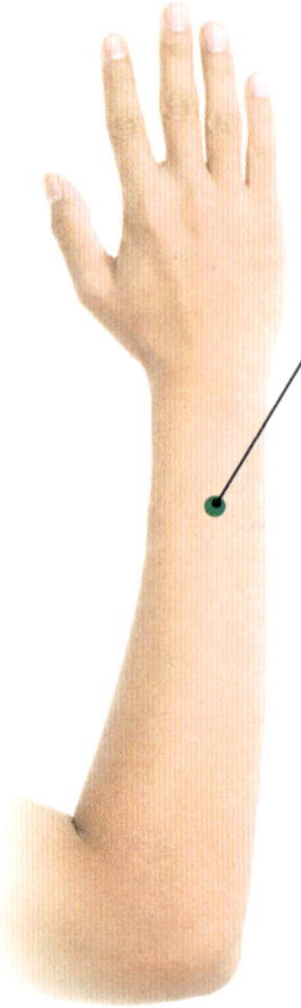

支沟穴

位于手背腕横纹中点上 3 寸，前臂尺桡骨之间。手腕正中央，往肩膀处延伸四横指处即是。

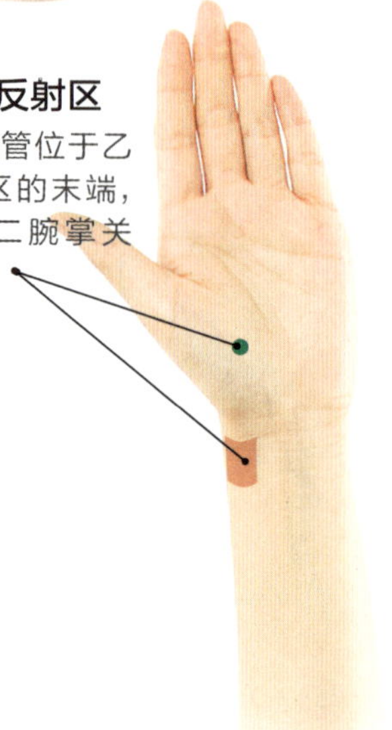

肛门及肛管反射区

左手掌侧，肛管位于乙状结肠反射区的末端，肛门位于第二腕掌关节处。

按摩方法

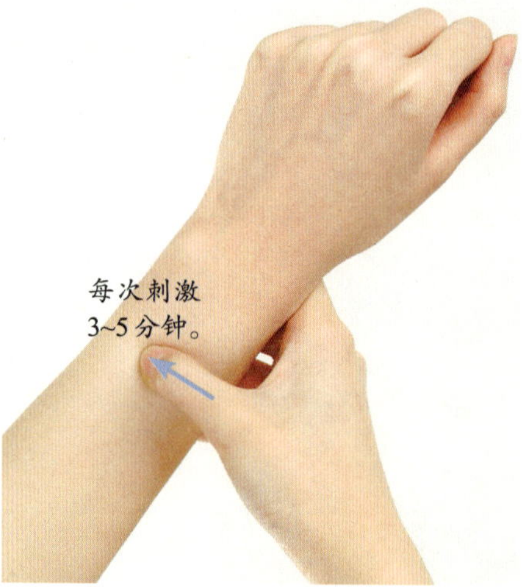

1 四指握住手臂，拇指垂直压下支沟穴，可多次刺激，开始会感觉疼痛，便秘缓解后，痛感会减轻甚至消失。此穴可以调节肠道的血管神经功能。

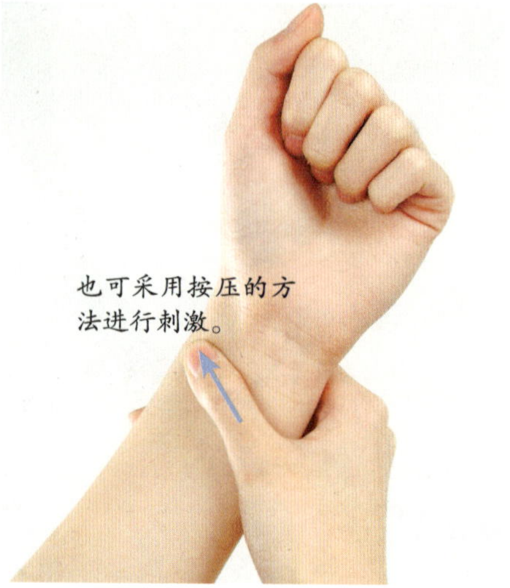

2 拇指反复按摩肛门、肛管反射区，力度适中，持续 3~5 分钟。经常按摩可以帮助正常排便，预防和缓解便秘。

耳部刺激 耳甲艇、耳甲腔

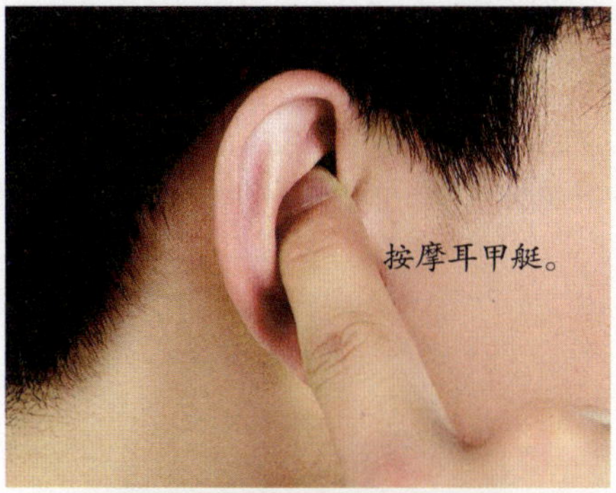

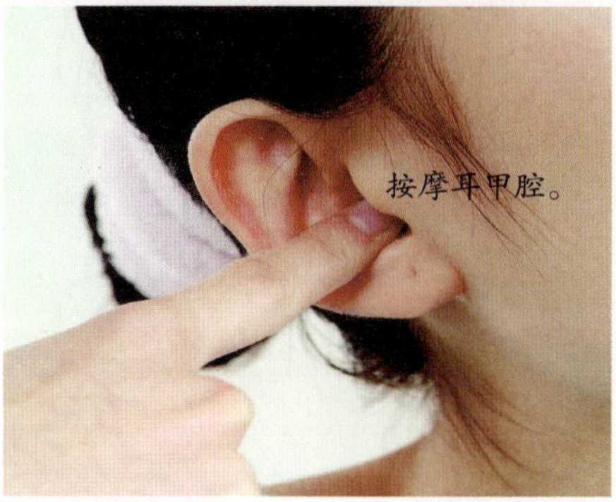

按摩方法

以食指从三角窝开始，重点按摩耳甲艇和耳甲腔，手法宜轻柔，用力宜均匀，反复按摩一段时间，直到感觉发热为止。

按摩耳甲艇和耳甲腔对消化系统及泌尿系统的疾病有很大好处，对心、肺及呼吸道疾病的防治也有很好的效果。

足部按摩 公孙穴、三阴交穴

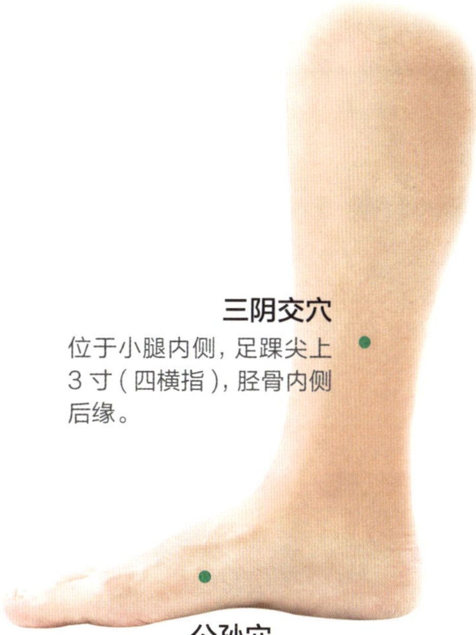

按摩方法

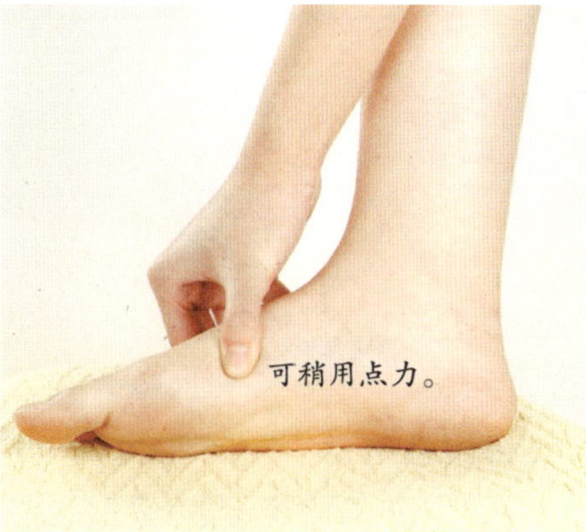

1 用拇指指端按压公孙穴，稍痛即可，反复刺激对缓解症状很有帮助，尤其适合体质差、结肠收缩无力的顽固性便秘患者。

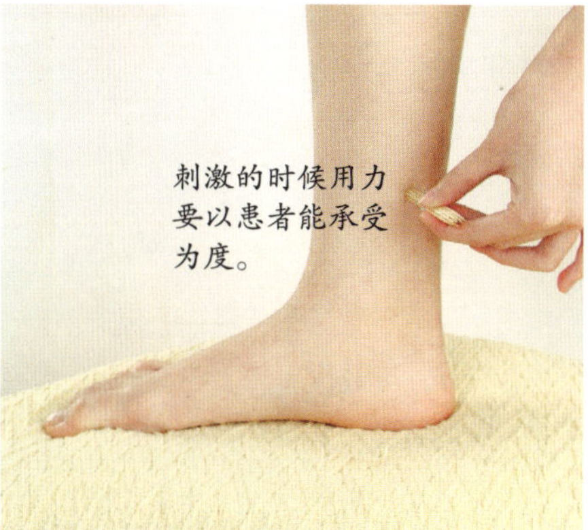

2 用牙签重力刺激三阴交穴7~15次，可以缓解便秘症状，还能益气健脾生津、滋养肝肾、补肾填精。

胸闷

胸闷是一种主观感觉身体器官功能紊乱的表现，表现为呼吸费力或气不够用。轻者若无其事，重者则觉得难受，似乎被石头压住胸口，甚至发生呼吸困难，经过短时间的休息、开窗通风或到室外呼吸新鲜空气、思想放松、调节情绪，很快就能恢复正常。

手部按摩 中冲穴、神门穴、内关穴

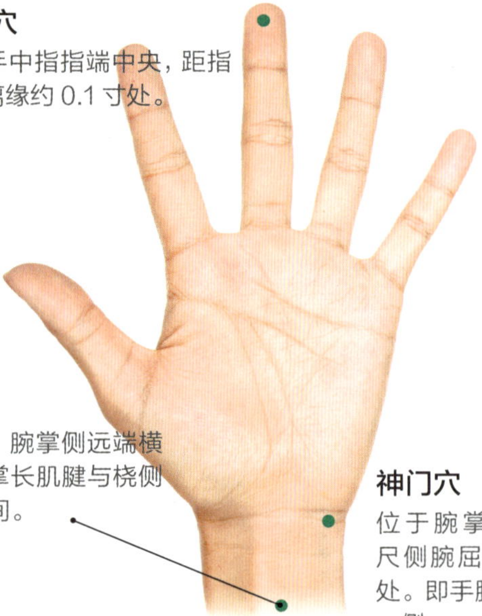

中冲穴
位于手中指指端中央，距指甲游离缘约 0.1 寸处。

内关穴
在前臂前区，腕掌侧远端横纹上 2 寸，掌长肌腱与桡侧腕屈肌腱之间。

神门穴
位于腕掌侧横纹尺侧端，尺侧腕屈肌腱的桡侧凹陷处。即手腕内侧皱纹的小指一侧。

按摩方法

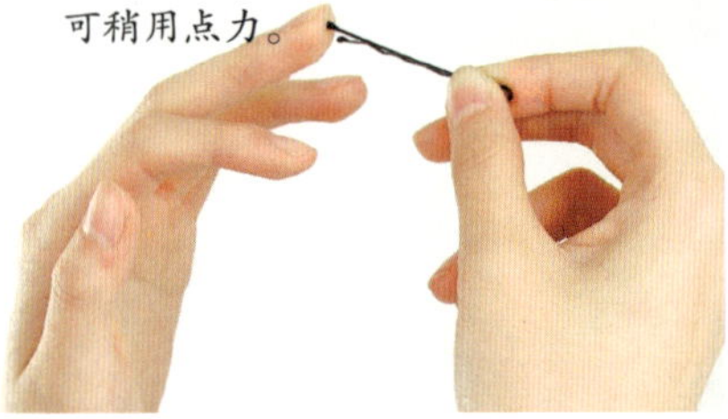

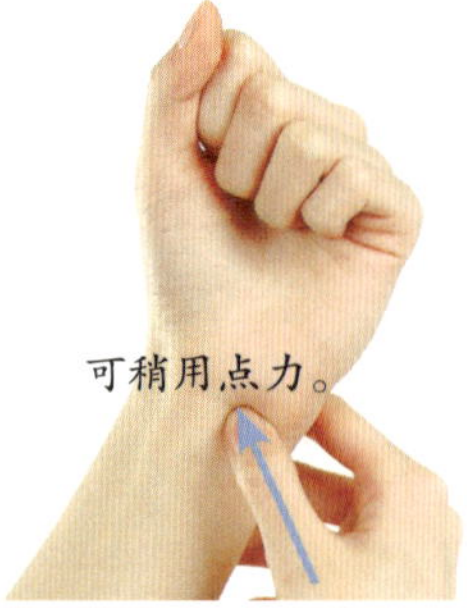

1 先可用发夹或牙签刺激心包经起始穴中冲穴 7~15 次。中冲穴有开窍、清心、泄热的功效，能很好地缓解胸闷。

2 再配合按摩心经上的神门穴、内关穴 7~15 次，能镇静安神、益心气、通经络。将中冲穴与神门穴配合按摩，可以调节心脏及循环器官的功能。

耳部刺激 耳轮

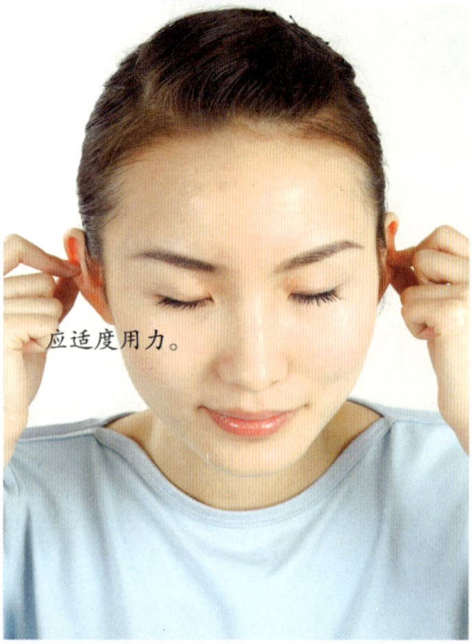

按摩方法

双手握成空拳，用拇指和食指沿耳轮上下来回推摩，直至耳廓发红发热。每日 3~5 次。按摩耳轮可治疗胸闷、心悸、头痛、眩晕等病症，有健脑、聪耳、明目、补肾、健身的作用。

足部按摩 心反射区，胸、乳房反射区，横膈膜反射区

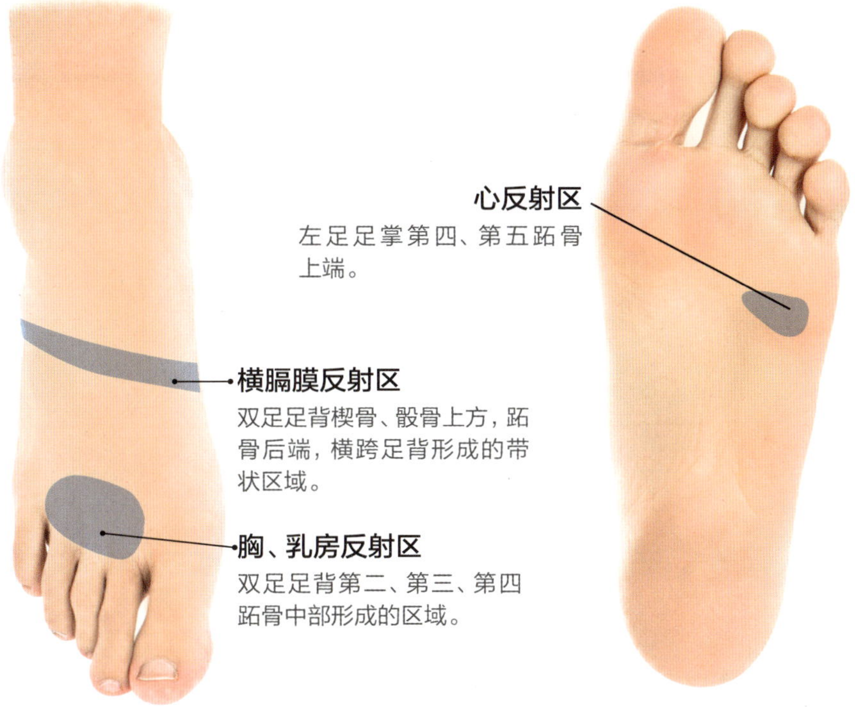

按摩方法

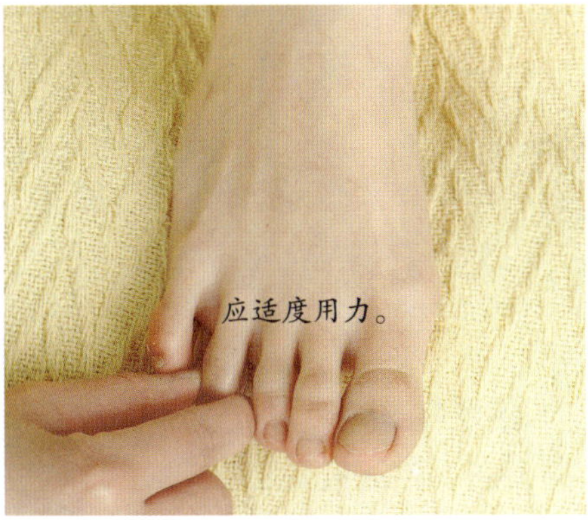

1 用拇指和食指揉搓胆经通过的足第四趾 3~5 分钟，能缓解胸闷、宽胸止痛、消肿通经。

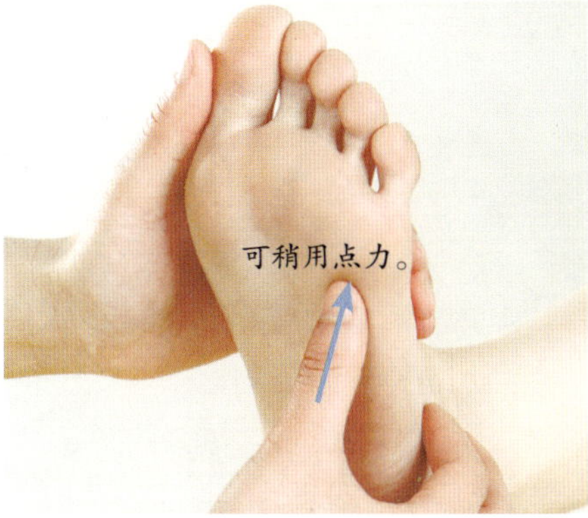

2 用拇指指腹推揉心反射区两三分钟，能促进微循环，稳定情绪，使交感神经中枢的兴奋和抑制得到平衡，较好地缓解胸闷。

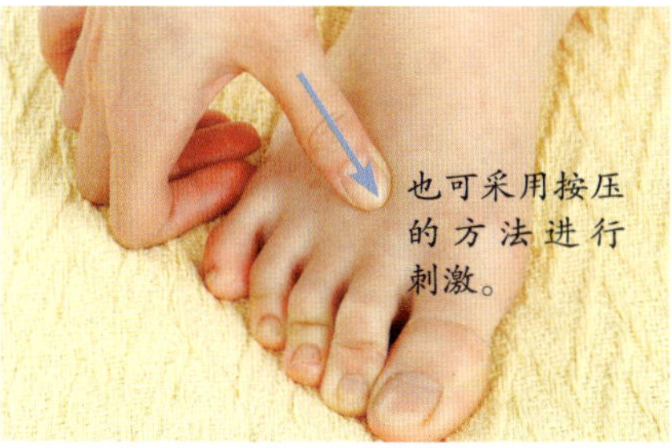

3 用拇指指腹推揉胸、乳房反射区两三分钟。

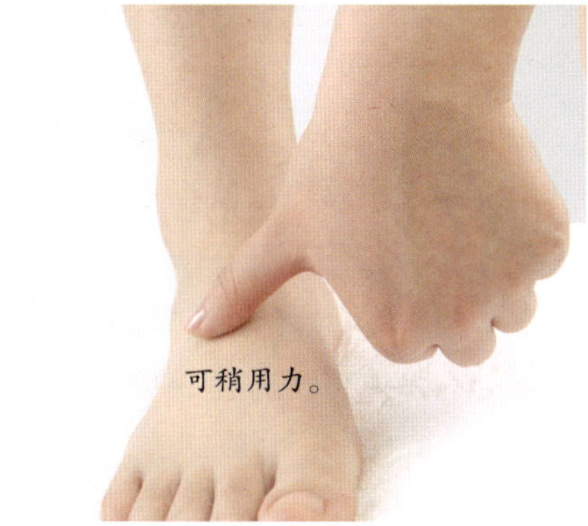

4 用拇指指腹推揉横膈膜反射区两三分钟，可以调节胸腔横膈膜的位置，使呼吸顺畅，缓解胸闷。

关节疼痛

引起关节疼痛的原因很多，一般是过度运动造成肌肉或软组织拉伤及关节损伤，但更多的关节疼痛是多种原因引起的关节炎症。在平时的生活中，一定要保护自己的关节。

手部按摩 肩关节反射区、肘关节反射区、髋关节反射区、膝关节反射区、合谷穴

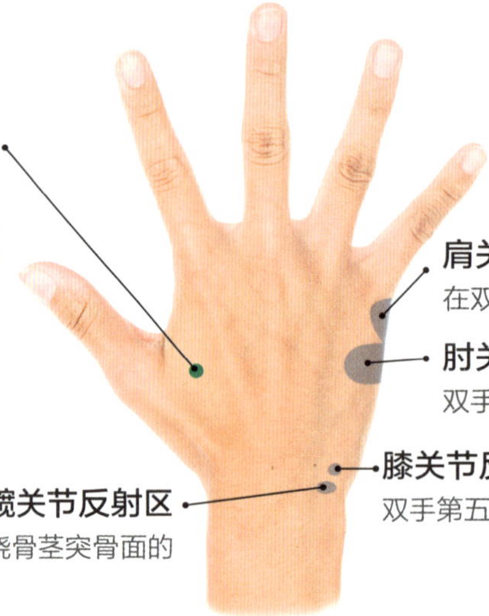

按摩方法

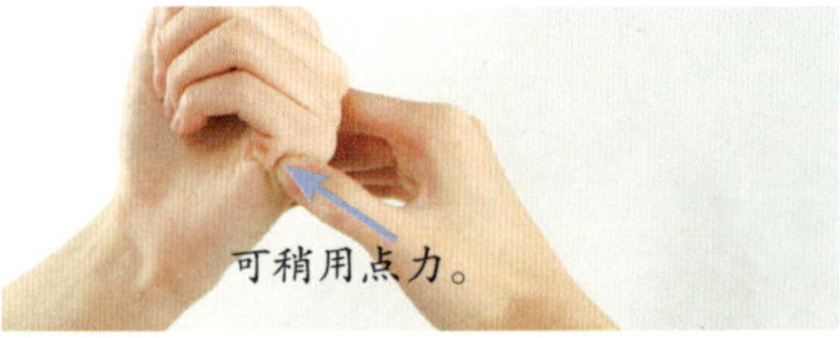

1 肩关节疼痛或是活动不利，揉按手上的肩关节反射区 5~10 分钟。

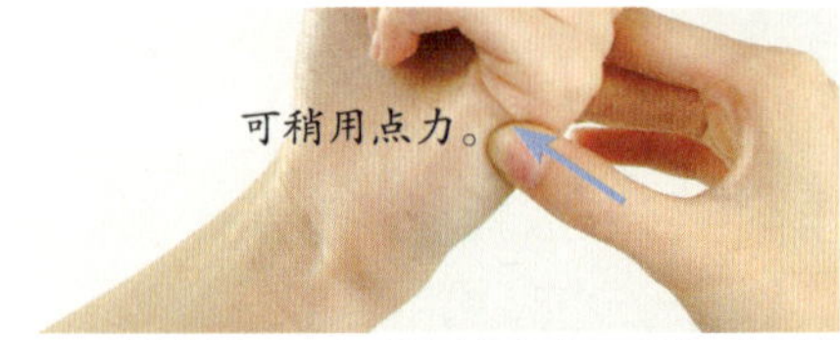

2 肘关节疼痛或是活动不利，揉按手上的肘关节反射区 5~10 分钟。

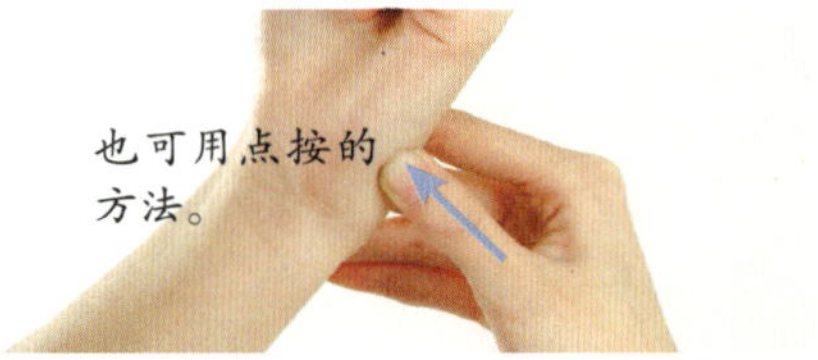

3 膝关节疼痛或是活动不利，揉按手上的膝关节反射区 5~10 分钟。

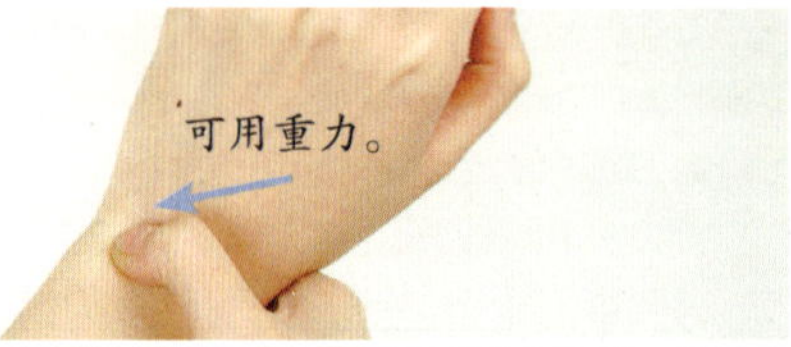

4 髋关节疼痛或是活动不利，揉按手上的髋关节反射区 5~10 分钟。

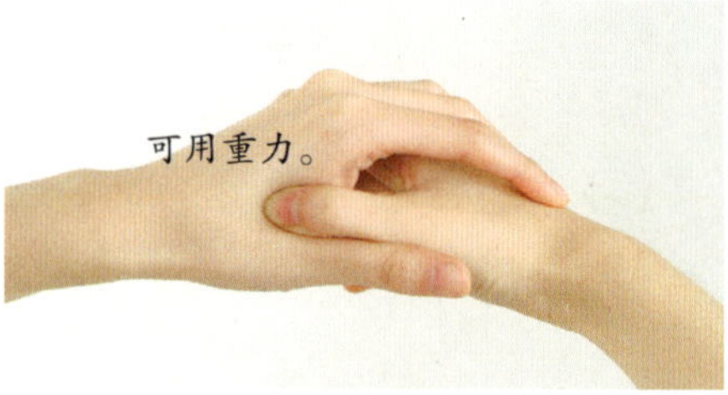

5 用拇指指腹重力按揉合谷穴 3~5 分钟，对各关节的疼痛都有效果。

耳部刺激 耳尖

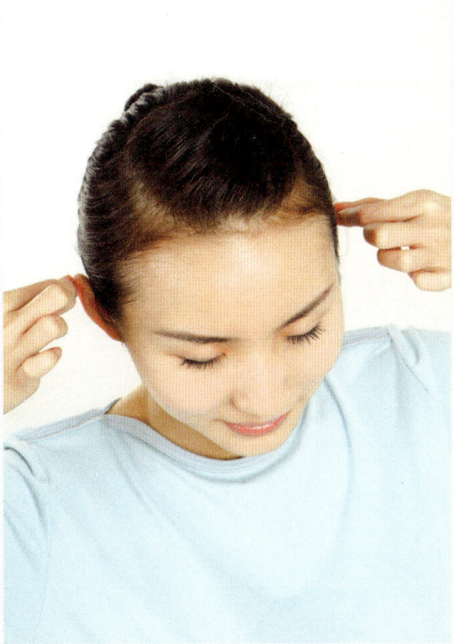

按摩方法

用双手食指、拇指夹捏耳廓尖端，向上提揪、捏揉、摩擦、使局部发红发热。经常按摩耳部能疏通经络，运行气血，调理脏腑，达到防病治病的目的。

足部按摩 肩关节反射区、肩胛骨反射区、肘关节反射区、足外侧髋关节反射区、膝关节反射区

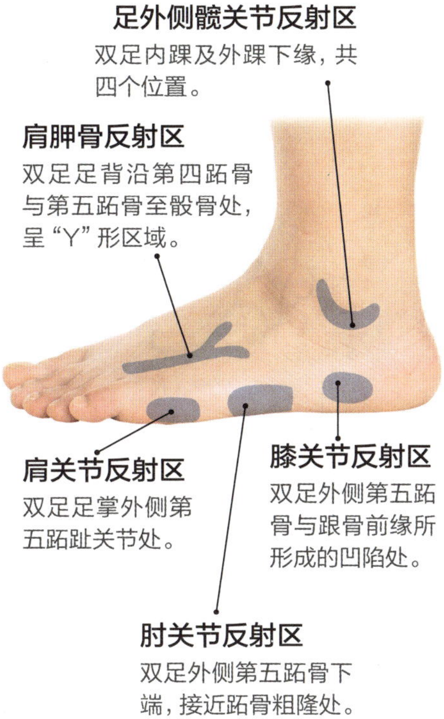

按摩方法

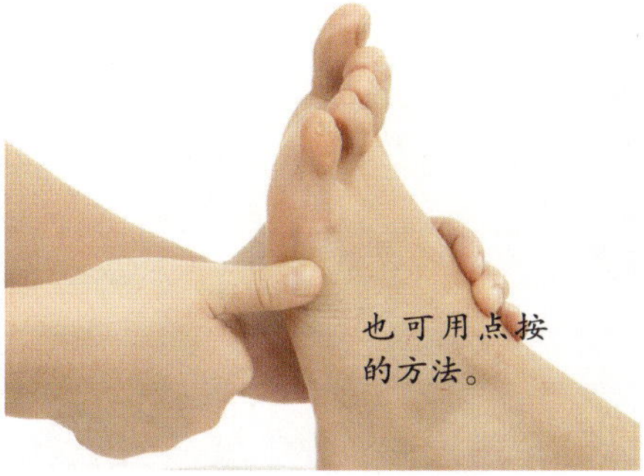

1 若肩关节痛，用拇指指腹揉按肩关节反射区 5~10 分钟。

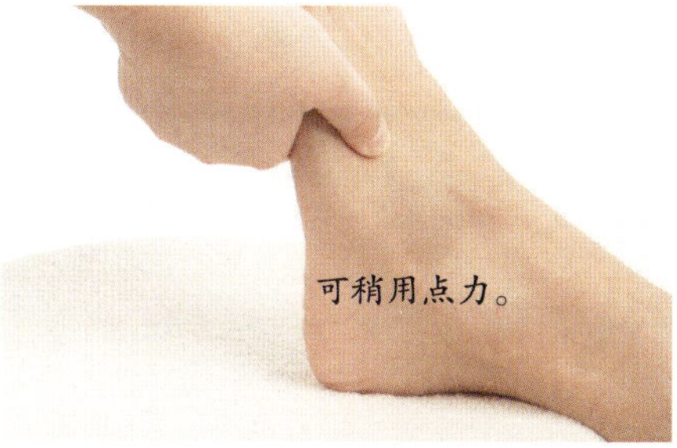

2 若肩胛骨痛，用拇指指腹揉按肩胛骨反射区 5~10 分钟。

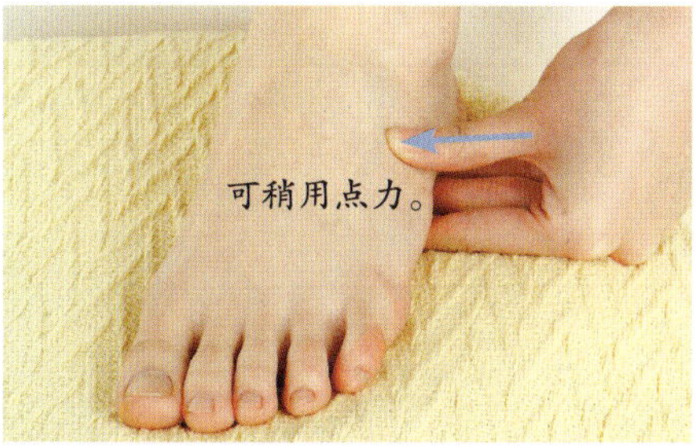

3 若肘关节疼痛或活动不利，用拇指指腹揉按肘关节反射区 5~10 分钟。

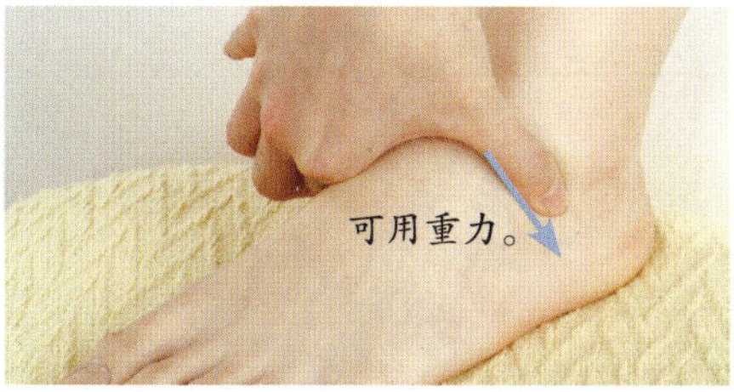

4 若髋关节疼痛，用拇指指腹揉按髋关节反射区 5~10 分钟。

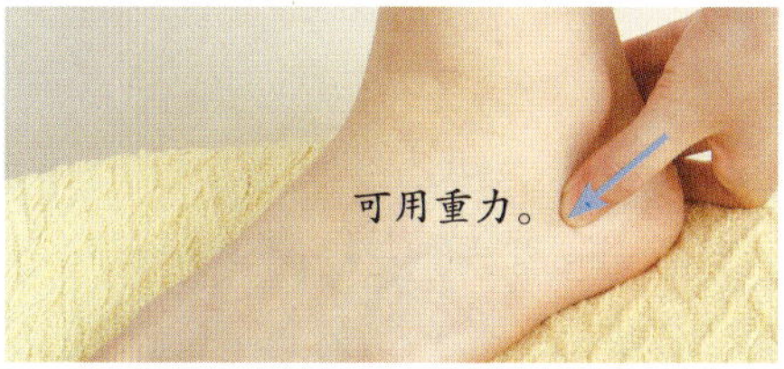

5 若膝关节疼痛，用拇指指腹揉按膝关节反射区 5~10 分钟。

腰扭伤

急性腰扭伤常见于体力劳动者，或者从事体育运动的人群。腰扭伤多因腰部突然受到闪挫，或搬运重物时负荷过大、过度用力所致。也有可能是直接跌伤时，腰部受到猛烈的撞击，腰肌受到损伤、牵拉。进行按摩治疗能有效缓解腰痛症状。

手部按摩 腰椎反射区、腰痛点

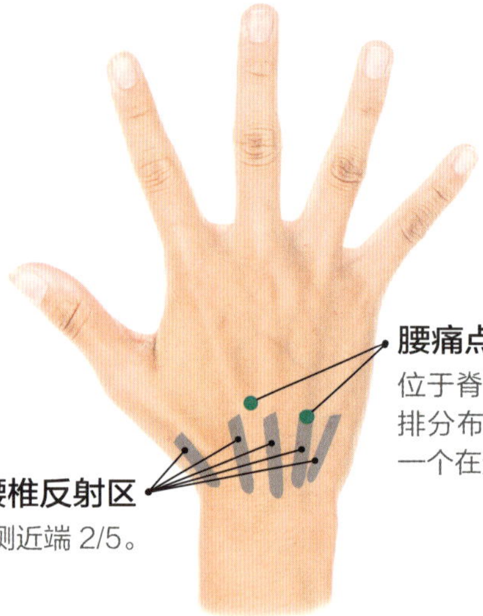

按摩方法

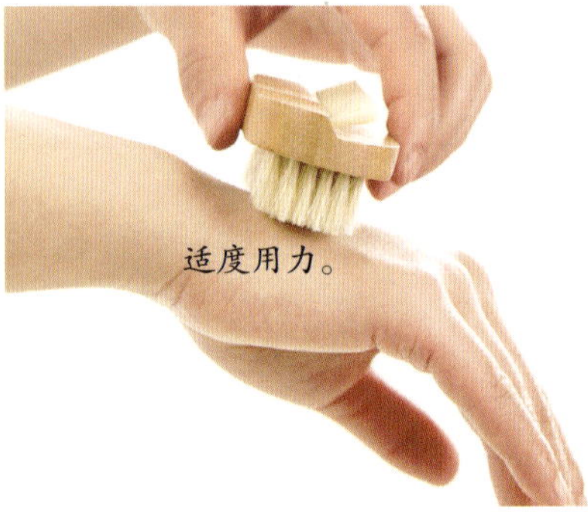

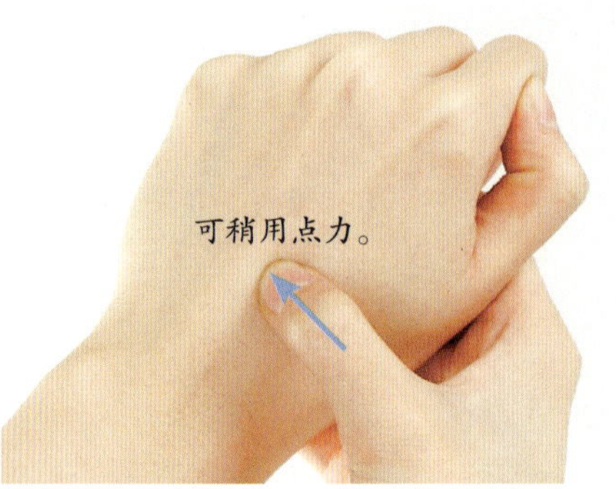

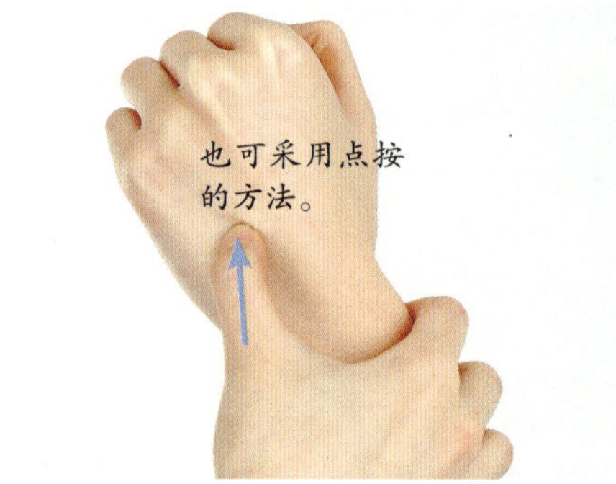

1 用拇指指腹推按或用毛刷轻刷腰椎反射区 10~15 分钟，能舒筋活络、行气止血，对急性腰扭伤有较好的治疗效果。

2 如果是一般性的腰痛及坐骨神经痛，用拇指揉按食指下方的腰痛点 3~5 分钟。

3 如果是腰扭伤，则用拇指揉按无名指下方的腰痛点 3~5 分钟。

耳部刺激 腰骶椎反射区、坐骨神经反射区

腰骶椎反射区

在对耳轮体前部上 2/5 处的后方。

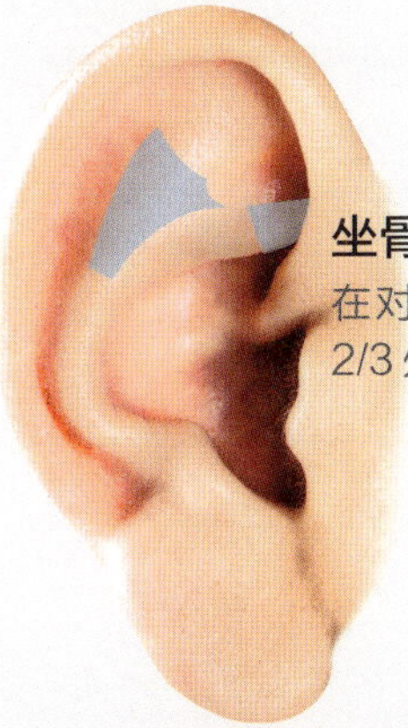

坐骨神经反射区

在对耳轮下脚的前 2/3 处。

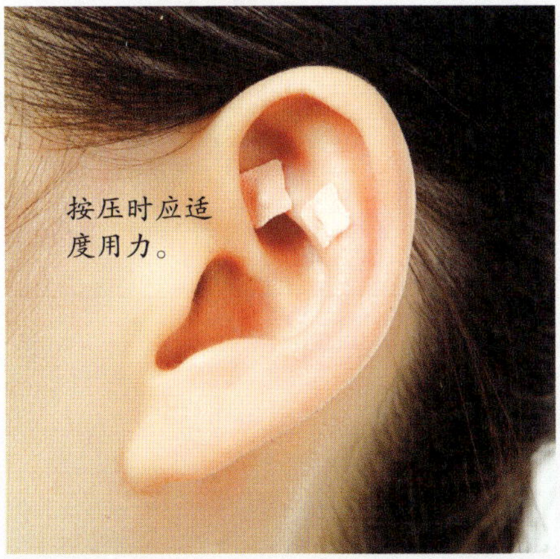

按摩方法

用医用酒精棉球对所选反射区处进行消毒，然后用 0.5 厘米见方的医用胶布，将小米粒压贴于上述耳反射区，或使用伤湿止痛膏贴于上述反射区处。边贴边按摩，直至耳部有热痛感为止，保留压贴物，每日按压贴压部位 3~5 次。

足部按摩 腰椎反射区、骶骨反射区、太冲穴、昆仑穴

腰椎反射区

双足足弓内侧缘楔骨至舟骨下方。

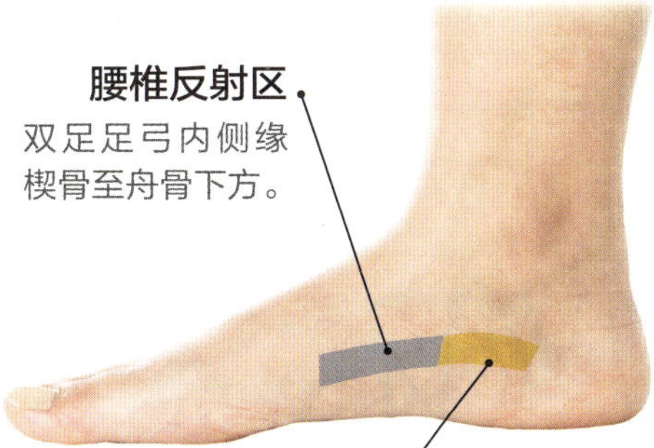

骶骨反射区

双足足弓内侧缘距骨、跟骨下方。

太冲穴

位于足背，第一跖骨与第二跖骨结合部之前凹陷中，用手轻轻抚摸拇趾与第二趾的骨骼，在其交会处的最高点有一凹陷处即是。

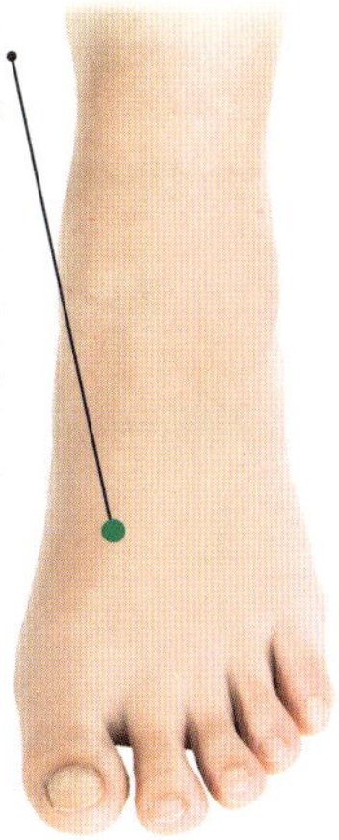

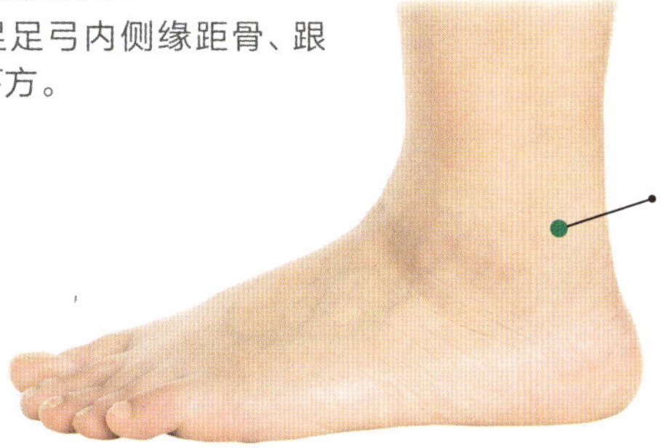

昆仑穴

位于足部外踝后方，外踝尖与跟腱之间的凹陷处。用手抚摸外踝后部，靠近跟尖的位置有一个凹陷，即为昆仑穴。

按摩方法

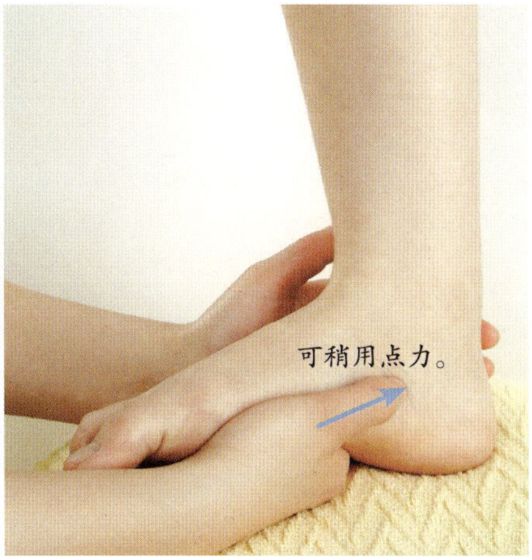

1 用拇指指腹重力推按腰椎、骶骨等反射区各 3~5 分钟。一定要用重力，才能取得较好的效果。有舒筋活络、活血止痛的功效。

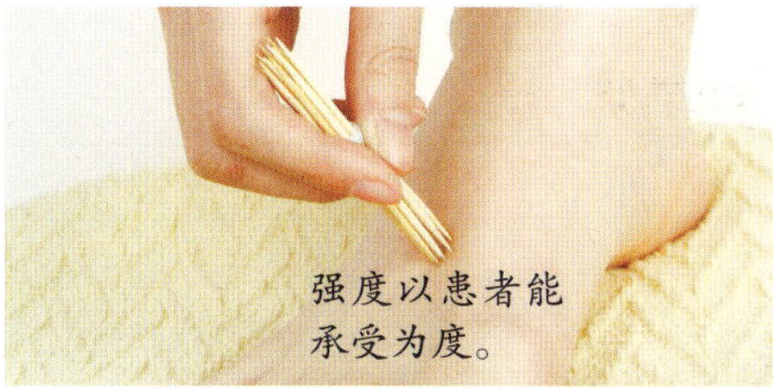

2 用牙签强烈刺激太冲穴，每穴 7~15 次。

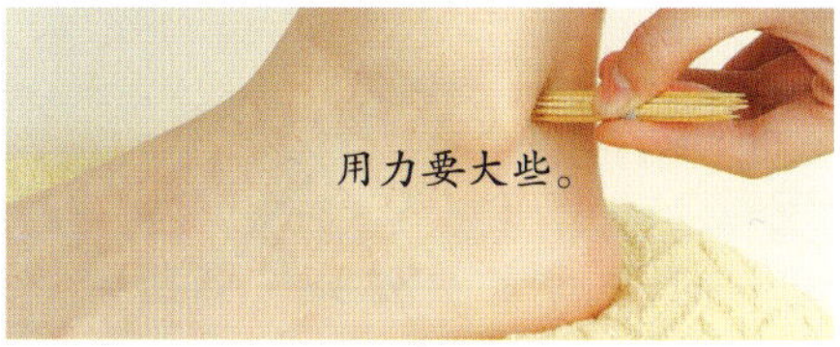

3 用牙签强烈刺激昆仑穴，7~15 次。昆仑穴治疗腰背疼痛效果明显。

肩颈酸痛

扫码看视频

肩颈酸痛是人人都有过的经历，有时甚至比头痛、腰痛更频繁地出现。引发肩颈痛的疾病有很多，最常见的就是颈椎病。日常工作、学习中手和手臂使用过度或者姿势不端正，肌肉过度紧张也会使肩颈有酸痛感。按摩穴位可以有效缓解肩颈酸痛的症状。

手部按摩 肩关节反射区

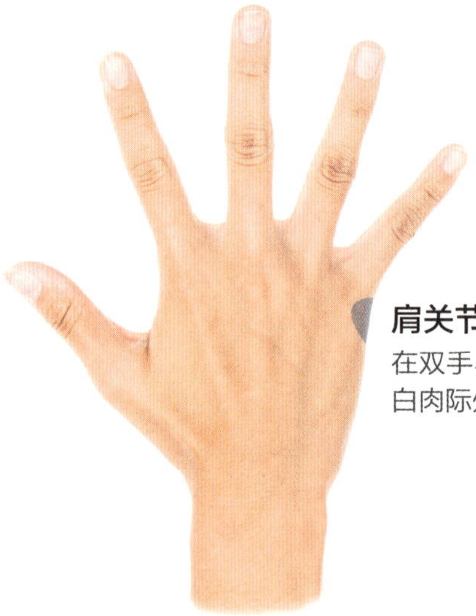

肩关节反射区

在双手小指掌指关节后的赤白肉际处。

按摩方法

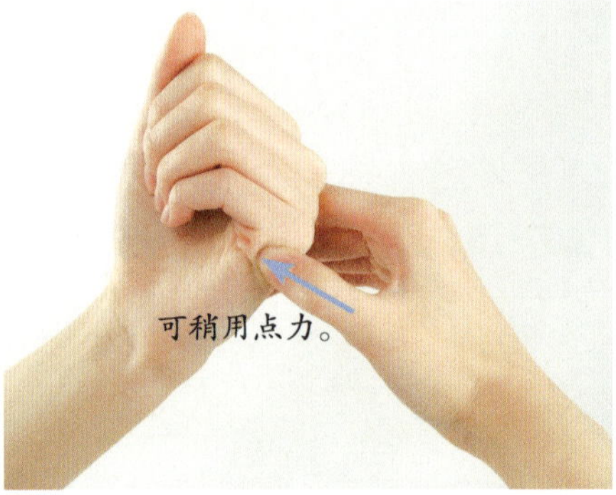

1 用拇指指腹揉按肩关节反射区5~10分钟。能改善肩关节周围的血液循环，起到行气活血止痛的作用。长期坚持，可以缓解肩颈酸痛。

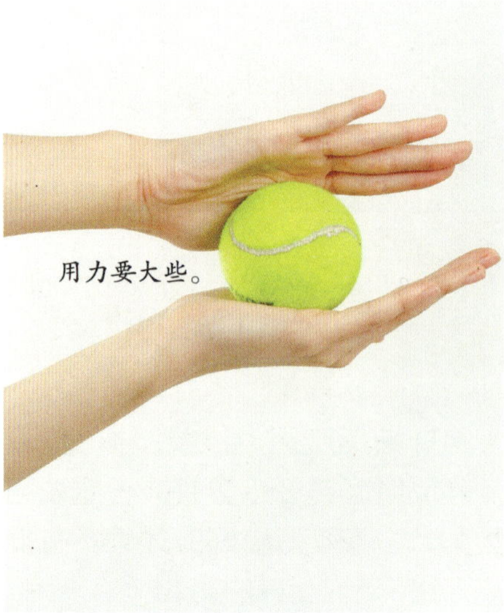

2 拿一只网球，用双手夹住然后缓慢而有力地转动，使球对整个手掌进行刺激，可以消除肩颈疲劳，调节人体组织器官的功能。

耳部刺激 耳廓

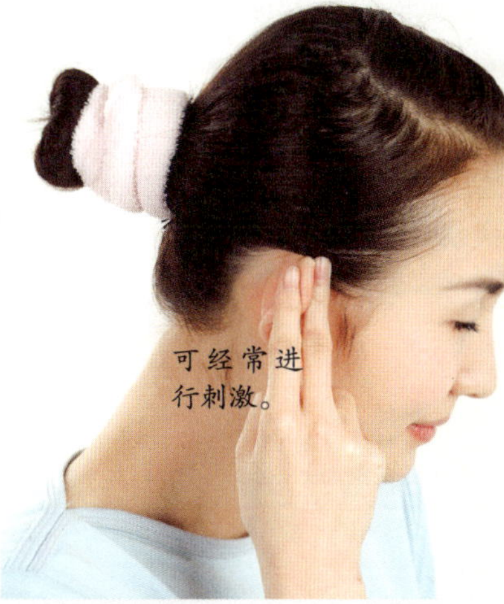

按摩方法

将耳廓稍向前折，用双手食指、中指夹住耳廓进行按摩，先上后下，反复 5~10 次，至耳朵发红发热。经常按摩耳廓，能促进耳部血液循环，调节各种机能。

一试就灵的小方法

肩部疲劳缓解法：自然站立或端坐于椅上。左肩先向前环绕，重复 10 次左右；右肩做同样动作，重复 10 次左右。

木棍操：握住木棍两端，慢慢往头上举，然后保持双臂伸直，往后方轻轻摆动 10 次，尽量保持往后摆时吸气，往前摆时呼气。然后用力握住木棍两端，让双手从前到后，再从后到前的绕着头运动，逆时针和顺时针分别做 5 次。

足部按摩 隐白穴、至阴穴

附赠“肩周炎”足部按摩视频

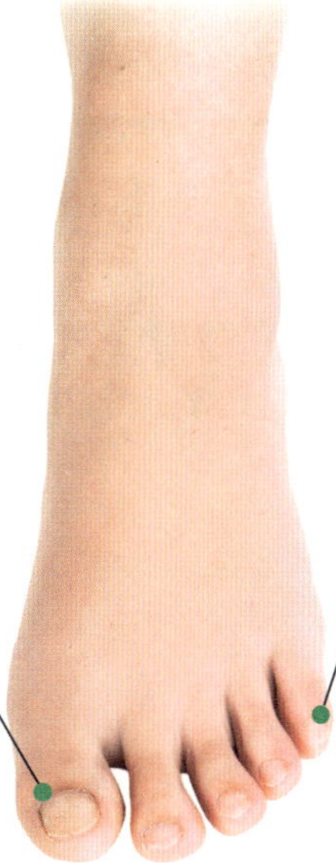

按摩方法

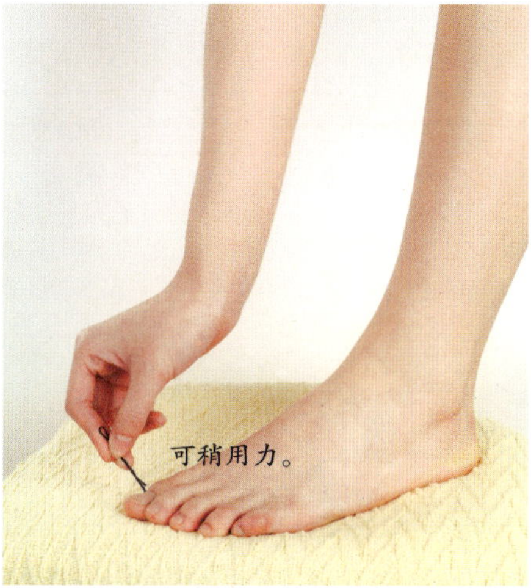

1 用发夹刺激隐白穴 7~15 次，每天 1 次，能健脾统血、补中益气，还能改善血液循环，舒缓肩颈部肌肉。

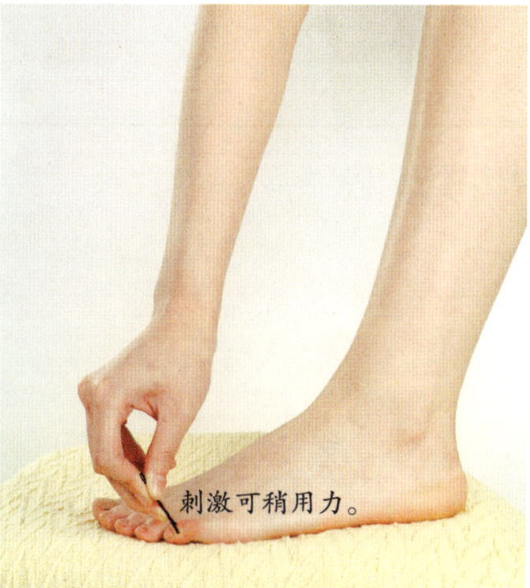

2 再配合刺激至阴穴 7~15 次，可改善血液循环，加速体内废物的排出，有效缓解肩颈部酸痛。

视疲劳

扫码看视频

视疲劳一般多是由于用眼过度，或长时间看电视、电脑屏幕等有一定辐射性的物体而造成的。视疲劳的症状多种多样，常见的有近距离工作不能持久，眼及眼眶周围疼痛、视物模糊、眼睛干涩、流泪等症状，严重者还会出现头痛、恶心、眩晕等症状。

手部按摩 眼反射区、肝反射区、商阳穴

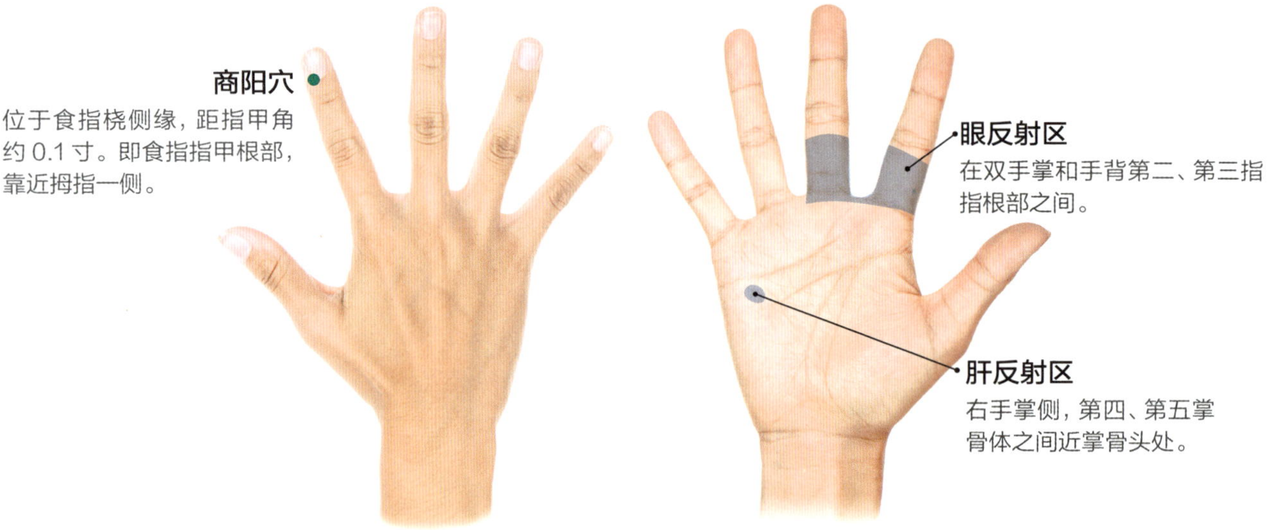

按摩方法

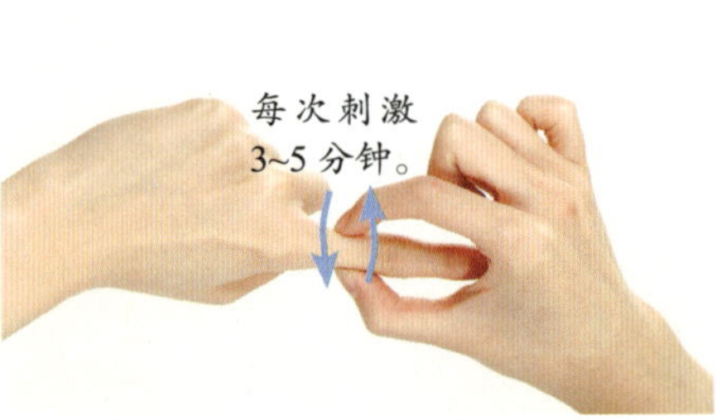

1 用拇指和食指来回旋转掐揉眼反射区 3~5 分钟，力度要尽量重，对缓解眼部疲劳有良好的作用。

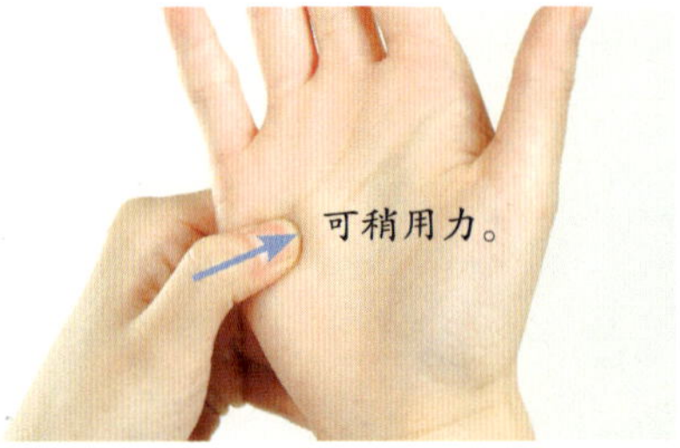

2 用拇指关节重力推按肝反射区 3~5 分钟。力度尽量加重，但注意不要擦伤皮肤，以能感觉到按摩部位的酸胀为宜。

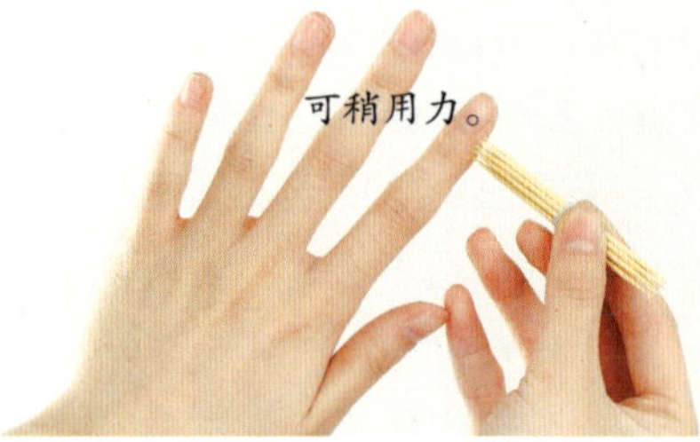

3 用拇指和食指掐按商阳穴 3~5 分钟，若能用艾灸或发夹等尖锐物刺激则效果更好。

耳部刺激 耳垂

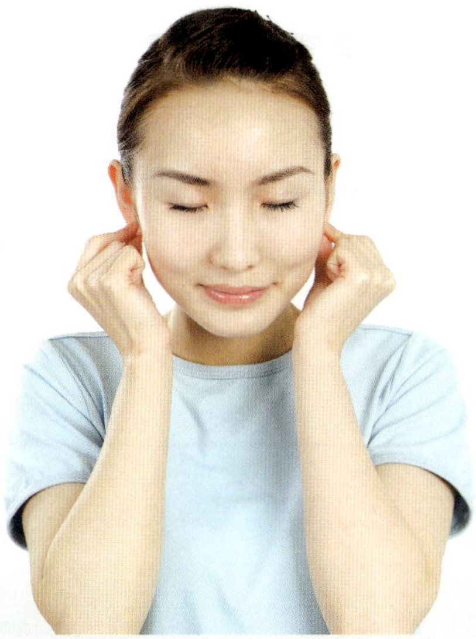

按摩方法

眼疲劳时双手用力向下牵拉耳垂 15~20 次，此法简便易行，而且非常有效。耳垂上多为头面部穴位区，经常按摩对缓解视觉疲劳、眩晕等有很好的效果。

一试就灵的小方法

转眼睛：疲劳时眼睛和颈部运动也是很有效的，让颈部向左右各旋转 20 次，眼睛依次看向左、右、左上、右上、左下、右下，然后闭眼休息几秒。

足部按摩 厉兑穴、足临泣穴

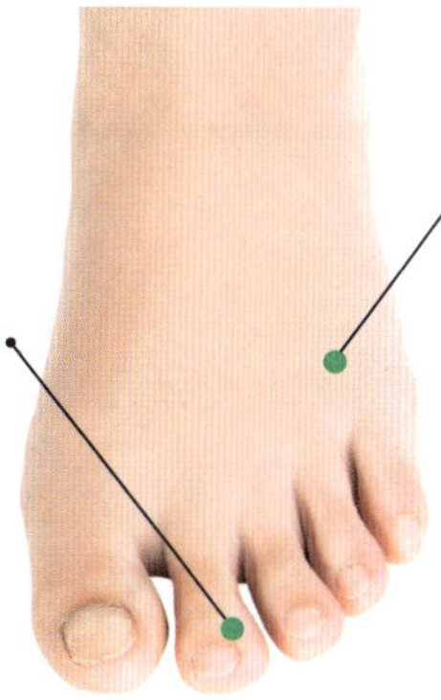

按摩方法

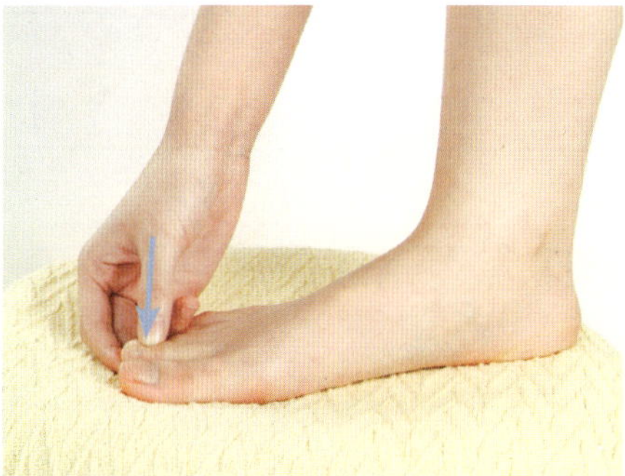

1 用拇指指腹揉按厉兑穴，力度要稍重，可醒脾健胃，促进脾胃之升清降浊和运化食物的功能。经常按摩厉兑可缓解视疲劳。

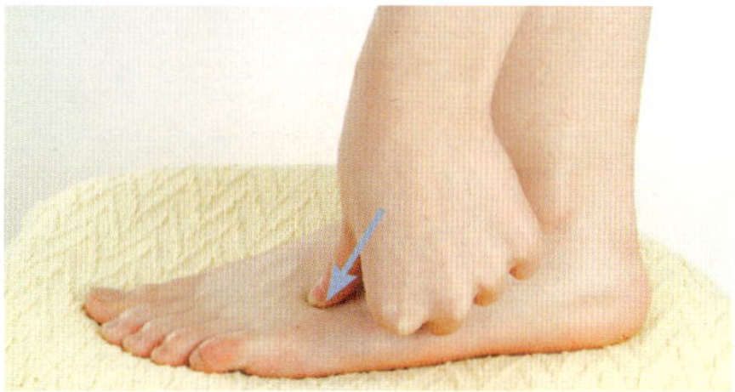

2 点掐足临泣穴。每日 2 次，每次 3~5 分钟。若能艾灸则效果更好。此穴能平肝熄风、化痰消肿，可辅助治疗视疲劳、头痛、目眩、耳鸣等。

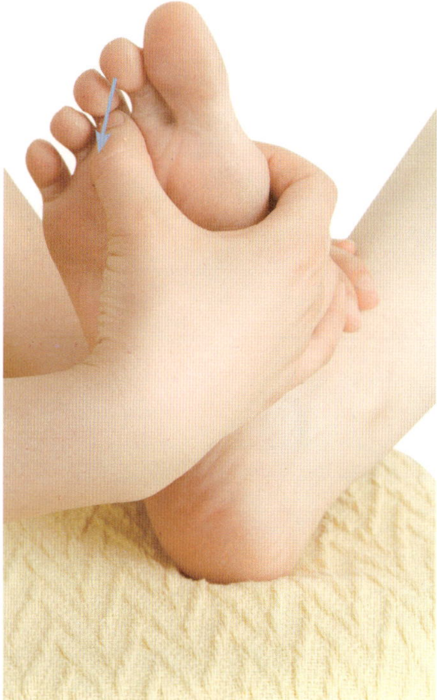

3 足底足趾根部的弧形带状区域，对治疗眼疲劳也非常有效，也称为“眼睛疲劳带”。每晚洗脚时可重力推按此区域 10~20 次。

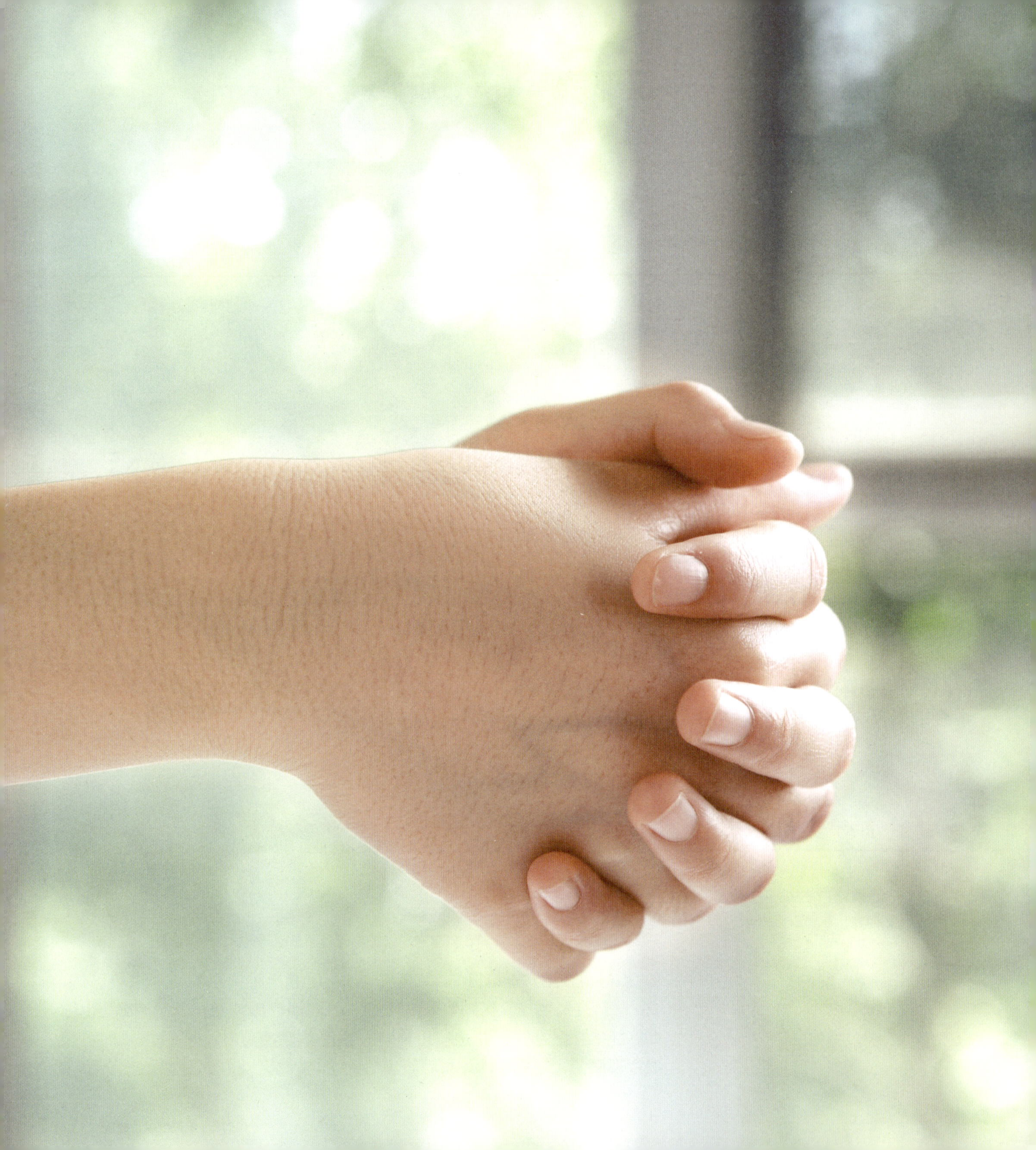

PART 4
生殖保健按摩篇

前列腺疾病 阳痿
月经不调 痛经
乳房肿块 性冷淡
更年期综合征

阳痿

阳痿是男性不能保持阴茎勃起状态的一种疾病。一般阳痿的发病原因，除生殖器官的器质性病变外，很多患者是受到精神因素影响而导致的功能紊乱。由于阴茎勃起主要是血管充血引起的，所以年纪较大的患者，常常因动脉粥样硬化或糖尿病等器质性病因导致阳痿。以下是一些简易可行的手足耳按摩方法，能够起到治疗阳痿的功效。

手部按摩 生殖腺反射区、肾点、命门点

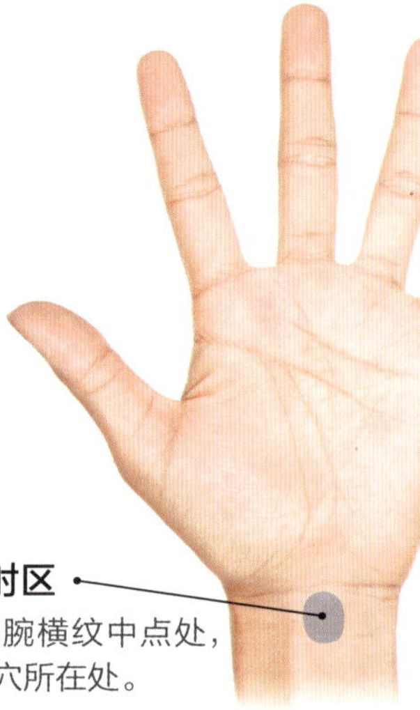

保健按摩方法

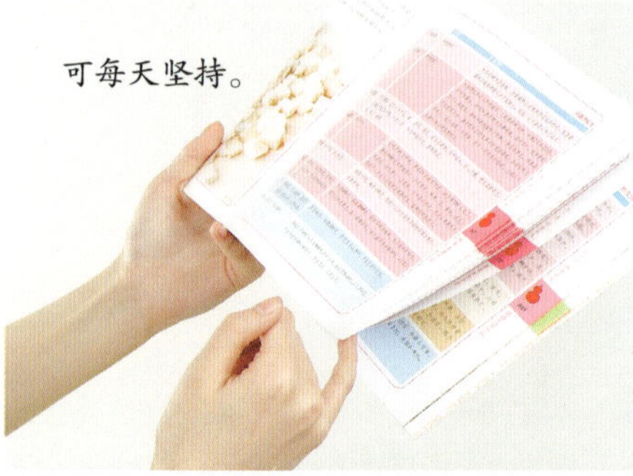

1 在上下班坐公车的时候，用小指勾住吊环，刺激锻炼小指；平时看书时，尝试用小指翻书等方法都能刺激小指，可以收到好的效果。

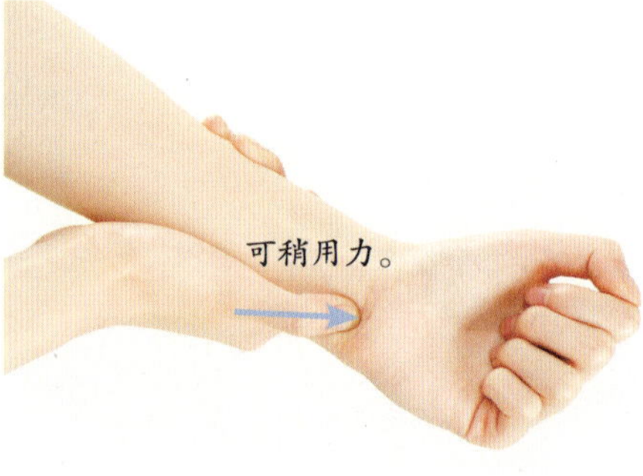

2 每天坚持按摩生殖腺反射区 20 分钟，持续不断，精力就会增强。按摩时，放松心情深呼吸，在吐气时进行反射区按摩 15 分钟左右。

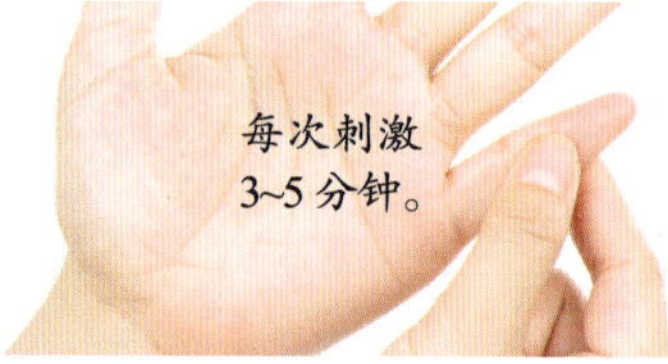

3 配合用拇指指端重力按小指上的肾点，效果更强。

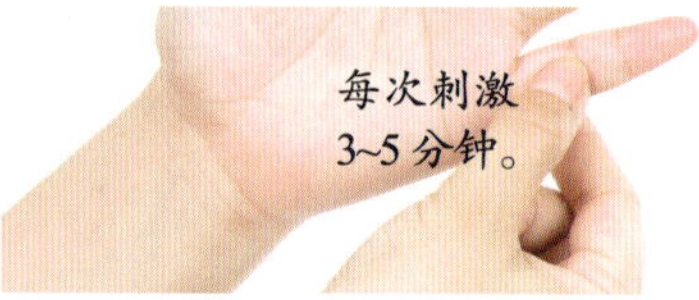

4 配合用拇指指端重力按小指上的命门点，效果更强。

耳部刺激 耳轮

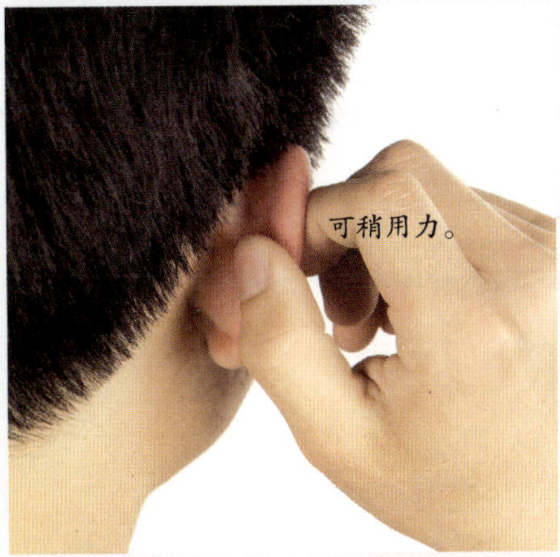

按摩方法

双手握成空掌，以拇、食二指，沿耳轮上下来回推摩，直至耳轮充血发热为止。每日两三次，此按摩手法有补肾、健身之功效。

一试就灵的小方法

戒指按压：无名指与全身的内分泌有关，把戒指戴在无名指上对于调节激素水平以及促进全身血压循环很有帮助。可以有意识地用戒指对无名指进行按压，方法为：把戒指推到第二关节处，然后从旁边按压戒指，坚持3秒左右，把手放开，然后再反复进行7次。每天早晚坚持按压对强化生殖系统功能很有好处。

足部按摩 垂体反射区、前列腺反射区

垂体反射区
位于双脚拇趾趾腹中央部位。

前列腺反射区
位于脚跟骨内侧，踝骨后下方的三角形区域，前列腺的敏感点在三角形直角顶点附近。

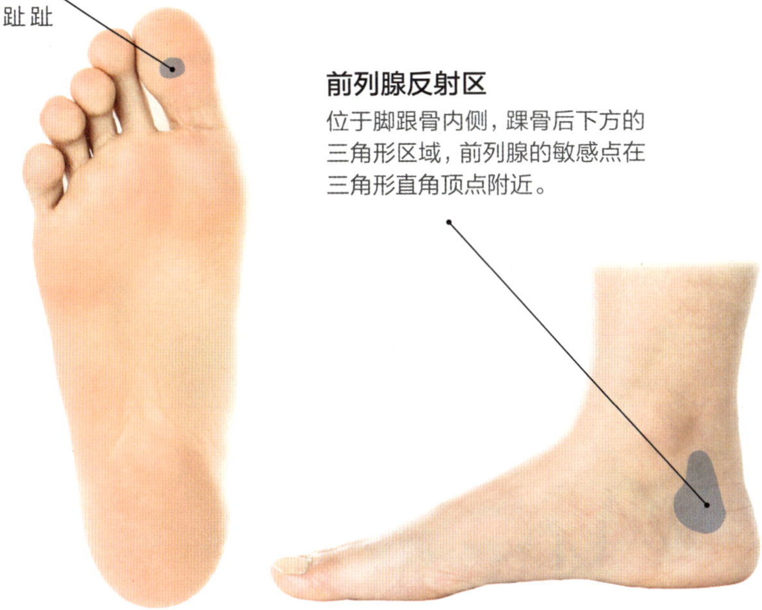

按摩方法

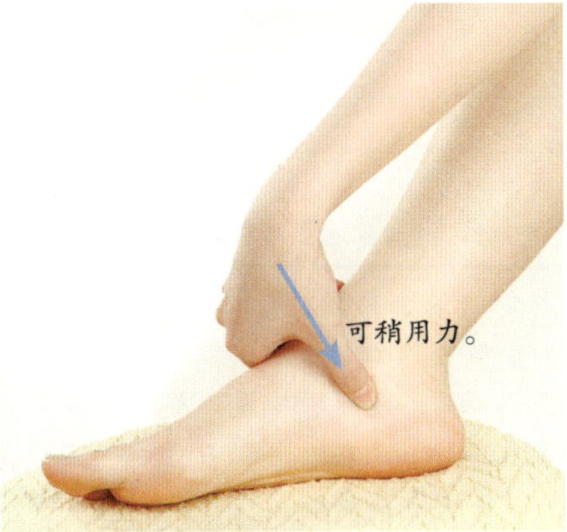

1 用拇指指腹推按前列腺反射区3~5分钟，指掌要紧贴体表，用力稳健，速度缓慢均匀，应沿骨骼走向施行，可以调节人体内分泌，改善阳痿症状。

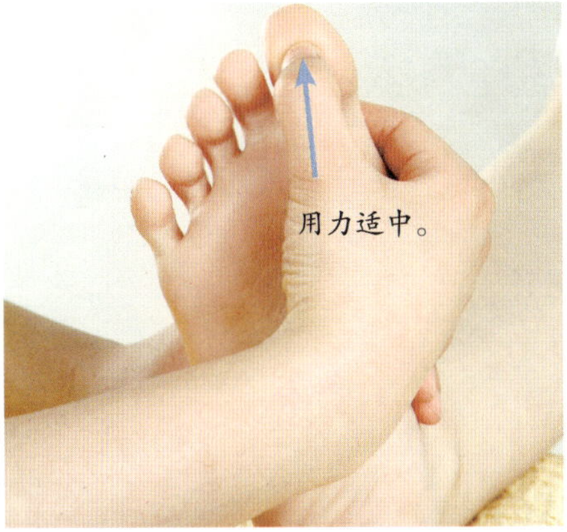

2 用拇指指腹按揉垂体反射区3~5分钟，能起到辅助治疗阳痿的作用。

前列腺疾病

前列腺疾病是男性的常见病，多发生于20~40岁的青壮年。前列腺疾病与男性激素水平的改变有很大关系，前列腺肥大会导致前列腺内尿道狭窄，尿道或膀胱感染扩散到前列腺会引发前列腺炎。以下是一些简易可行的手足耳按摩办法，能够起到治疗前列腺疾病的功效。

手部按摩 前列腺反射区

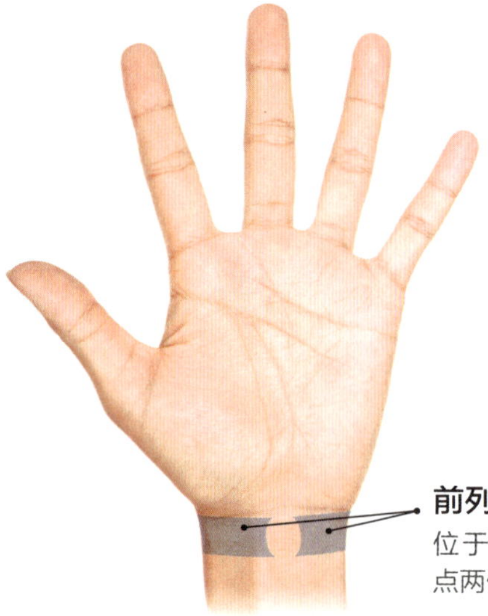

按摩方法

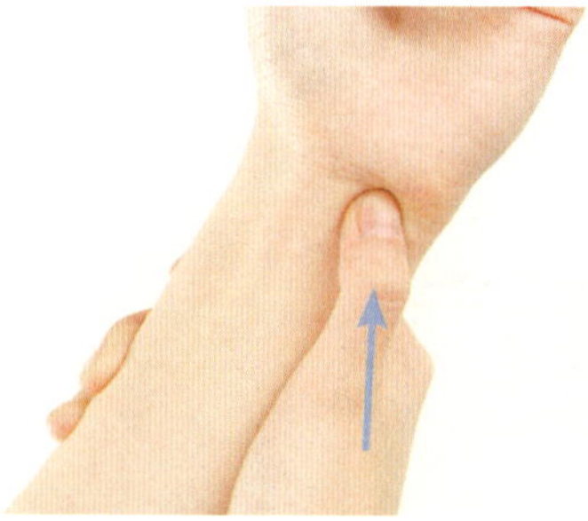

用拇指按住前列腺反射区，其余四指扶住手腕，用拇指指腹重力推按。推时手指在前，手掌在后，推行的方向一般沿手部的骨骼方向施行。

一试就灵的小方法

将等量的朱砂根、海冬青、八仙花根混合，煎成药草茶，每天服用3次，每次三四汤匙，能减轻排尿疼痛。如果灼热现象持续，可在以上配方里加入药蜀葵叶，以发挥其缓和功效。

耳部刺激 尿道反射区、内生殖器反射区

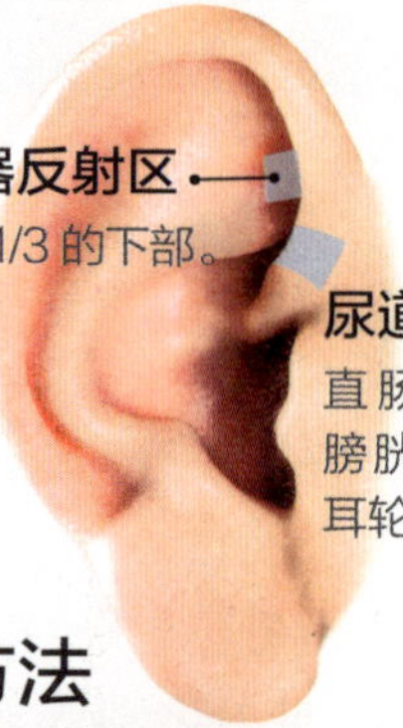

按摩方法

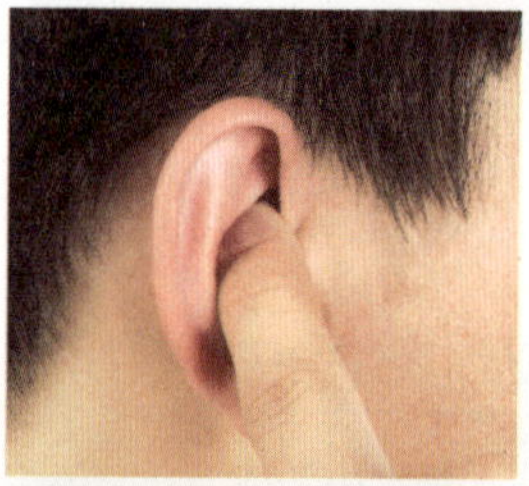

1 先用指揉按内生殖器反射区3分钟，以每分钟75次的频率。

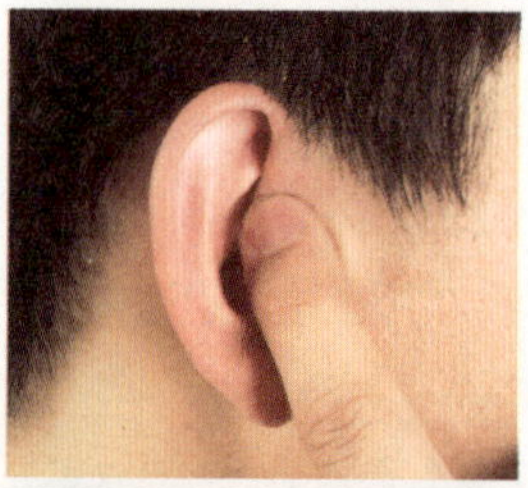

2 再用指揉按揉尿道反射区3分钟，以每分钟75次的频率。

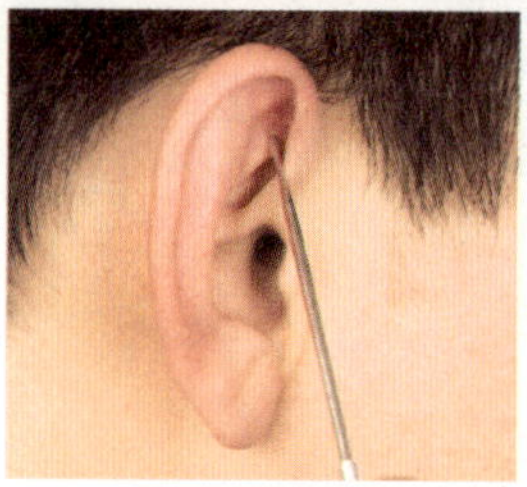

3 最后用按摩棒揉耳甲艇3分钟，以每分钟75次的频率。

足部按摩 前列腺反射区、肾上腺反射区、肾反射区、输尿管反射区、膀胱反射区

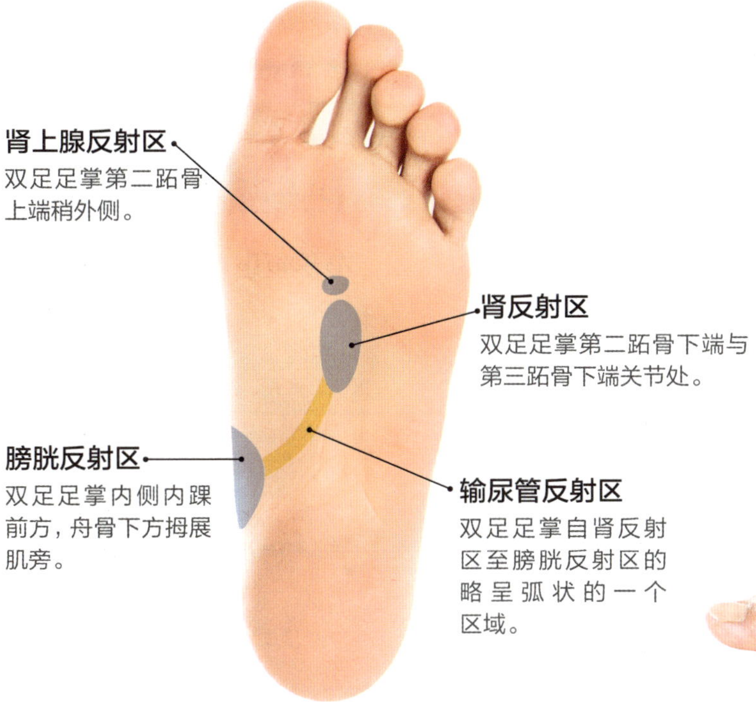

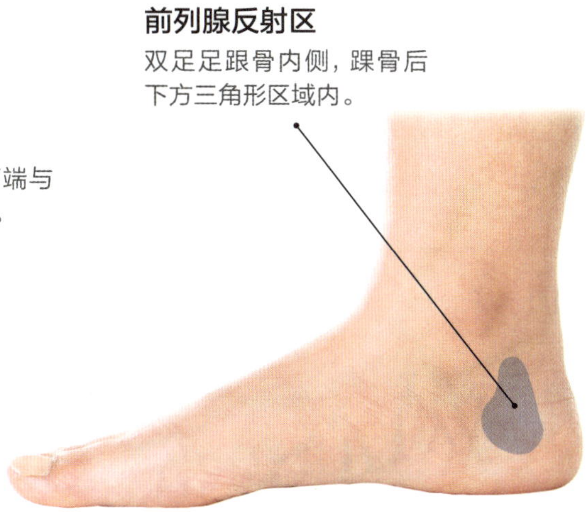

按摩方法

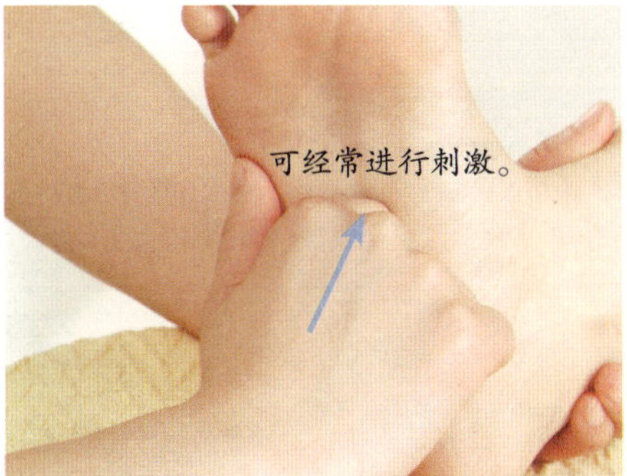

1 拇指固定，食指弯曲，重力刮压肾、输尿管、膀胱反射区各 2 分钟左右。

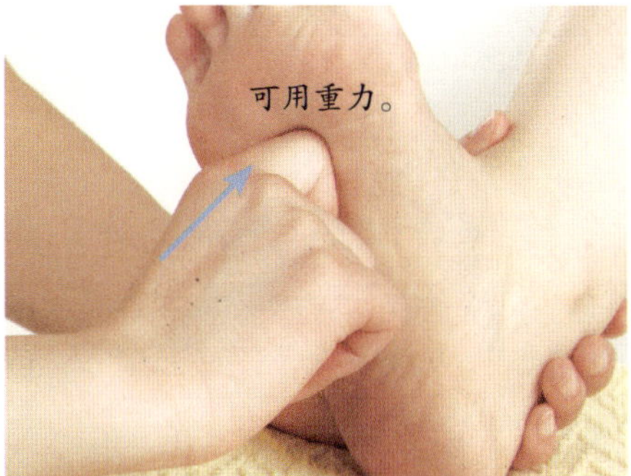

2 食指第一指间关节顶点施力，揉压肾上腺反射区 2 分钟，采用中等力度。

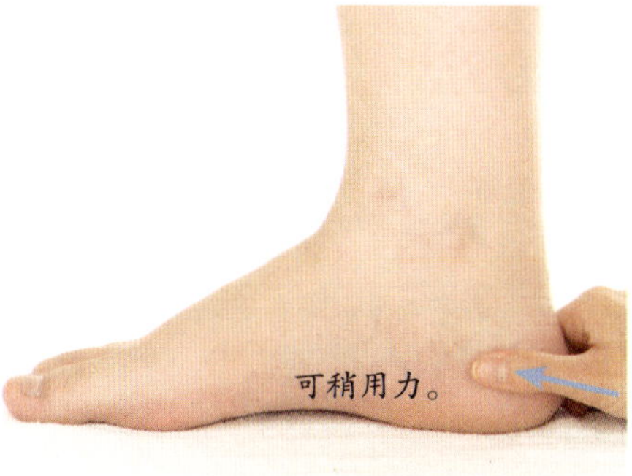

3 用拇指按揉前列腺反射区 2 分钟。治疗后 3 天左右，排尿次数减少，而排尿量增加。此时患者会出现倦怠感，这种现象会随病情进一步好转而消失。

月经不调

月经不调是困扰女性的常见病，其罪魁祸首常是生活压力、电磁波、湿凉环境等。会出现月经提前或错后、经血量少或量过多、经色不正常并伴有全身乏力、头昏、腰酸、怕冷喜暖等症状。中医以针灸、按摩结合具体的辨证进行治疗，疗效显著。

手部按摩 生殖腺反射区、肾点

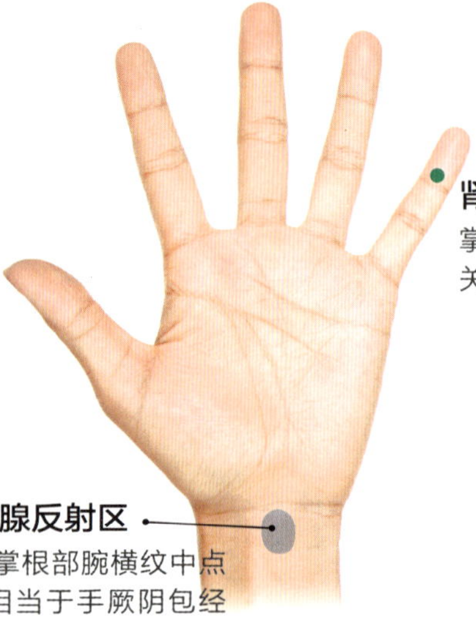

按摩方法

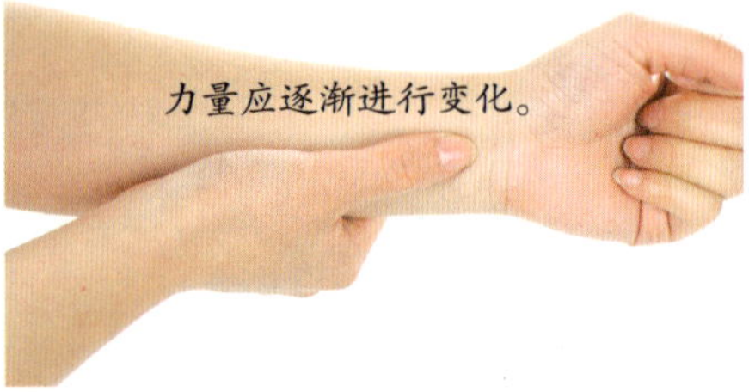

1 用拇指指腹揉按生殖腺反射区3~5分钟，用力轻揉，动作连续而有规律，着力由小渐大，再由大渐小，均匀持续地旋转回环。

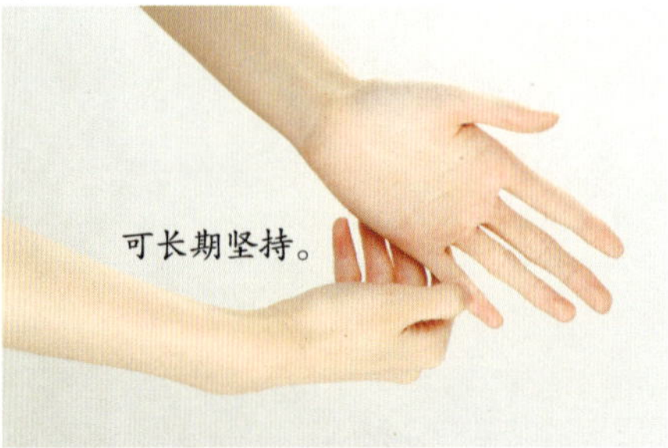

2 按摩小指上的肾点7~15次。小指与子宫等器官相联系，经常按摩小指可以增强生殖器官的功能，调节内分泌，改善月经不调症状。

耳部刺激 缘中反射区、内分泌反射区、内生殖器反射区

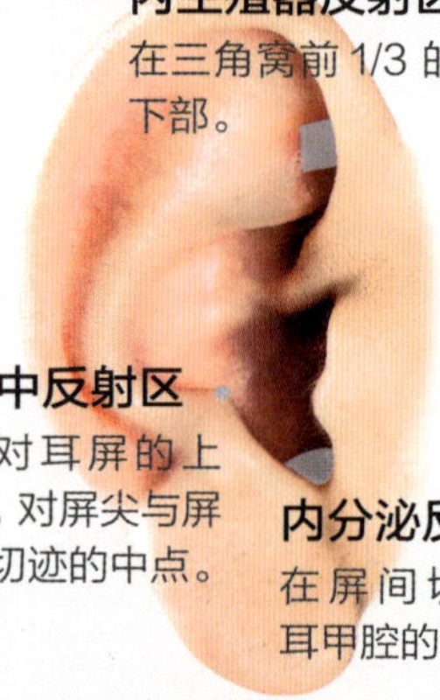

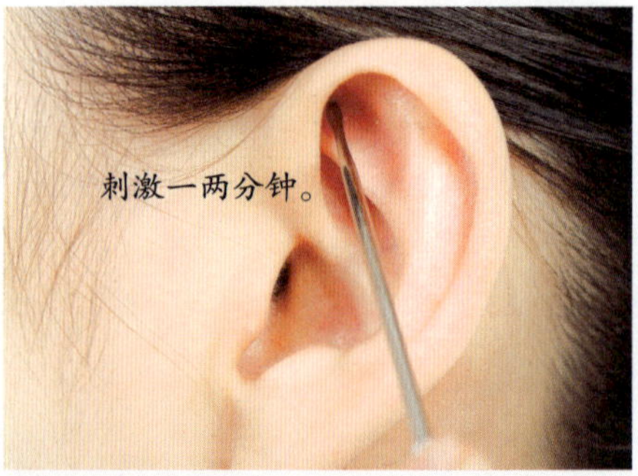

按摩方法

用食指或按摩棒按顺序依次点按内生殖器、缘中、内分泌反射区。双手配合一压一松，由轻到重，以能忍受为度。每反射区点按一两分钟，每日1次。以耳廓发红并有热感最好。

足部按摩 三阴交穴、太溪穴、太冲穴

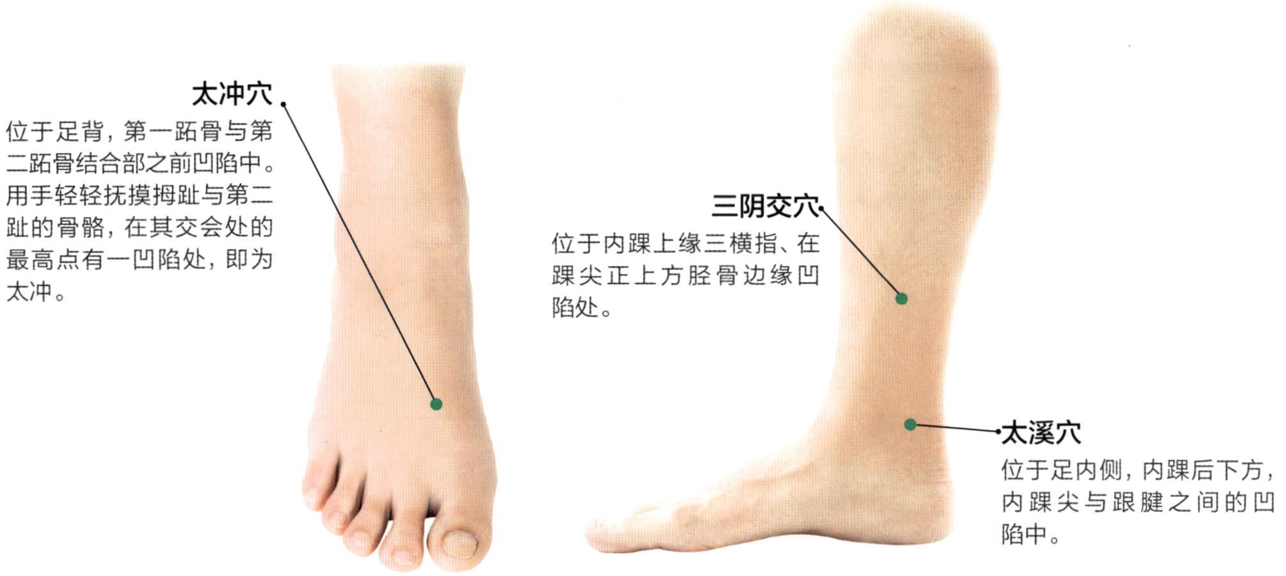

按摩方法

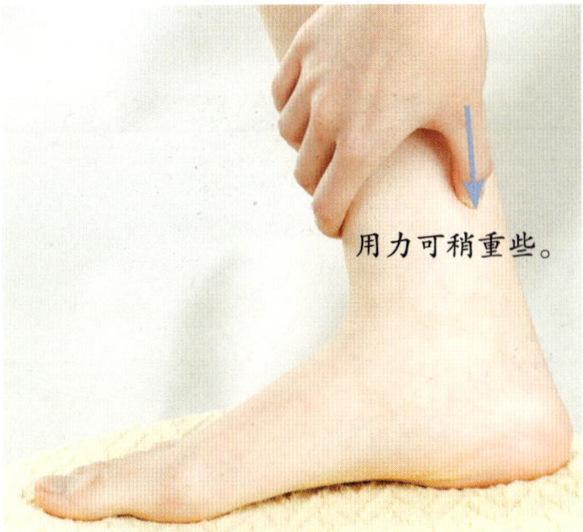

1 用拇指指腹揉按三阴交 3~5 分钟。三阴交穴可调经养血补阴，但其有引发流产的危险，妊娠期妇女要慎用。

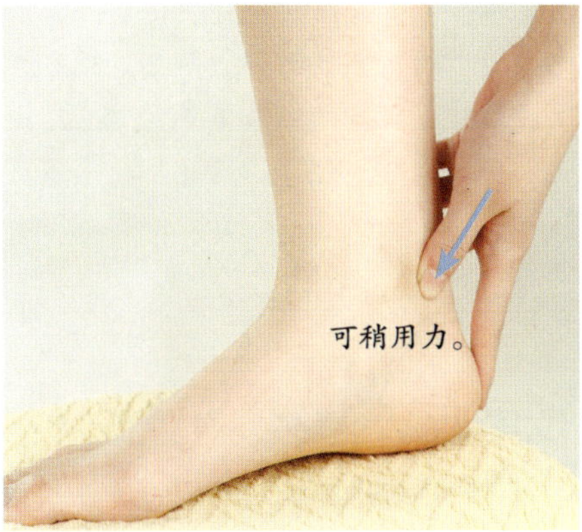

2 食指扶住足跟，拇指放在太溪穴，按揉 3~5 分钟。手指不要离开皮肤，每做完一个动作，拇指就稍前进几毫米。动作有节律地进行，力度以局部胀痛为宜。

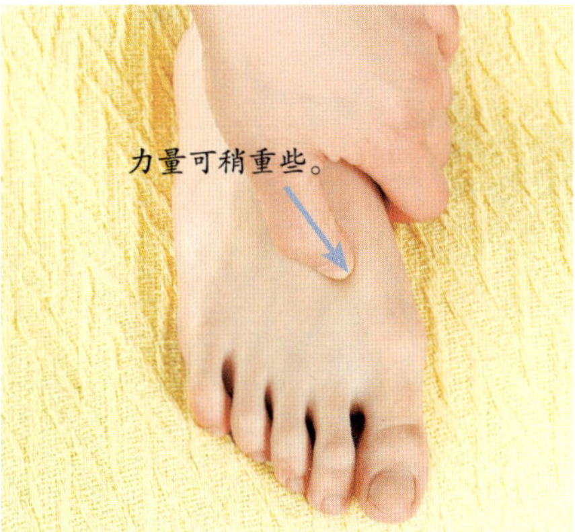

3 揉按太冲穴 3~5 分钟。依此手法每日按摩 2 次，10 天为 1 个疗程。在行经前 7~10 天开始按摩。需注意经期勿按摩，以免经量增多。

痛经

痛经是女性月经期的常见症状，一般都是生理性的，是由于月经期前列腺素的分泌刺激了阴道和子宫收缩引起的痉挛性疼痛。这种症状也与阴道宽窄情况和处女膜的存在有一定的关系。所以痛经多见于未婚女性，因为未婚女性的阴道比较窄，而且有处女膜存在，使得经血不易排出。而已婚妇女，特别是生过孩子的已婚妇女这种情况会大大改善。

手部按摩 合谷穴

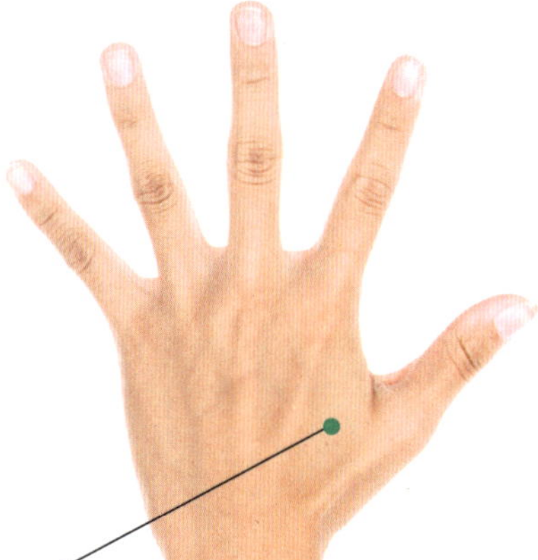

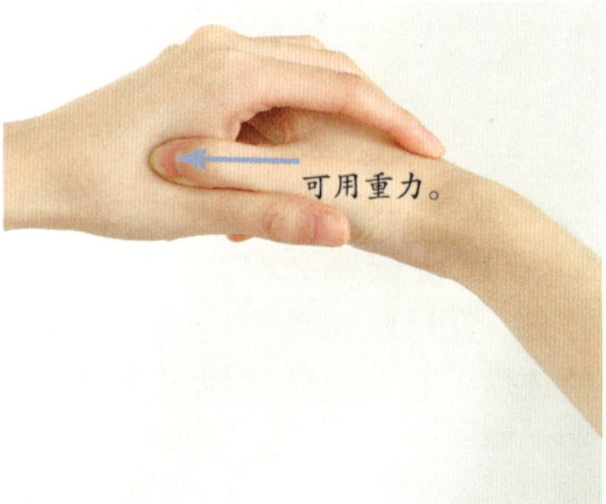

一试就灵的小方法

腰部运动：先跪在地板或床上，做跪坐的姿势，然后腰部向左扭，双手向相反的右边地板伸展，从一数到十，然后反方向进行。这种扭动腰部的体操，可以促进腰部血液循环，减少月经带来的疼痛。

按摩方法

疼痛剧烈时，用拇指指甲掐按合谷穴 20~30 次，可以起到很好的止痛效果。手法宜重，刺激应强，以增强其行气止痛的作用。手部按摩可在月经来潮前 1 周进行，连续 3 个月为 1 个疗程，经过一两个疗程可基本治愈。

耳部刺激 内生殖器反射区、内分泌反射区、交感反射区、神门反射区

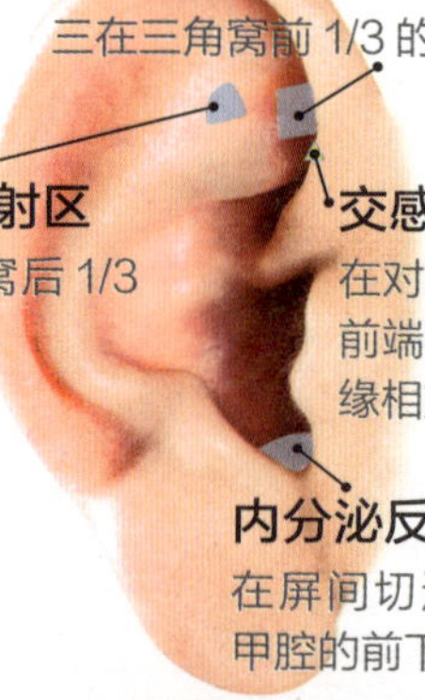

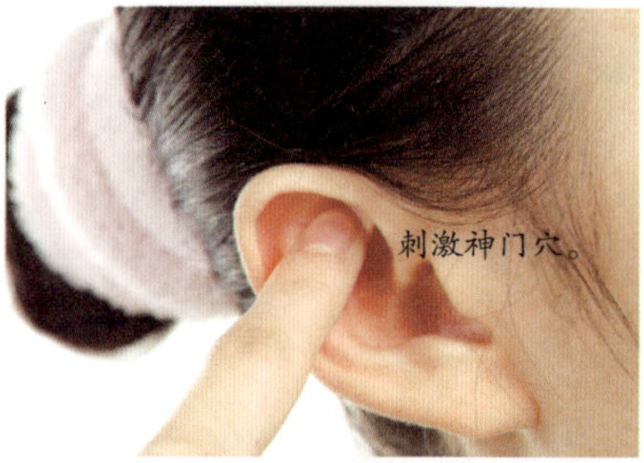

按摩方法

取内生殖器、内分泌、交感、神门等反射区。按摩直至出现胀痛、灼热感为止。隔日交换 1 次，两耳交替进行。每天按摩 3~5 次。除了按摩，还可对上述穴位进行贴压。

足部按摩 大敦穴、水泉穴、三阴交穴

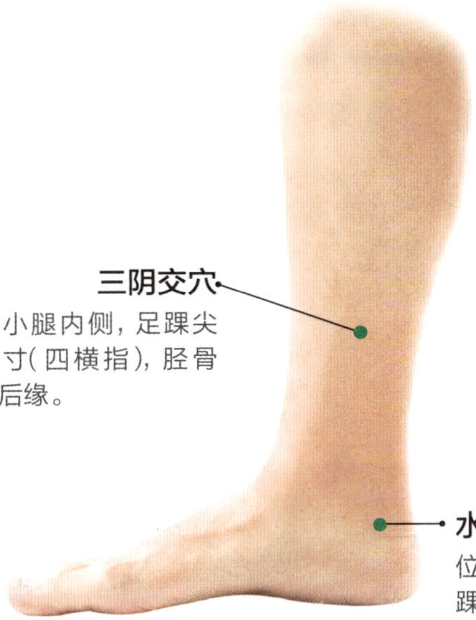

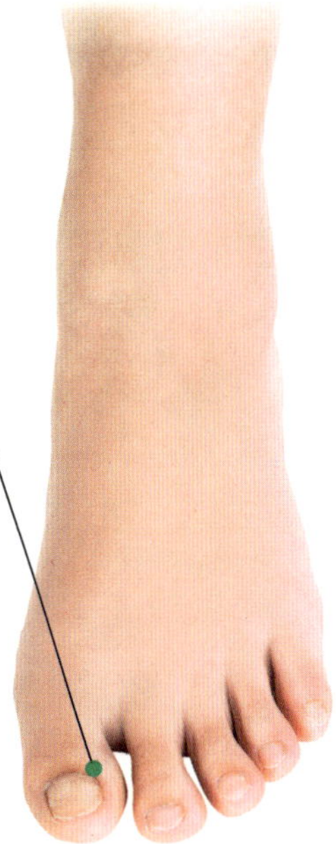

按摩方法

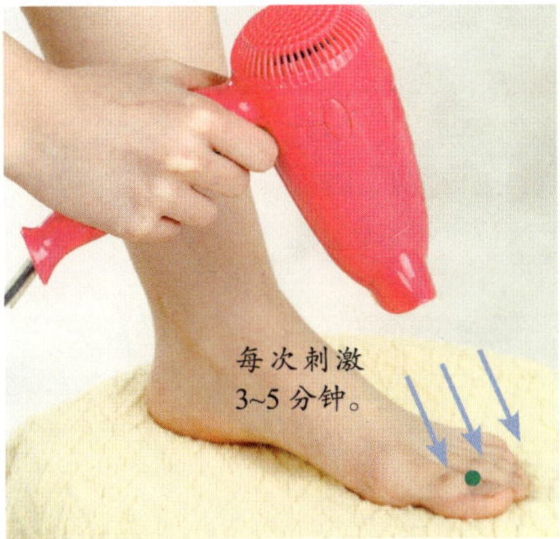

1 和子宫关系最密切的经络是肝经，位于肝经起始点的大敦穴是治疗痛经的重要穴位，每日用吹风机温和刺激该穴位，对痛经有很好的疗效。

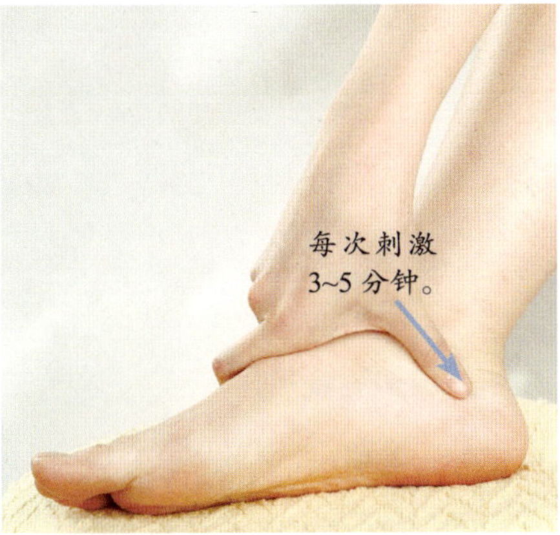

2 用拇指揉按水泉穴，腕部放松，以肘部为支点，前臂作主动摆动，带动腕部和手指作轻柔和缓的摆动，将力通过手指送达所揉部位。

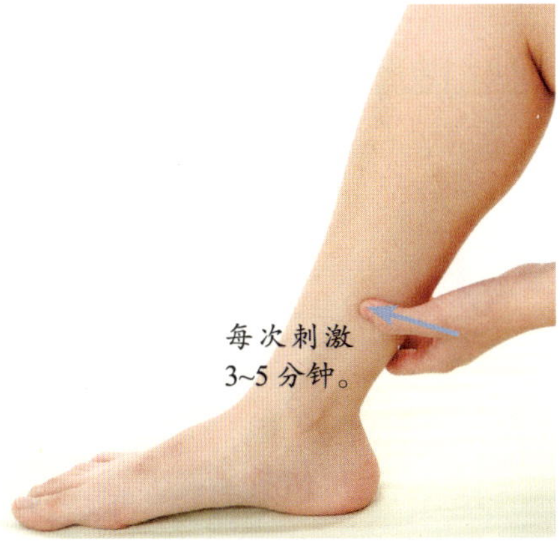

3 三阴交穴是肝、脾、肾三条经络的交汇点，可以调节激素分泌。除按摩外，可用刷子刺激该穴。经期不宜按摩。

乳房肿块

乳房肿块是现代女性的常见多发病症，精神压力，不良情绪，饮食结构失衡，长期接触电脑、微波炉、手机的电磁波辐射等许多原因都可能引起女性内分泌失调而导致乳房肿块的产生。虽然多数肿块是良性的，但女性一定要养成经常检查乳房的习惯，以预防癌变的发生。

手部按摩 肝反射区、会阴点

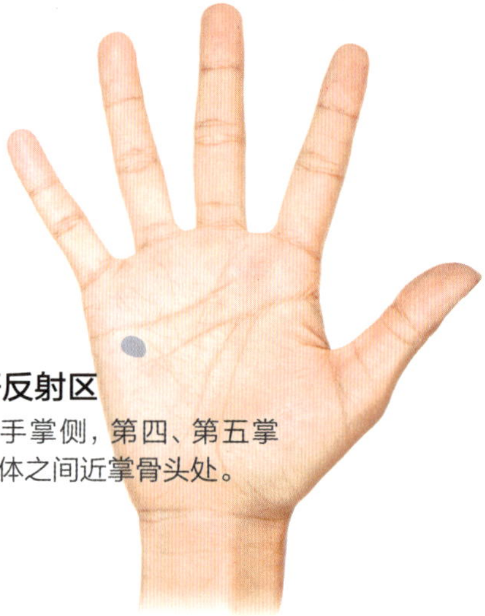

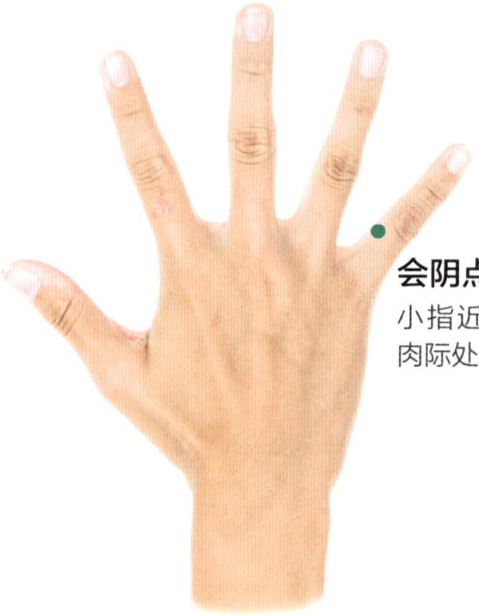

保健按摩方法

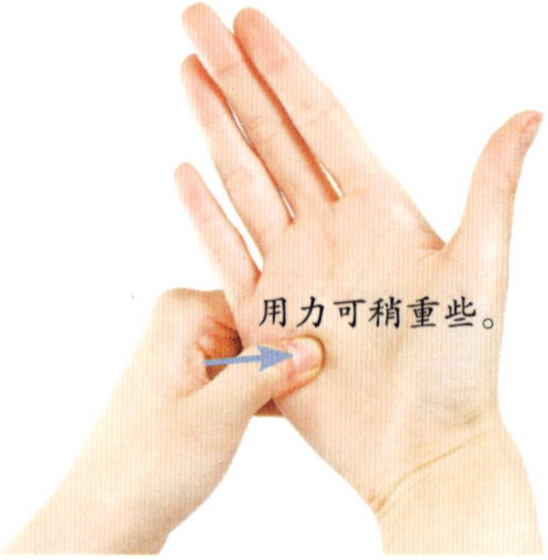

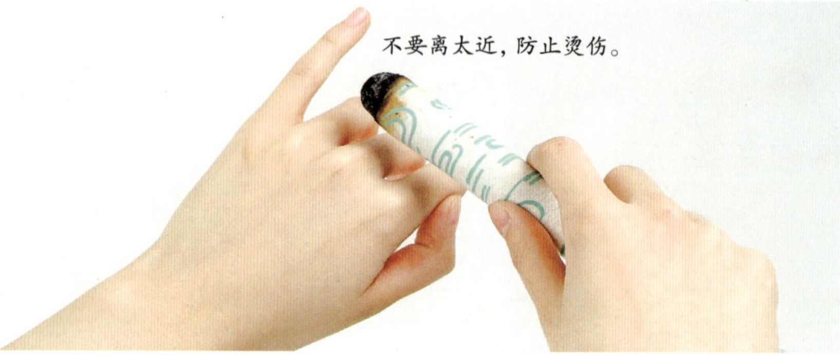

1 按摩肝反射区 5 分钟，可加强肝脏的疏泄功能和脾脏的统血功能，可调节内分泌，可以起到消除乳房肿块的效果。

2 艾灸会阴点 7~15 分钟，可以调节整个生殖系统。对消除乳房肿块有辅助治疗的作用。女性经期时不宜施灸。

耳部刺激 胸反射区、内分泌反射区、肾上腺反射区、肝反射区

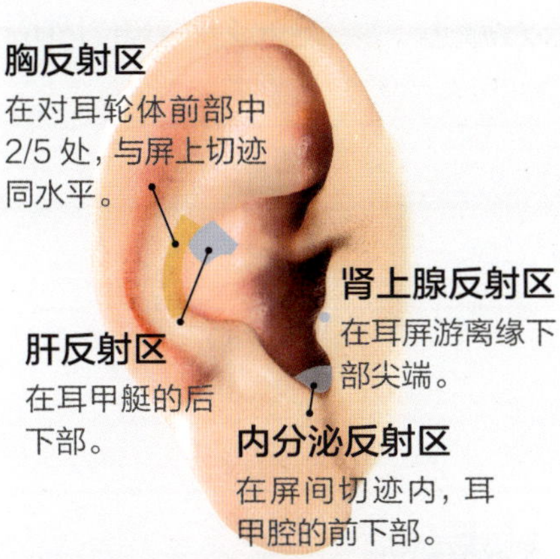

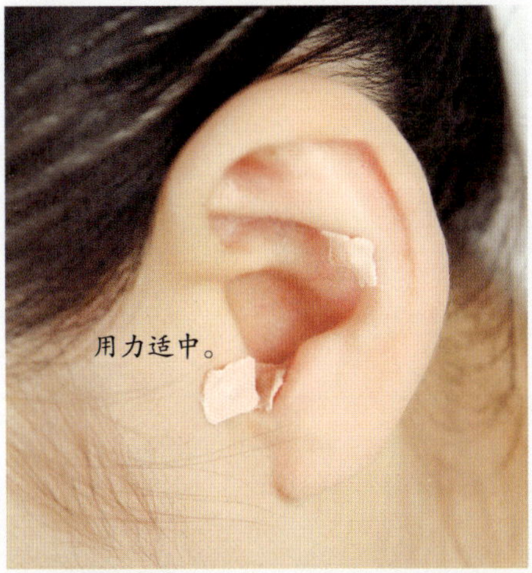

按摩方法

用医用酒精棉球对所选穴位处进行消毒，将中药王不留行籽1粒用小茴香、延胡索等醋制，然后用0.5厘米见方的麝香虎骨膏将王不留行籽压贴于上述耳穴。边贴边按摩，直至穴位上出现胀痛感和耳廓上出现灼热感为止，保留压贴物，每日按压贴压部位3~5次。

足部按摩 胸、乳房反射区，太冲穴

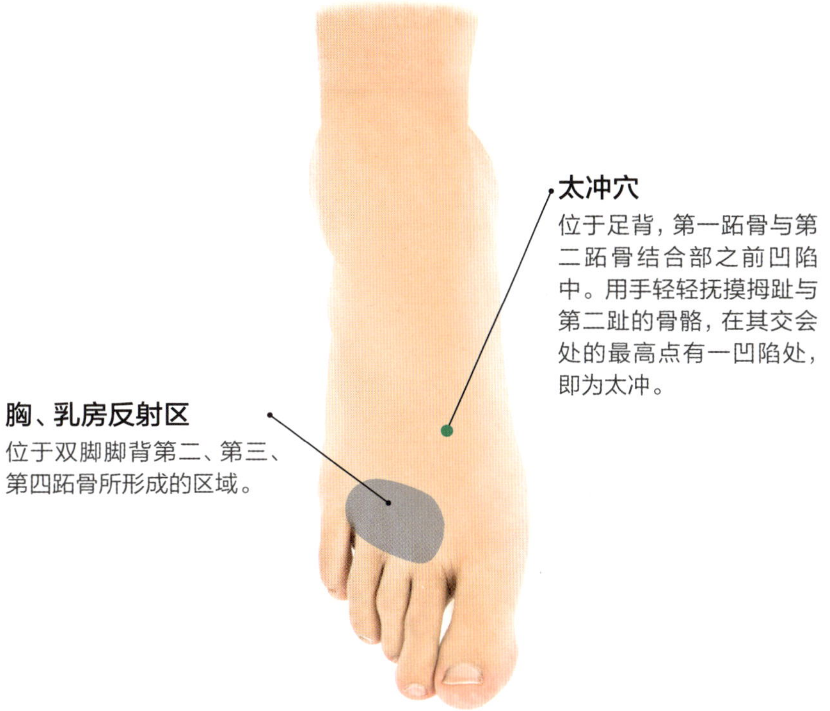

按摩方法

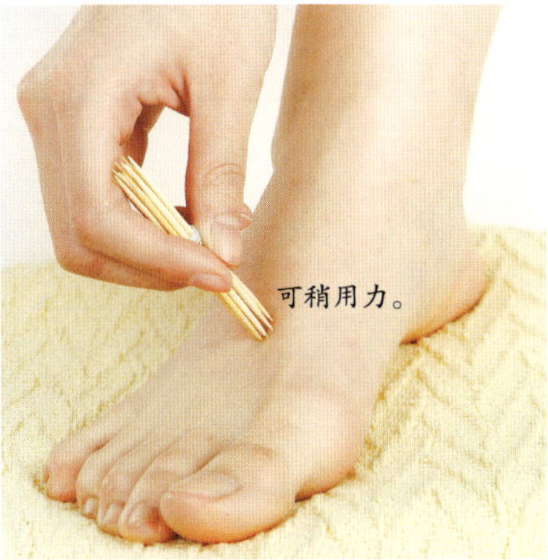

1 用牙签刺激肝经上的重要穴位太冲穴7~15次，乳房肿块多由于肝气瘀滞所引起，所以对该穴刺激可以促进肿块消除。

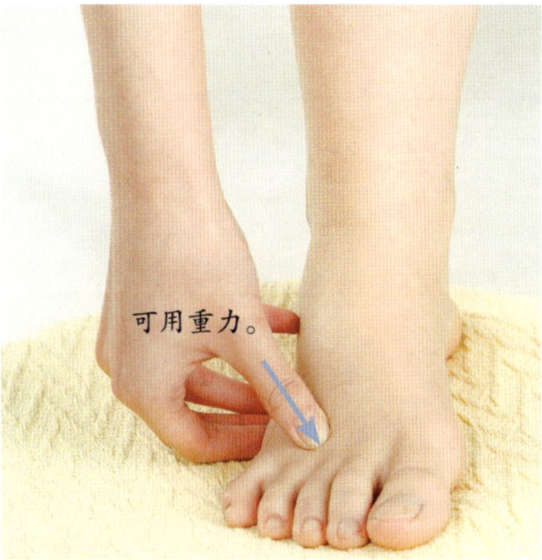

2 重力推压胸、乳房反射区，3~5分钟。每日坚持对足部胸、乳房反射区进行按摩，对乳房肿块的消散有一定的治疗效果。

性冷淡

性是人类最基本的生理需求之一，也是维系良好婚姻关系的重要纽带，性冷淡尤以女性患者多见。它的主要症状有：性欲淡漠、性交疼痛、精神萎靡不振、记忆力减退、腰酸乏力、四肢困倦、乳房萎缩、毛发脱落、性情急躁和月经不调等。

手部按摩 肾反射区、大脑反射区、生殖腺反射区

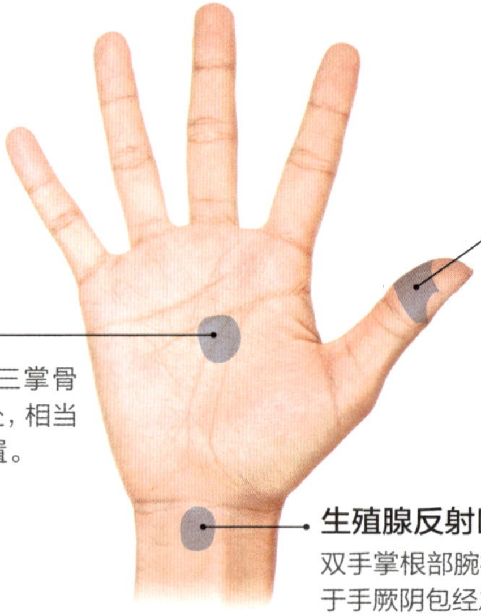

大脑反射区 双手掌侧，拇指指腹全部。

肾反射区 在双手掌面第三掌骨中点，即手心处，相当于劳宫穴的位置。

生殖腺反射区 双手掌根部腕横纹中点处，相当于手厥阴包经之大陵穴。

按摩方法

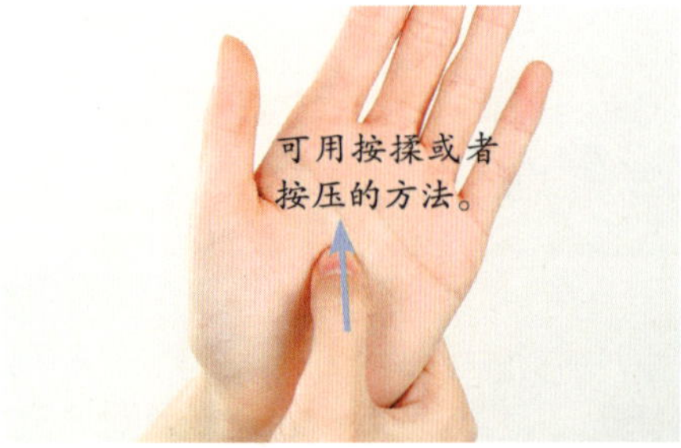

1 用拇指指尖按摩手掌部的肾反射区约 5 分钟。用力宜轻柔，动作要协调而有节律，一般速度每分钟 120~130 次，持续时间宜长些。

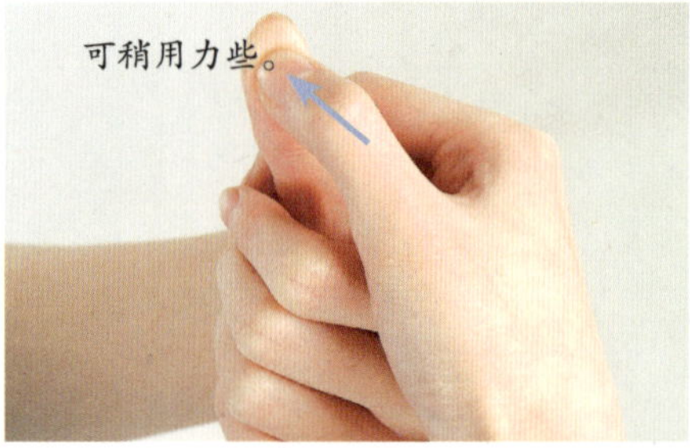

2 用拇指和食指揉捏拇指上的大脑反射区约 5 分钟。捏拿皮肤要松紧适宜，应避免肌肤从手指间滑落，揉动的幅度要适中，不宜过大或过小。

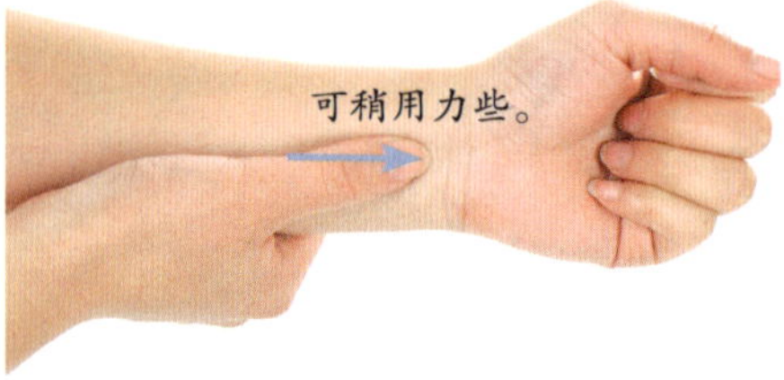

3 用拇指重力推按生殖腺反射区 5 分钟。运用适当的力度，着力部位要紧密接触，压力中等，做到轻而不浮，重而不滞。

耳部刺激 耳廓

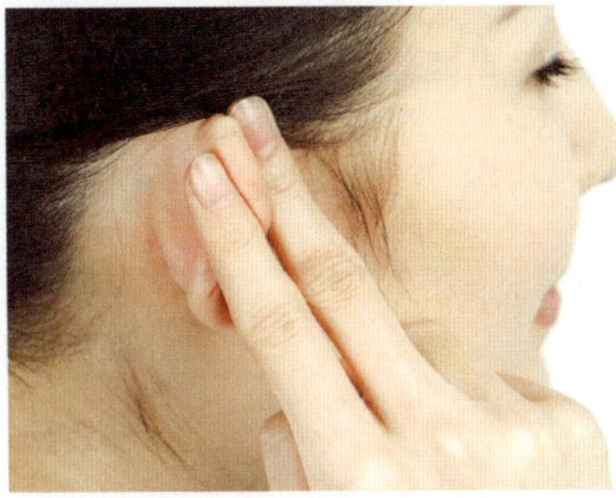

按摩方法

双手掌心自我摩擦发热后，按摩耳廓腹背两面。先将耳廓向后折按摩腹面，然后将耳廓向前折按摩背面，每面反复按摩五六次。也可先做耳背按摩，双手掌心对准耳背轻轻按揉，然后双手掌心对准耳廓腹部，做全耳腹面按摩，正反各转18~27 次，使全耳发热、发红。

足部按摩 大脑反射区、脑垂体反射区、子宫反射区、至阴穴

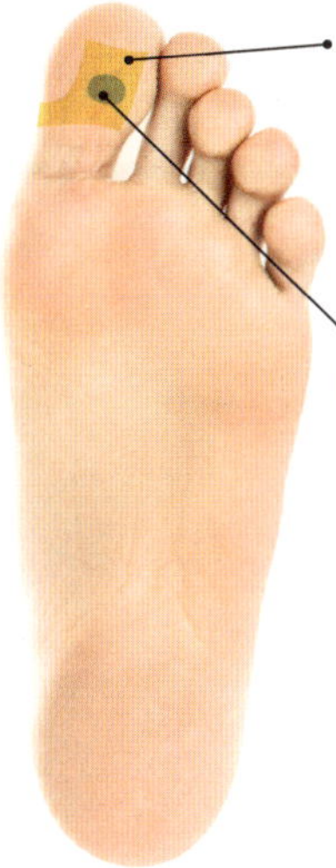

大脑反射区

位于双脚拇趾趾腹全部。

脑垂体反射区

位于双脚拇趾趾腹正中。

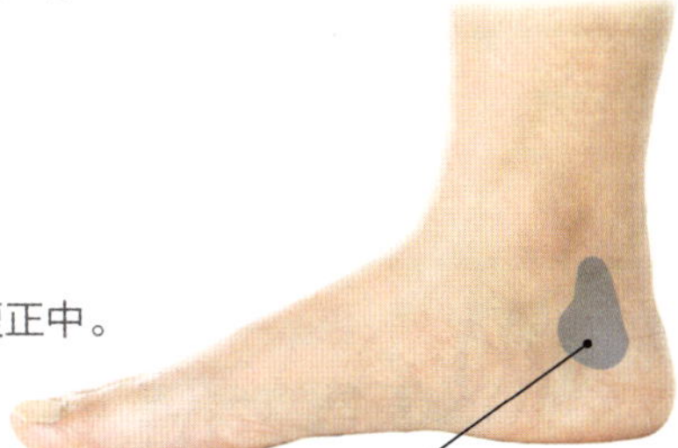

子宫反射区

位于脚跟骨内侧，踝骨后下方的三角形区域，子宫的敏感点在三角形直角顶点附近，子宫颈的敏感点在三角形斜边的上段，尿道及阴道反射区的尽头处。

至阴穴

位于足小趾外侧，距趾甲根角 0.1 寸处。取穴时，正坐垂足着地或仰卧，于足小趾爪甲外侧缘与基底部各作一线，两线交点处即本穴。

保健按摩方法

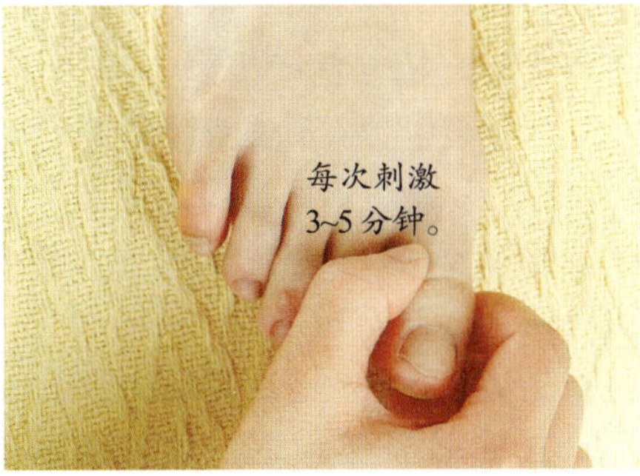

1 性冷淡的人拇趾趾端会有僵硬和浮肿。拇趾是大脑、脑垂体等反射区的位置，也是肝经通过的地方，与生殖器官有密切联系，可经常用拇指和食指揉捏大拇趾，每日按摩 2 次，10 天为 1 个疗程。

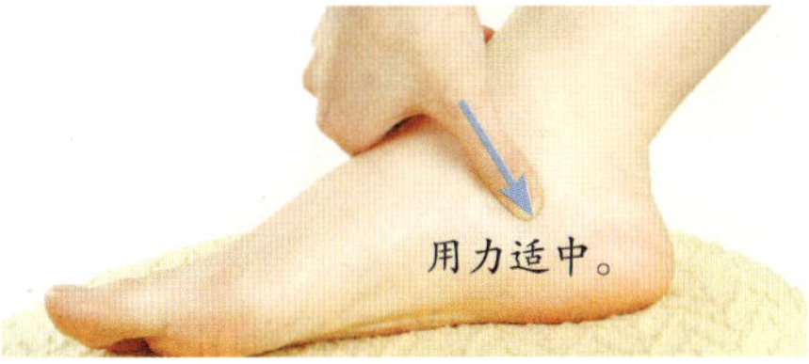

2 推按子宫反射区 2 分钟，按摩力度以反射区胀痛为宜。

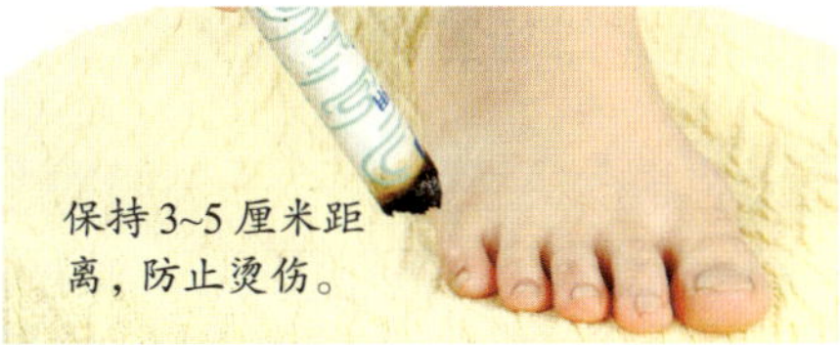

3 至阴穴是治疗性冷淡的特效穴位，用艾灸刺激，每日 1 次，10 天左右，效果就会显效。

更年期综合征

正常情况下，女性在 45~50 岁开始停经，这段时间的前后称为更年期。由于卵巢机能的退化，引起内分泌紊乱，出现自主神经系统功能紊乱的症状，表现为失眠、不安、焦躁、腰痛、心悸、多汗等。这些表现都是生理性的，可以通过按摩等调节方法来缓解症状。

手部按摩 心反射区、肾点、关冲穴

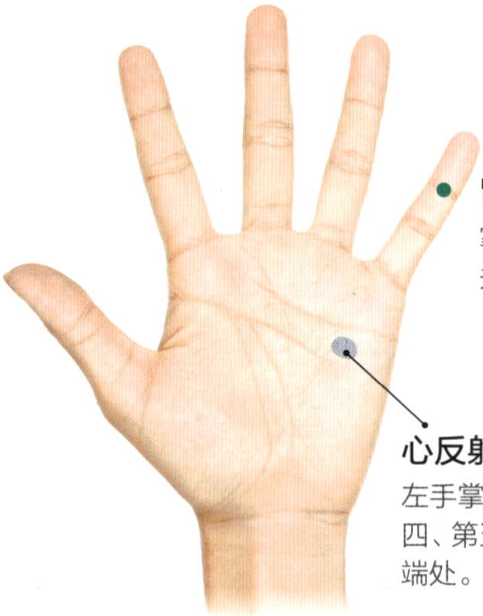

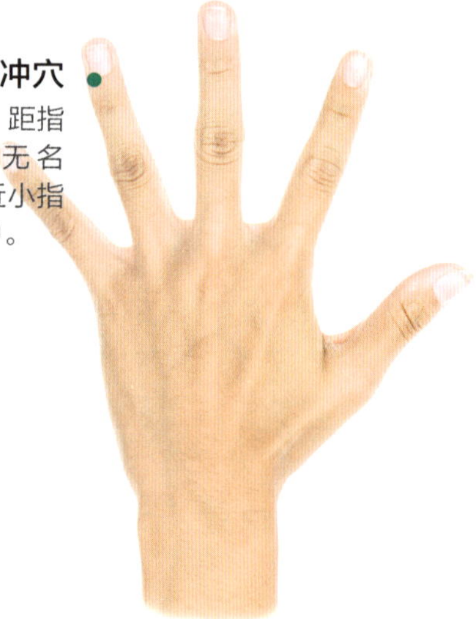

保健按摩方法

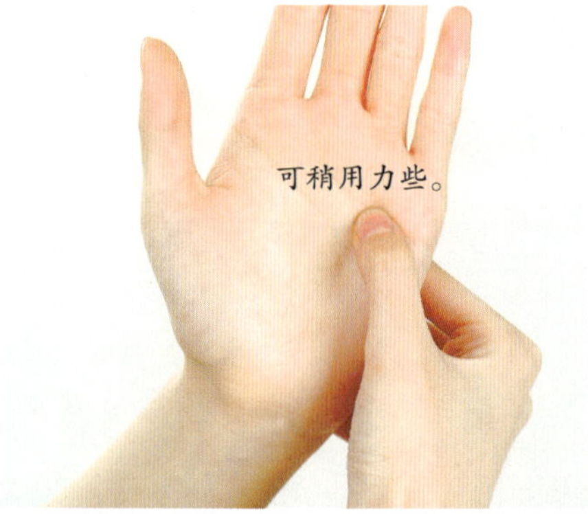

1 用拇指指腹推按心反射区，持续 3~5 分钟。可以调节内分泌，减轻更年期症状，缓解不良情绪。

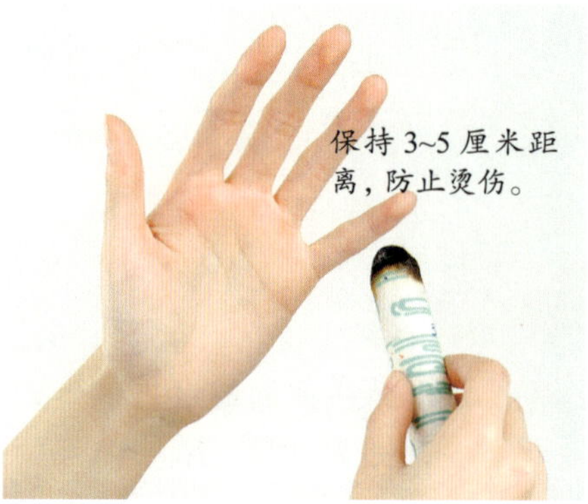

2 艾灸心经上的重要反应点肾点 7~15 分钟。

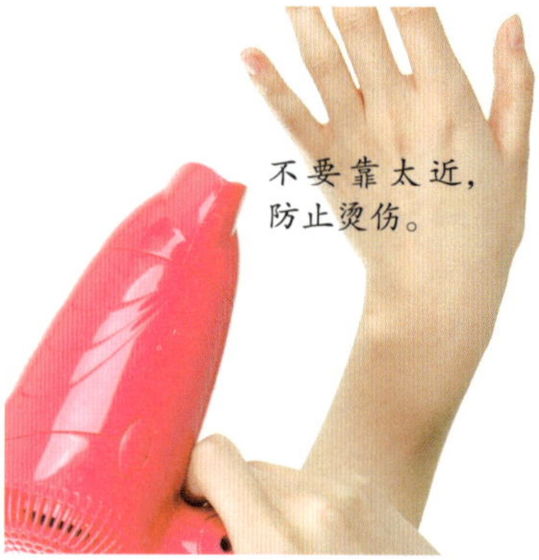

3 再配合艾灸三焦经起始穴关冲穴 7~15 分钟，用吹风机吹效果也很好。

耳部刺激 交感反射区、内生殖器反射区、神门反射区、内分泌反射区

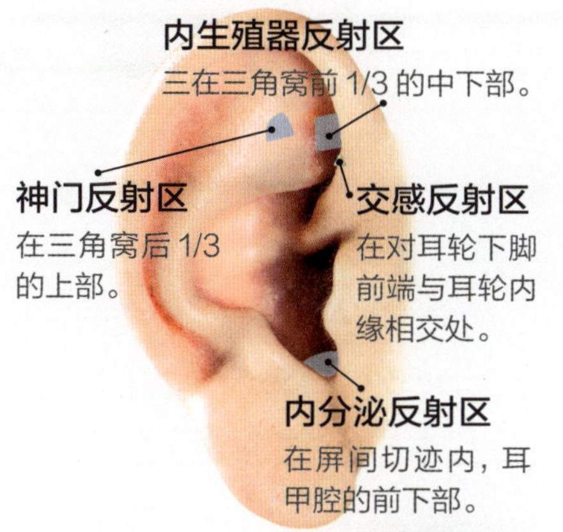

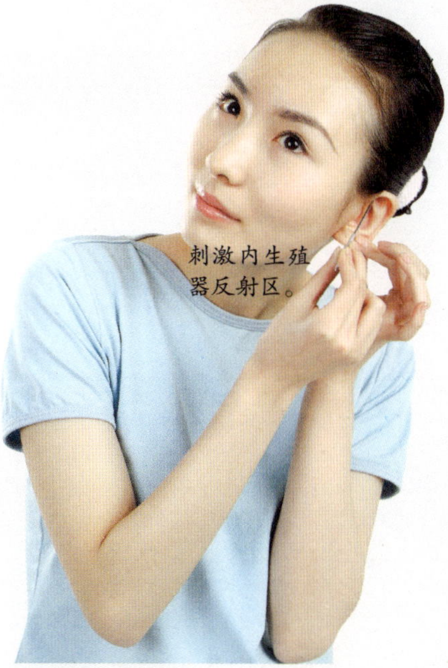

按摩方法

用手拇指、食指或按摩棒、发夹按揉内分泌、交感、内生殖器、神门反射区，直至反射区胀痛、耳廓上出现灼热感为止。每穴一两分钟，每日 3~5 次。

足部按摩 涌泉穴、三阴交穴

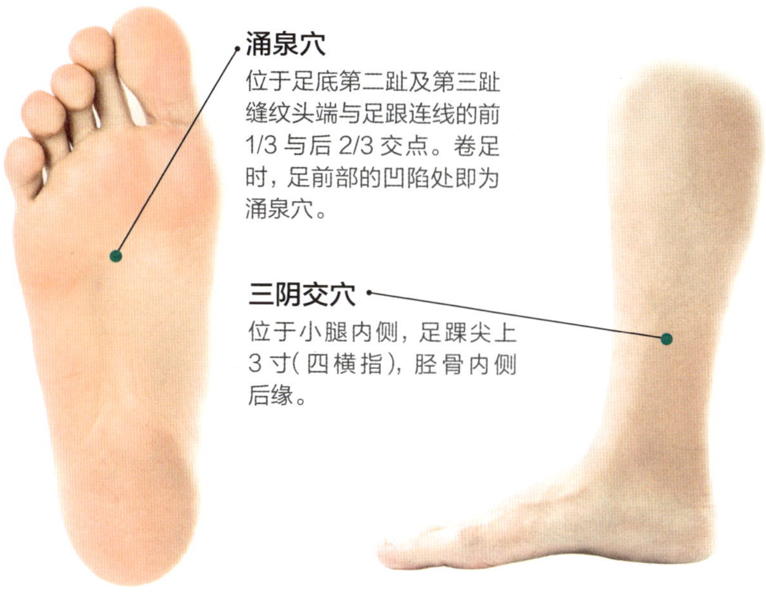

按摩方法

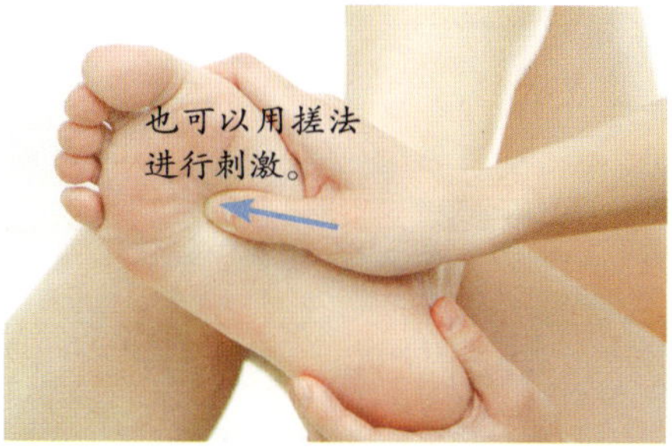

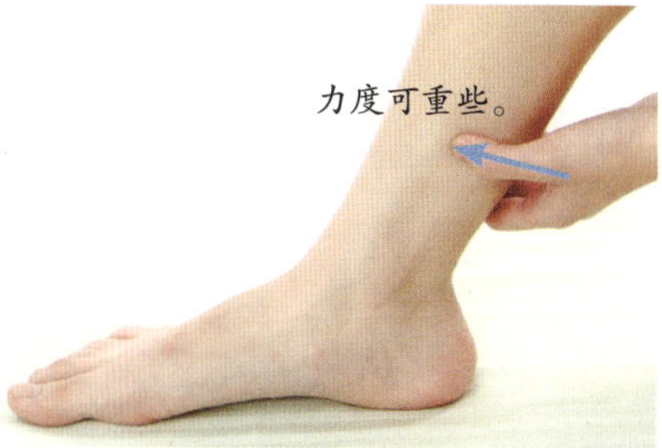

1 用拇指指腹反复强烈刺激涌泉穴 7~15 分钟。

2 再配合按摩或艾灸三阴交穴 7~15 分钟。症状较轻的女性，用吹风机的温风刺激穴位即可。

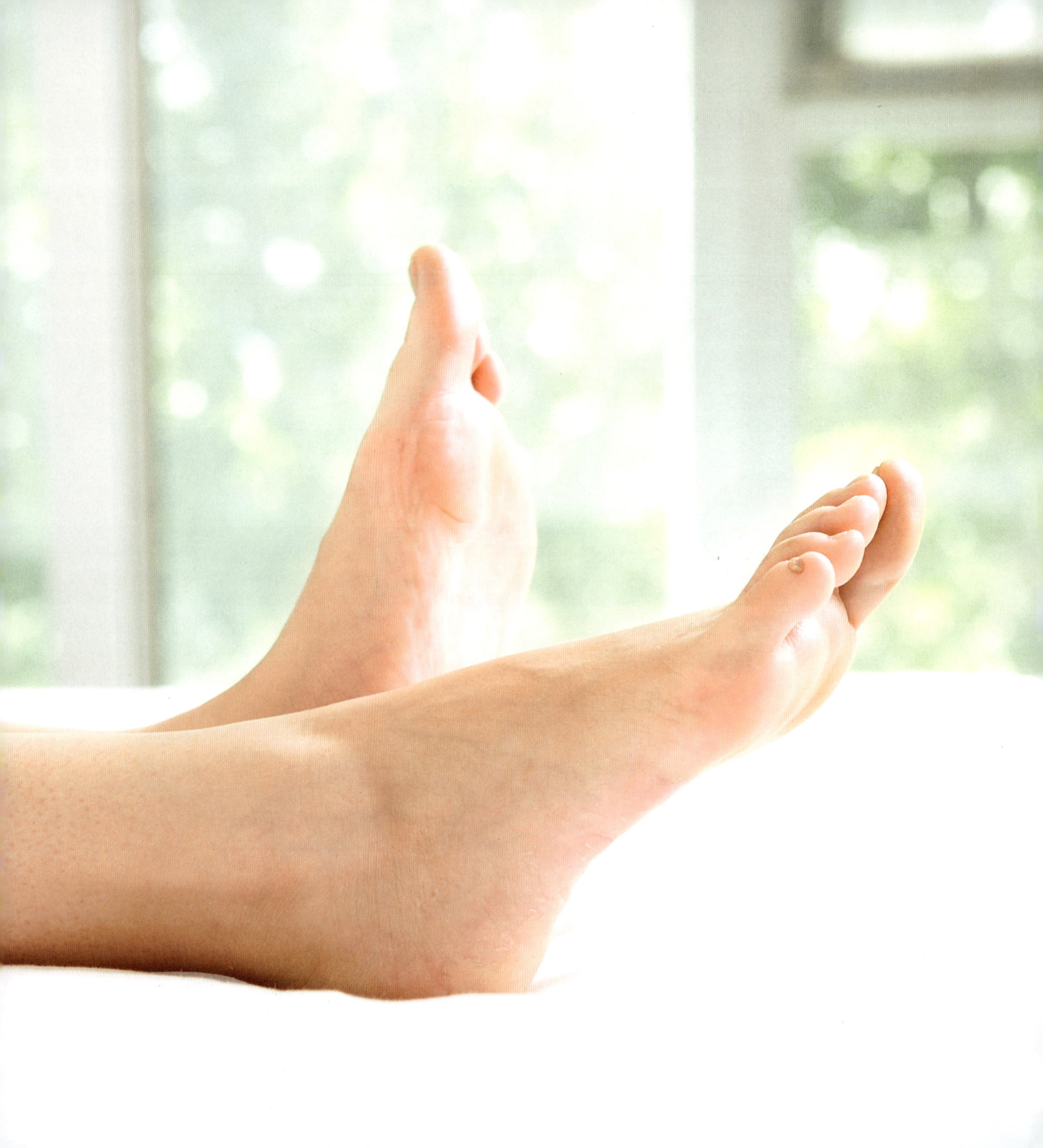

PART 5
日常保健按摩篇

消除疲劳 调和脾胃

养心安神 减肥瘦身

疏肝解郁

排毒养颜 强肾生精

消除疲劳按摩法

疲劳可能是由于强烈的体力劳动或者脑力劳动造成的，也可能由精神紧张等因素导致。一般性的身体疲劳经过充分的睡眠休息即可恢复，但如果长期处于疲劳状态，势必会导致一系列其他病症。通过简易的手耳足按摩法，可以帮助快速消除疲劳，恢复精神和活力。

手部按摩 大脑反射区、劳宫穴

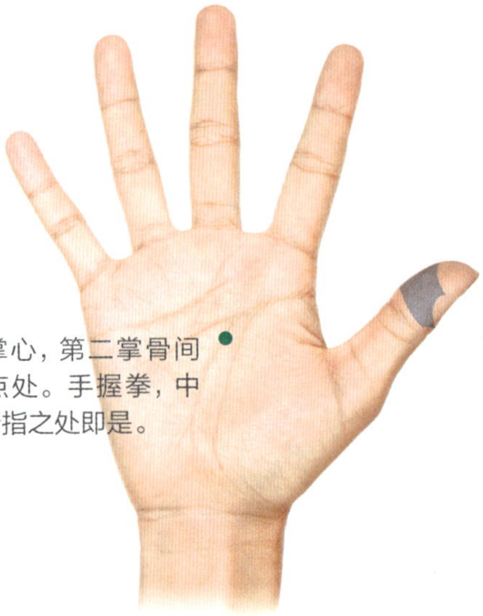

劳宫穴

位于手掌心，第二掌骨间隙之中点处。手握拳，中指指尖所指之处即是。

大脑反射区

双手掌侧，拇指指腹全部。

按摩方法

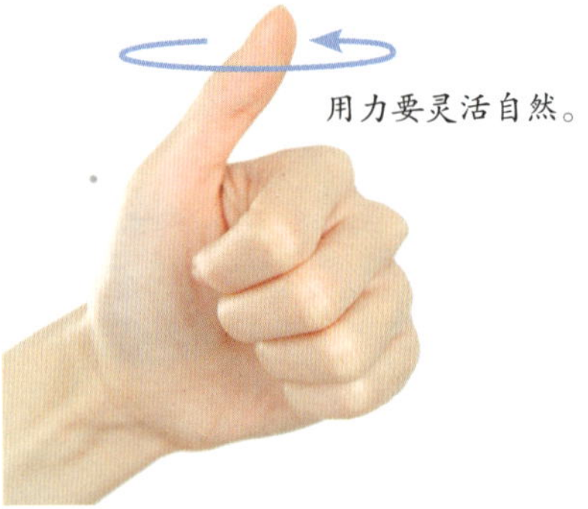

1 让大拇指做 360 的旋转，尽量做画圆运动，顺时针、逆时针各 1 分钟。此动作刺激拇指上的大脑、垂体、颈项及甲状腺等反射区，能增强神经、肌肉的耐劳作性。

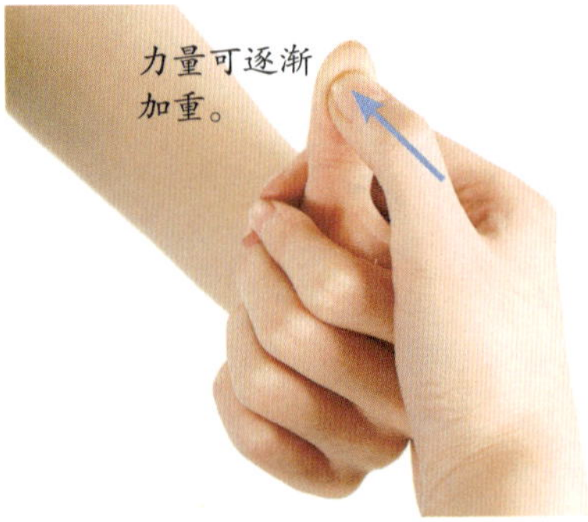

2 用拇指指腹掐揉大脑反射区，力度在能忍耐的情况下尽量重，反复掐揉 3 分钟，可以补气益血，抗疲劳。

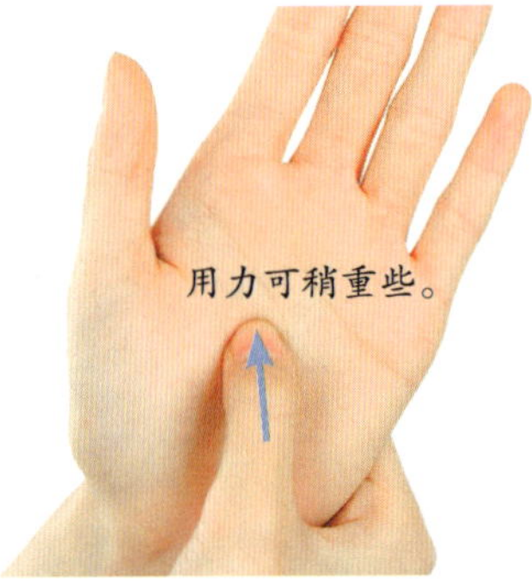

3 用一只手的大拇指来按摩另一只手上的劳宫穴 3 分钟，每天 2 次，交替进行，对于改善过度疲劳非常有帮助。

耳部刺激 全耳腹背、耳尖

按摩方法

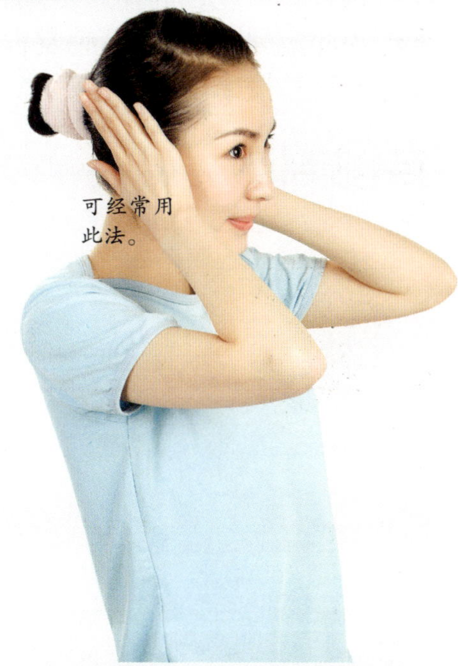

1 双手掌心摩擦发热后，按摩耳廓腹面。再将耳廓向前折，按摩背面，每面反复按摩五六次，使全耳发热、发红，长期坚持，效果显著。

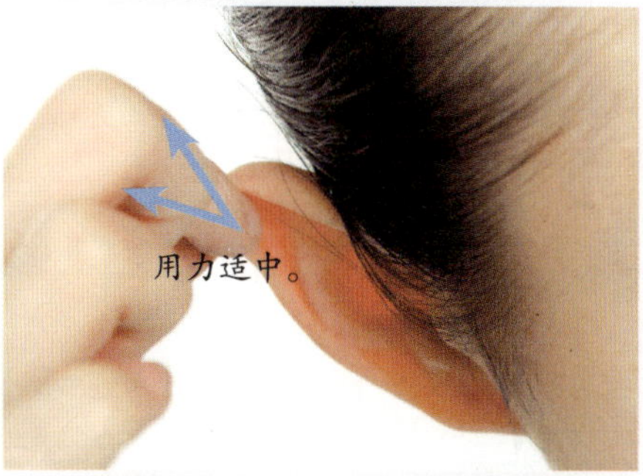

2 用双手拇指和食指夹捏耳廓尖端，向上揪、揉、捏、摩擦，使局部发热、发红，反复这样做 20 次左右。

足部按摩 涌泉穴

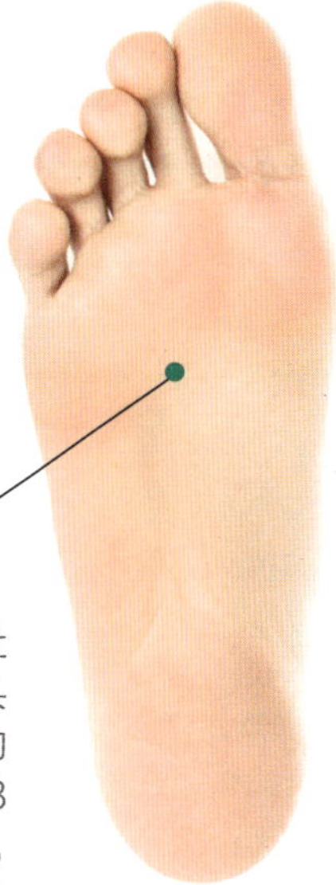

涌泉穴

位于足底第二趾及第三趾缝纹头端与足跟连线的前 1/3 与后 2/3 交点。卷足时，足前部的凹陷处即为涌泉穴。

按摩方法

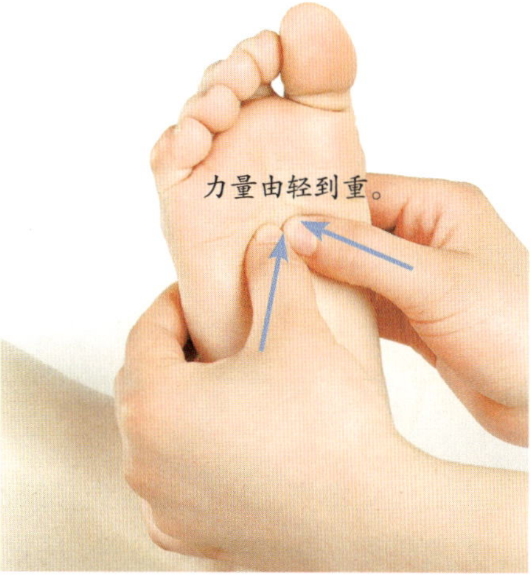

1 用大拇指点揉涌泉穴，力道在能承受的程度下尽量加重，点揉 5 次左右，换另一只脚，双脚交替进行。如果使用刺激棒、核桃或者高尔夫球，按摩效果更好。

一试就灵的小方法

伸展运动：双臂向前抬起，略高于肩，手心朝下，用力伸展，然后将手掌上翻，反复翻动 5 次，双臂放下。将动作连续做几次，可以伸展手臂到肩部的肌肉，促进血液循环，消除手臂的疲劳。

后弯腰：经常向后弯腰可防止腰部疲劳和腰疼。坐在低靠背的椅子上，双手握紧，抬起双臂向后伸展，同时头部后仰、挺胸，身体尽量向后弯，在做动作的同时进行深呼吸。保持这种姿势进行 5 次深呼吸后，恢复原状，反复做几次，腰部疲劳就会得到缓解。

温水浴：进行温水淋浴是一种简单易行的消除疲劳的方法。温水浴可以促进全身的血液循环，调节血流，加强新陈代谢，有利于机体内营养物质的运输和排泄废物的排除。进行温水浴时，水温以 42±2℃ 为宜，时间为 10~15 分钟，不要超过 20 分钟。

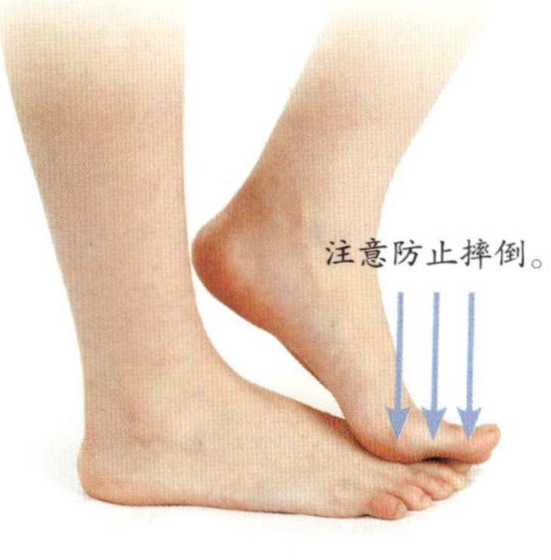

2 用一脚踩踏另一脚的脚趾，略用力，稍停之后继续踩踏。踩踏 5 次，换另一脚，双脚交替进行。此法可以消除疲劳、精神紧张，还可以锻炼腿部、腰部肌肉。

调和脾胃按摩法

人每天摄取的营养物质必须通过胃肠进行消化吸收，这些营养物质是人赖以生存的物质基础。身体上和精神上的压力过重时，胃神经会受到刺激，引起胃周围平滑肌层的急剧收缩，从而感觉胃痛。这种症状若不及时调整，就会进一步恶化为胃部疾病。通过手耳足的简易按摩可以健胃活脾。

手部按摩 胃脾大肠区反射区、三间穴、手三里穴

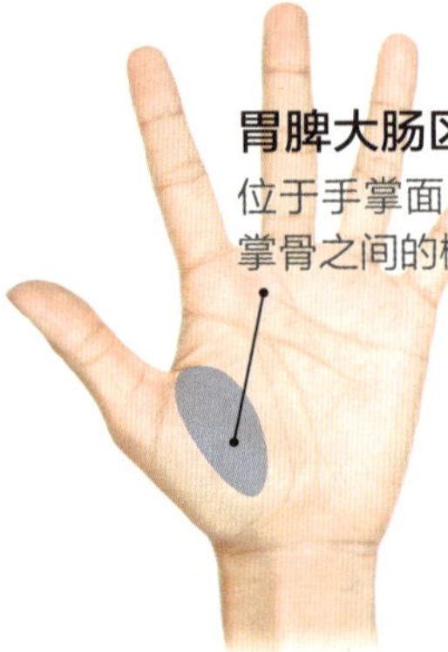

保健按摩方法

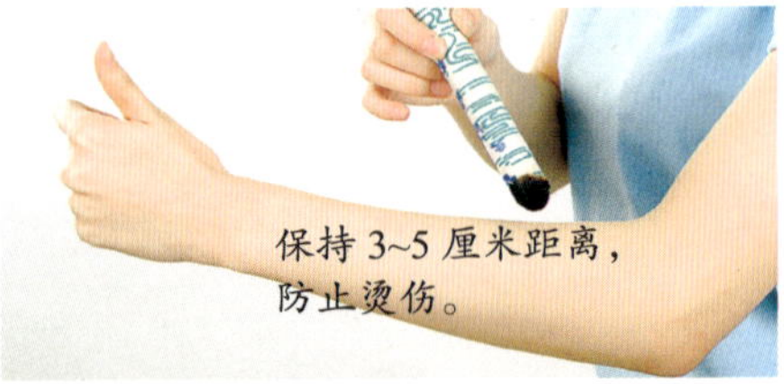

1 用艾条刺激手三里穴 10~15 分钟。妇女在经期时不宜使用此法。

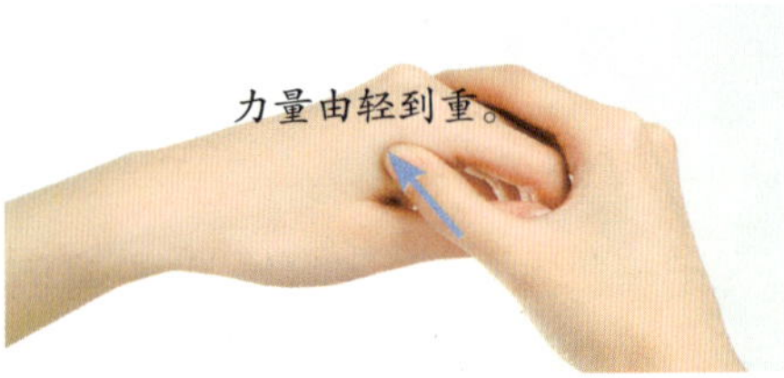

2 用拇指点按三间穴，力度尽量加重，按压 5 次以上，稍停，再继续反复按压，持续 3 分钟。

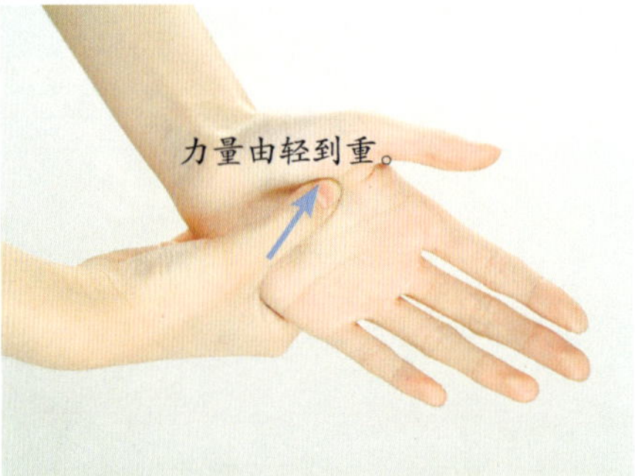

3 每天用拇指指腹揉按胃脾大肠区，力度略重，每次持续 5 分钟，每日 3 次。坚持练习，体质也会渐渐增强。

耳部刺激 全耳

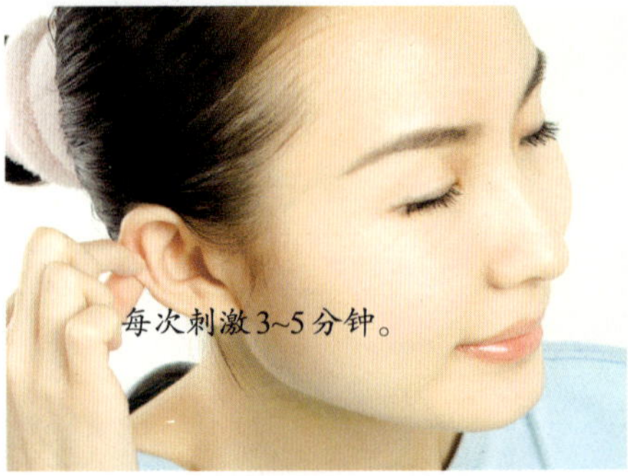

1 食指自三角窝开始，向耳甲艇、耳甲腔处按摩，重点按耳甲艇，手法轻柔，用力均匀。按摩耳甲艇可改善消化系统及泌尿系统疾病，按摩耳甲腔能防治心、肺及呼吸道疾病。

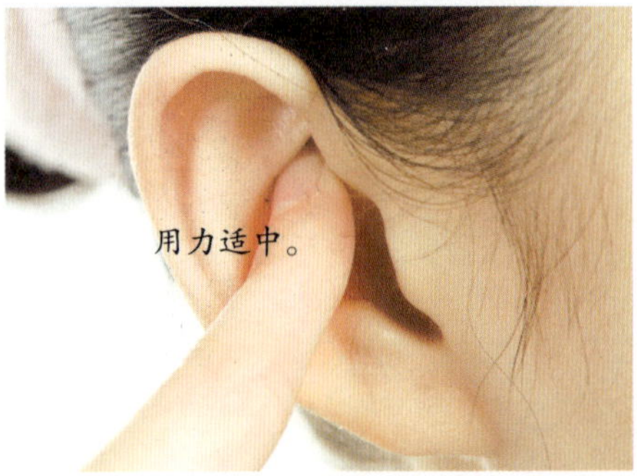

2 用食指、拇指分别揉捏耳轮、耳屏、耳垂，直到感觉发热为止，每次按摩 2 分钟，每日两三次，可治疗全身疾病、补肾、美容、健身。

足部按摩 胃反射区、胰反射区、十二指肠反射区、直肠及乙状结肠反射区、肝反射区、胆囊反射区、肾反射区、输尿管反射区、膀胱反射区

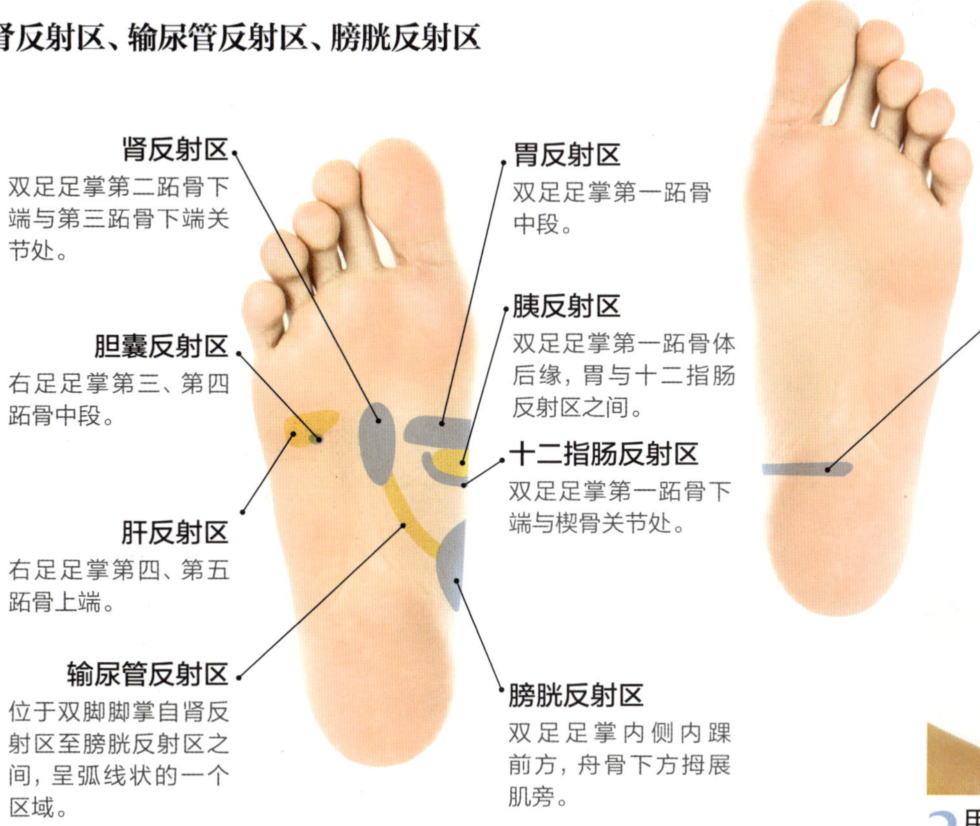

按摩方法

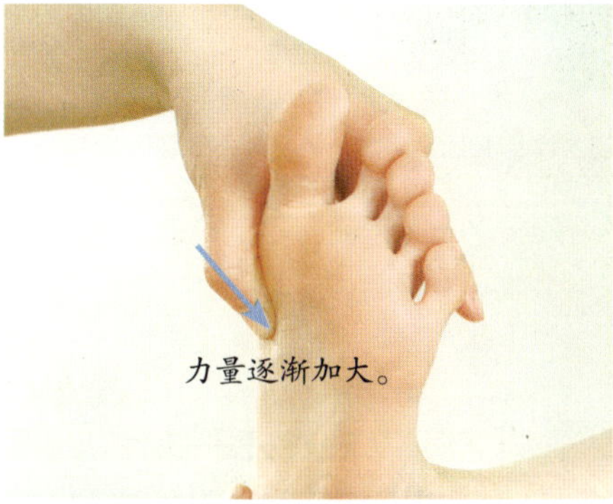

1 用拇指指腹按揉胃、胰、十二指肠等反射区各 1 分钟。按摩时力度尽量加重，以能感觉到按摩部位的酸胀为益。

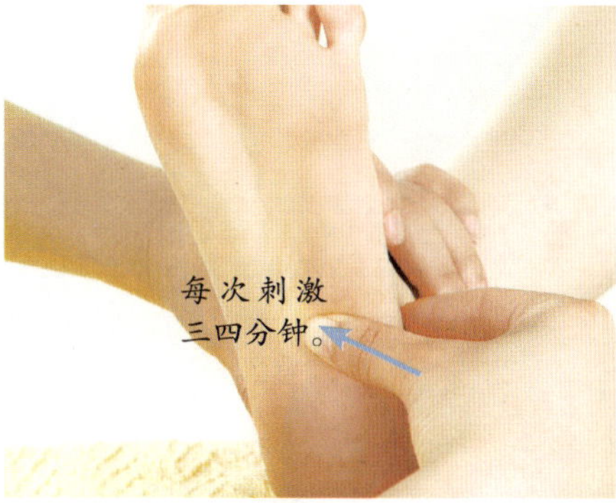

2 用拇指指腹按揉直肠及乙状结肠反射区三四分钟，力度适中，可帮助脾胃进行正常的消化。

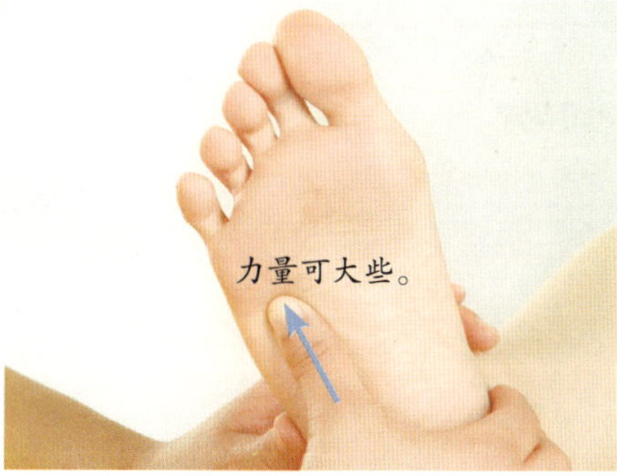

3 用拇指指腹按揉肝、胆囊等反射区各 2 分钟，力度尽量加大。坚持按摩，有益于增强脾胃的消化功能。

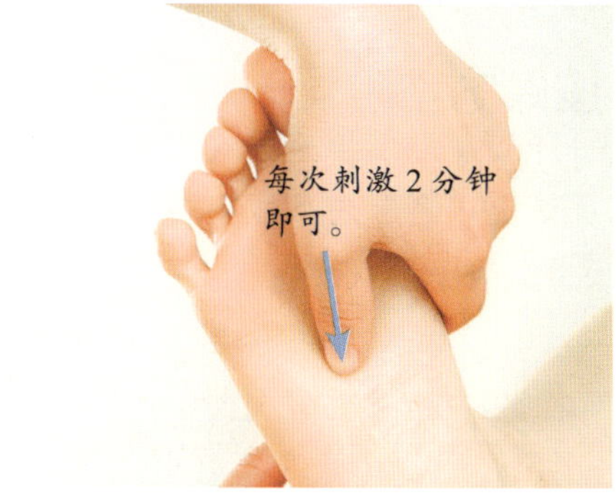

4 用拇指指腹按揉肾、输尿管、膀胱等反射区各 2 分钟，力度适中。可以增强泌尿系统功能，加速代谢废物的滤出、分泌和排泄。

养心安神按摩法

古人曰“ 体壮曰健，心怡曰康”，可见身体的健康并不是健康的全部，养身固然重要，但修养身心在生活节奏日益加快的现代社会显得更为重要。以下是一些简易可行的手耳足按摩办法，能够起到养心安神、愉悦身心的功效。

手部按摩 少商穴、少冲穴、劳宫穴

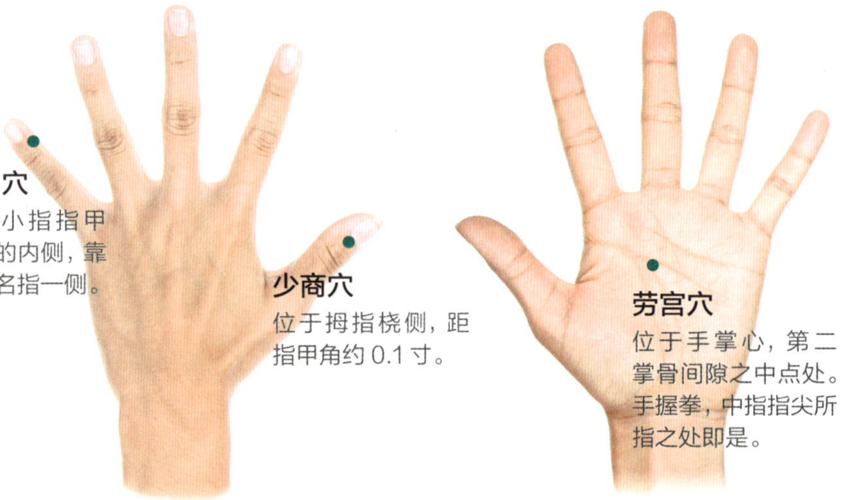

按摩方法

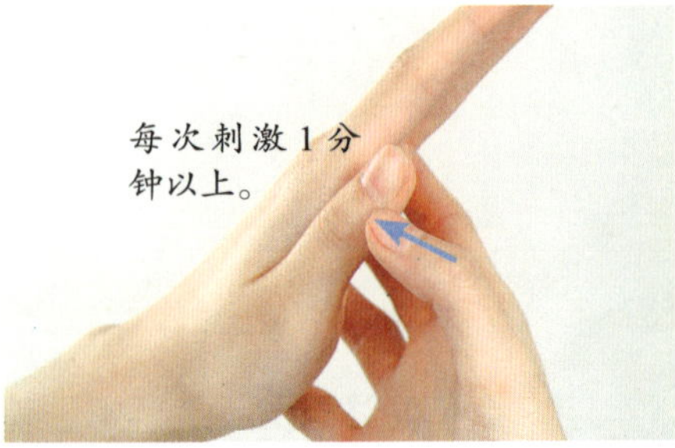

1 用拇指按揉少商穴、少冲穴，力度适中，各连续按揉 1 分钟以上，可以缓解紧张情绪，宁心安神。

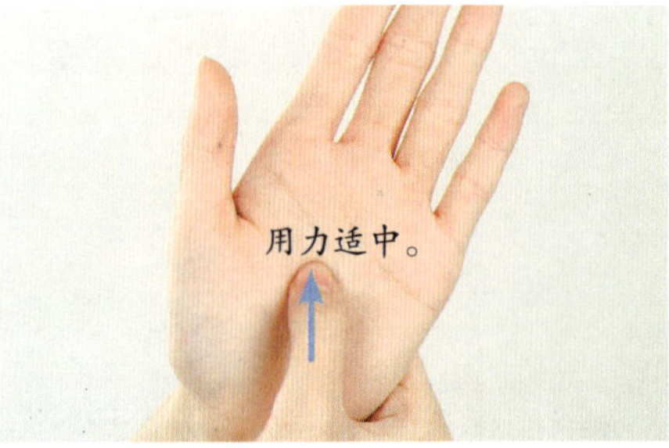

2 用拇指按揉劳宫穴，力度适中，连续按揉 1 分钟以上，可以缓解紧张情绪，宁心安神。

耳部刺激 神门反射区、心反射区、皮质下反射区

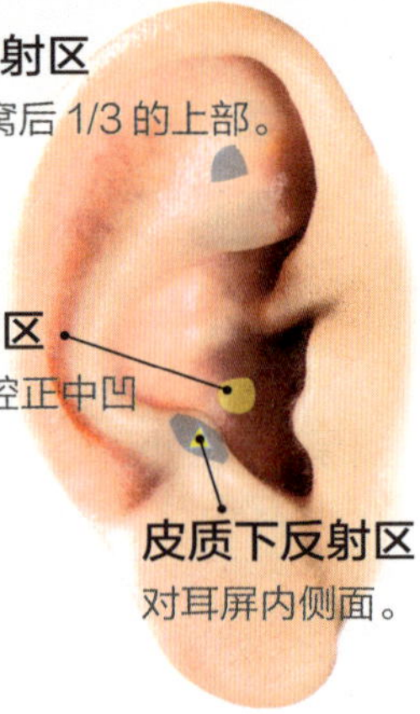

按摩方法

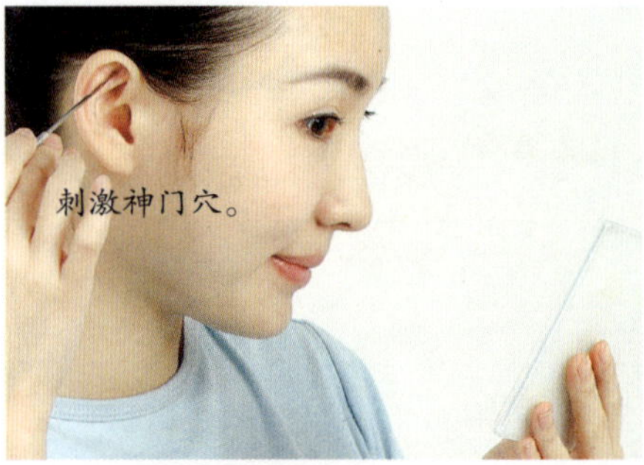

自己可以对着镜子操作，一手取按摩棒依次对准神门、心、皮质下反射区，以适中的力度进行按摩，每反射区按摩一两分钟。

足部按摩 心反射区、肾反射区、行间穴

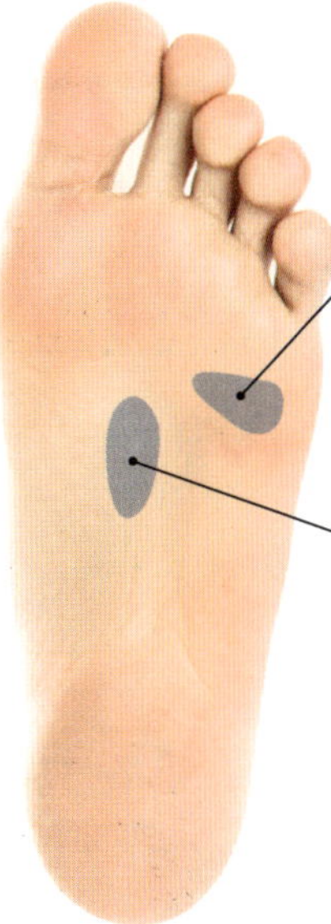

心反射区

左足足掌第四、第五跖骨上端。

肾反射区

双足足掌第二跖骨下端与第三跖骨下端关节处。

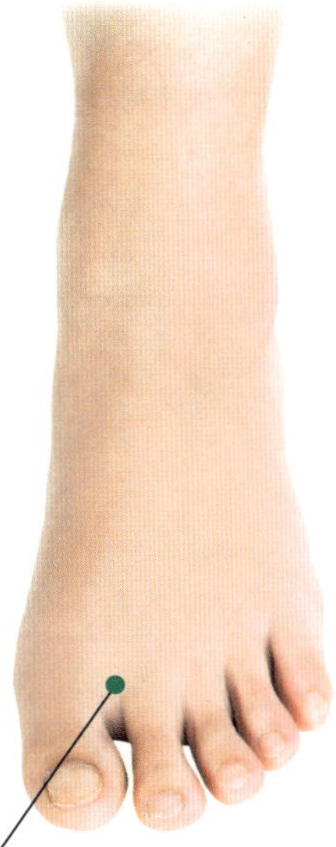

行间穴

位于足背第一趾与第二趾之间，趾蹼缘的后方赤白肉际处。

一试就灵的小方法

深呼吸：当人们的情绪紧张时，心跳会加速，通过深呼吸可以调节呼吸的频率，从而缓解紧张情绪。所以当感觉到情绪开始紧张或者焦躁时，做几个深呼吸，对于缓解压力、消除焦虑、宁心安神很有帮助。

按摩方法

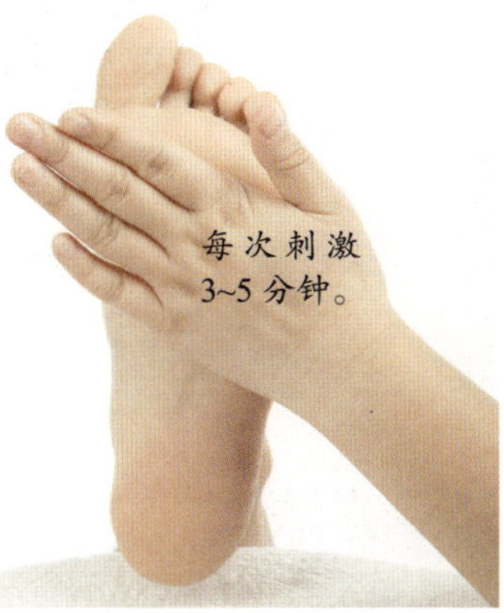

1 以手掌擦摩足底的心反射区，用力均匀，力度适中，反复按摩揉擦，直至手掌或足底发热为最佳，睡前按摩效果更好。

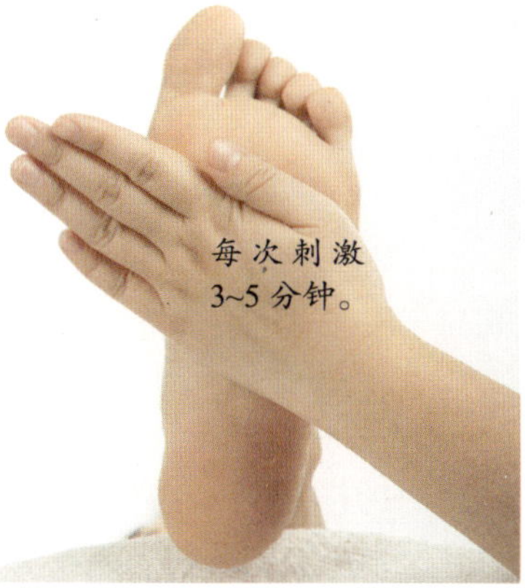

2 以手掌擦摩足底的肾反射区，用力均匀，力度适中，反复按摩揉擦，直至手掌或足底发热为最佳，睡前按摩效果更好。

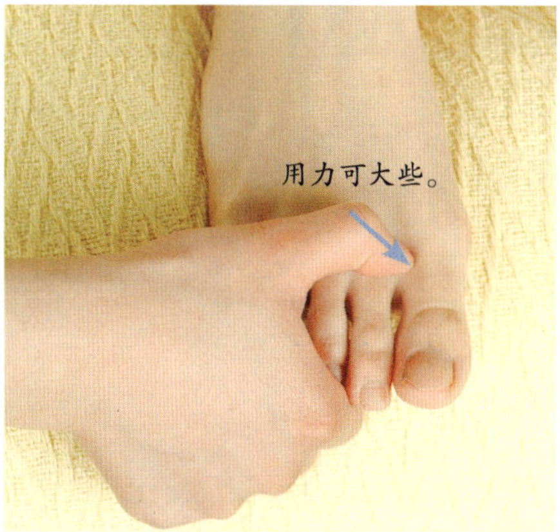

3 心神不宁也常与肝经有关，通过转动大拇趾或直接用拇指尖端刺激位于肝经的行间穴，可以稳定情绪，宁静心神。

疏肝解郁按摩法

抑郁的情绪如果不能得到及时缓解，演变为重度抑郁，将影响到正常工作、生活，甚至引发自杀。下面介绍一些简易可行的手足耳按摩方法，可以起到舒肝解郁、调节身心的效果。

手部按摩 肝反射区

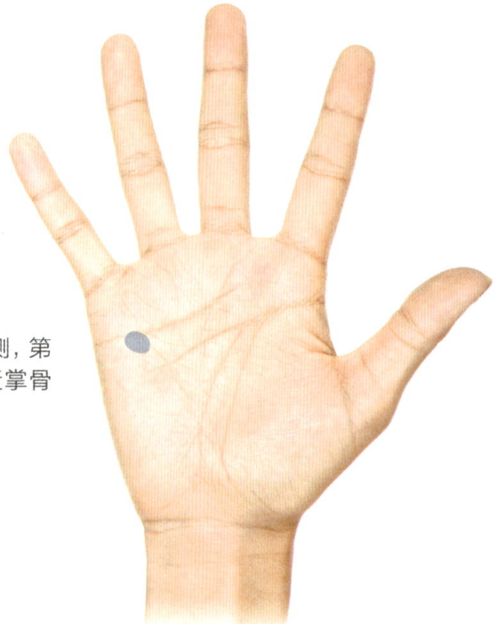

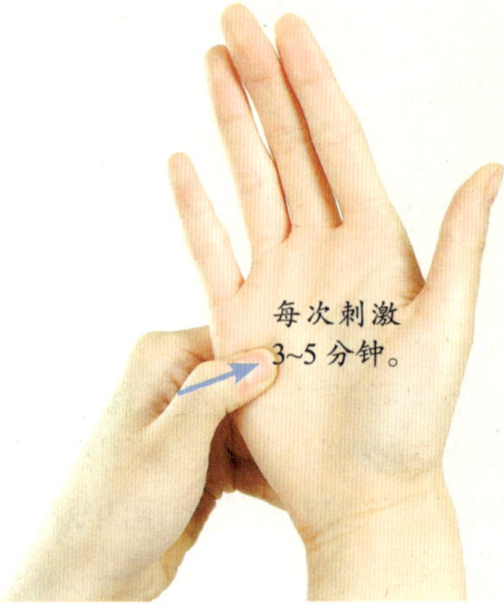

按摩方法

用拇指与食指捏住右手手掌部的肝反射区，按摩时力度尽量加重，但注意不要擦伤皮肤，以能感觉到按摩部位的酸胀为宜。依此法经常按摩肝反射区，可以缓解焦躁易怒的情绪。

耳部刺激 神门反射区、心反射区、肝反射区、脾反射区、皮质下反射区

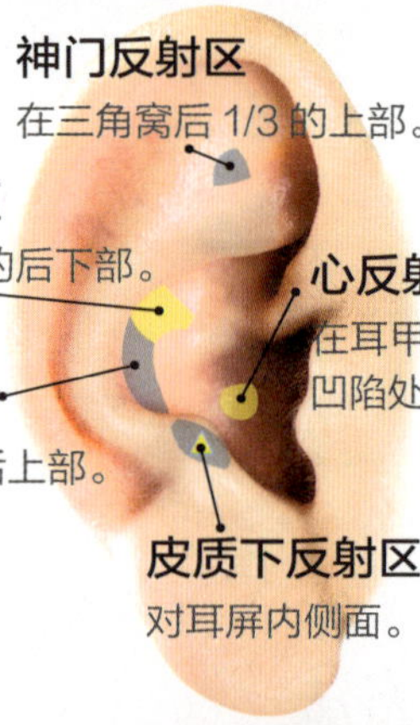

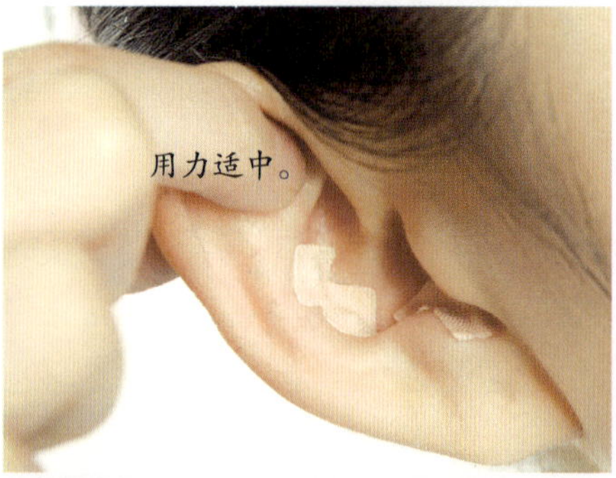

按摩方法

用医用酒精棉球对所选穴位处进行消毒，然后用0.5厘米见方的医用胶布，将小米粒压贴于上述耳穴。各穴处捏压30秒左右，耳部有热痛感为止，保留压贴物。

足部按摩 肝反射区、胆囊反射区、腹腔神经丛反射区、肾反射区、输尿管反射区、膀胱反射区

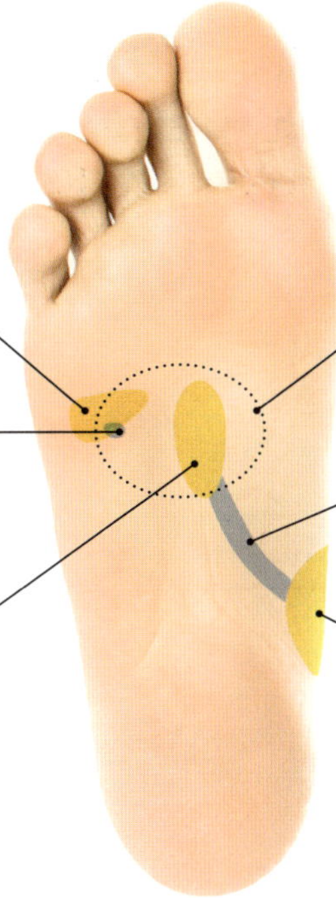

按摩方法

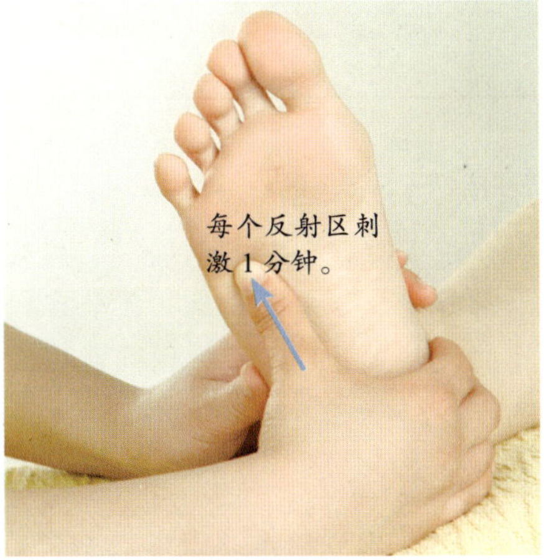

1 拇指指腹点揉肝、胆囊反射区1分钟，每天3次。坚持按摩可以增强肝脏功能，治疗肝脏、胆囊的病症以及失眠、惊恐不宁等。

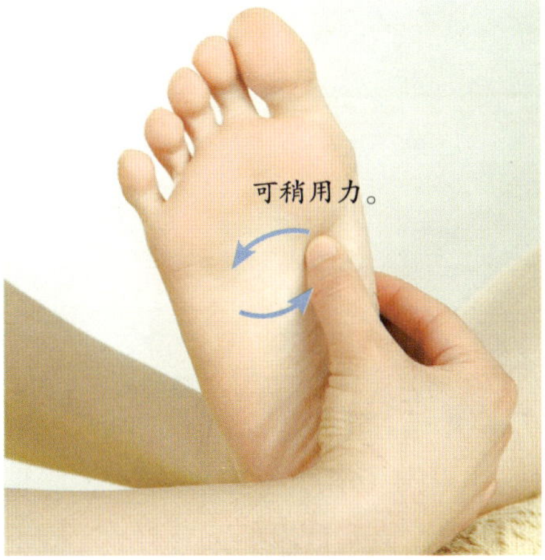

2 用大拇指指腹揉按腹腔神经丛反射区1分钟，每天3次。对胃肠神经官能症、肠功能紊乱及更年期综合征等有很好的治愈作用。

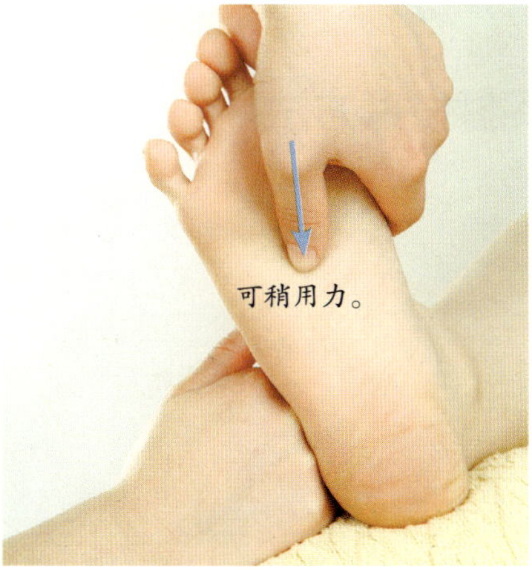

3 用大拇指指腹连续揉按肾、输尿管、膀胱等反射区各1分钟，每天3次，可增强泌尿系统功能，加速代谢废物的滤出、分泌和排泄。

强肾生精按摩法

中医认为，肾藏精，主生长、发育、生殖。肾气亏耗，藏精不足，就会出现腰膝酸软，男性阳痿早泄、头昏耳鸣，女子月经不调、不孕，儿童发育迟缓、智力低下。所以一个人身体是否健壮，与肾功能的强弱密切关联，强肾也成为日常保健一个重要方面。下面介绍的简易可行的手足耳按摩办法，能够起到滋补肾气的作用。

手部按摩 肾点、命门点

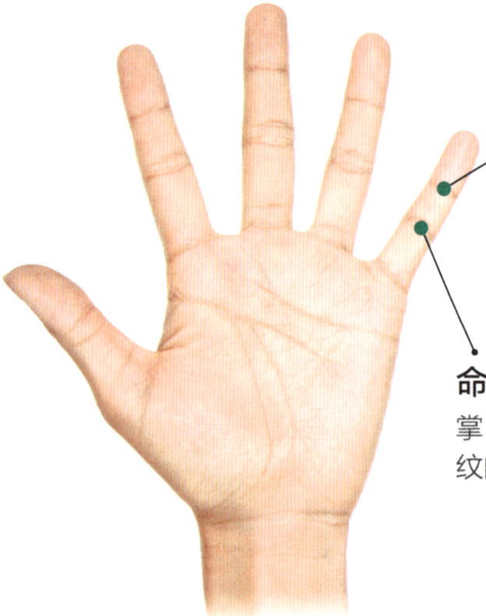

保健按摩方法

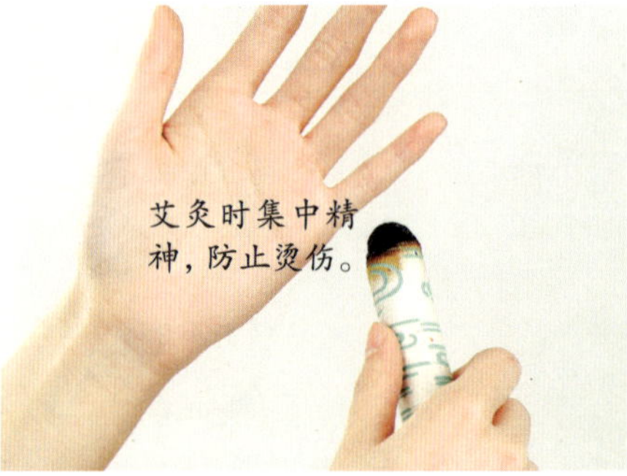

1 用艾炷刺激命门点 2 分钟，每日做 10~20 次，对阳痿、遗精和腰痛有非常好的疗效。

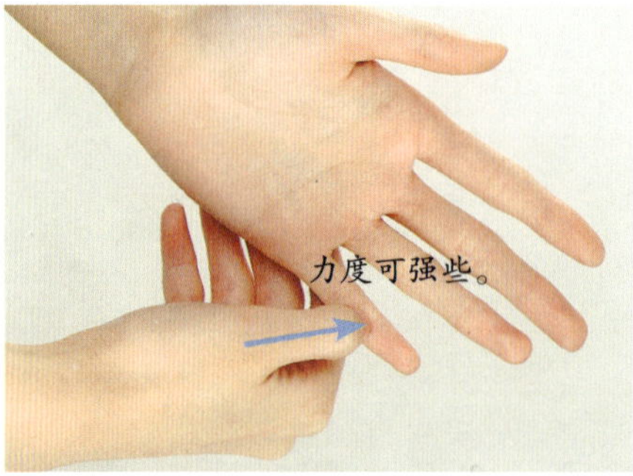

2 用拇指指腹按压肾点，力度略大，以感觉胀痛为益，每日做 10~20 次，每次 2 分钟，可以有效缓解遗尿、尿频和肾病等病症。

耳部刺激 耳轮

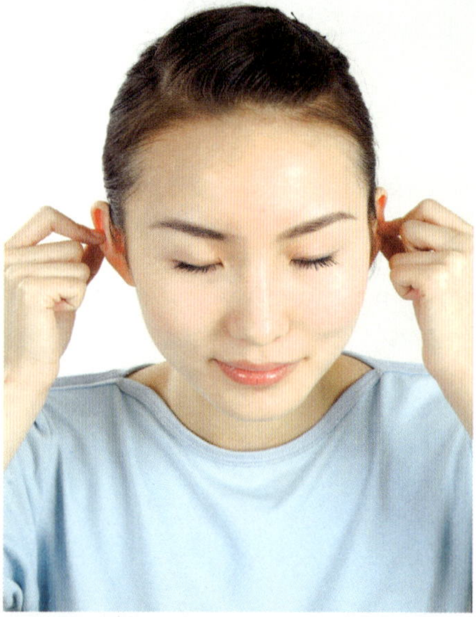

按摩方法

双手握成空拳，用拇指和食指，沿耳轮上、下来回推摩，直至耳轮充血发热为止，能够起到强肾生精的作用。

足部按摩 大脑反射区、颈部反射区、甲状腺反射区、肾反射区、生殖腺反射区

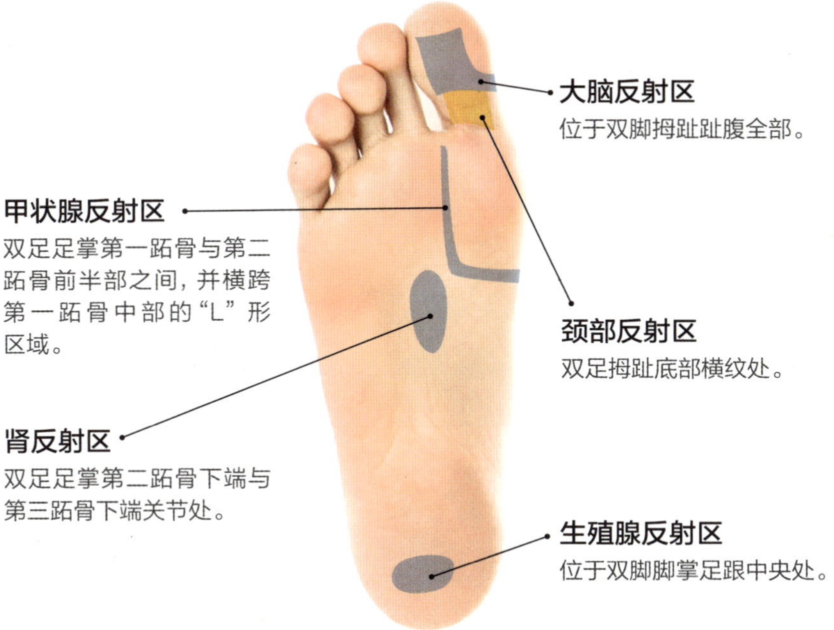

按摩方法

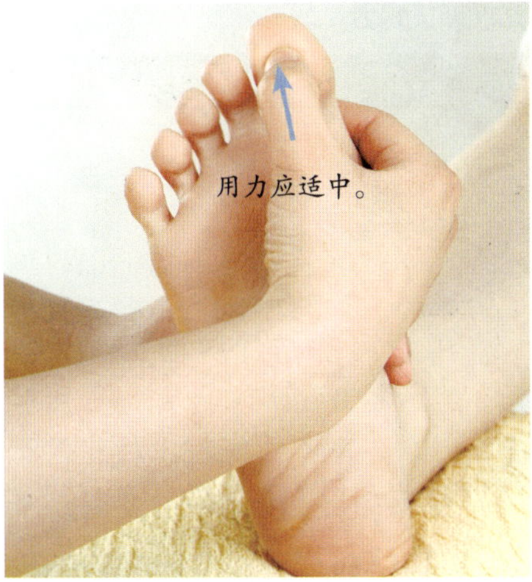

1 用拇指指腹点按大脑反射区 2 分钟，动作有节奏，用力均匀，力度适中，可减轻精神压力。

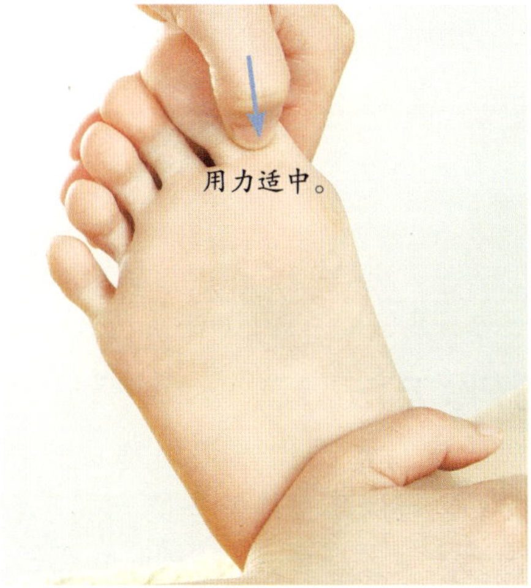

2 用拇指指腹点按颈部反射区 2 分钟，动作有节奏，用力均匀，力度适中，可减轻精神压力。

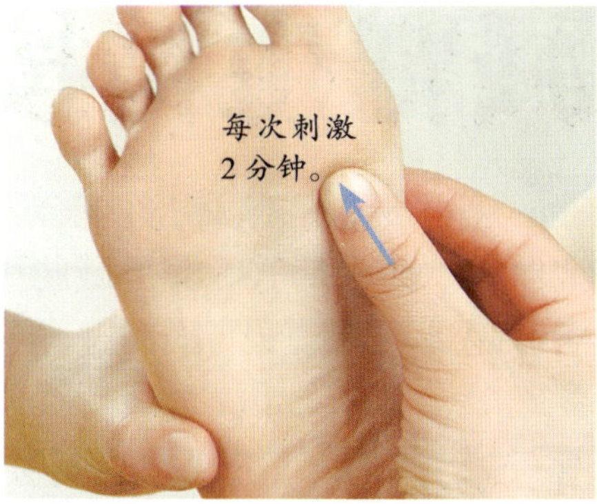

3 用拇指指腹点按甲状腺反射区各 2 分钟，动作有节奏，用力均匀，力度适中，可减轻精神压力。

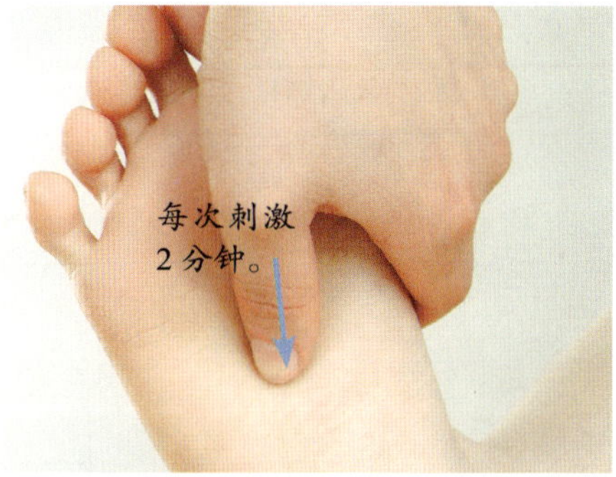

4 揉按肾反射区约 2 分钟，手法轻柔缓慢，可以增强泌尿系统的排泄功能，有助于将体内有毒物质及代谢产物排出体外。

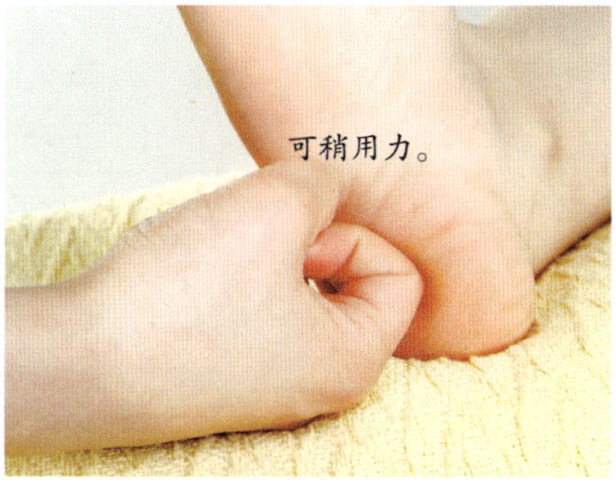

5 用食指第二关节点按生殖腺反射区，动作均匀连续，力度适中，每次连续点按 5 次，持续 2 分钟，可增精益髓、补肾壮阳。

减肥瘦身按摩法

肥胖不仅影响体形的美观，更严重的是，由肥胖引发的各种疾病如高血脂、高血压、冠心病、脑血栓、糖尿病等，都是威胁生命健康的“无形杀手”。以下是一些简易可行的手足耳按摩方法，能够起到减肥瘦身的作用。

手部按摩 胃脾大肠区反射区

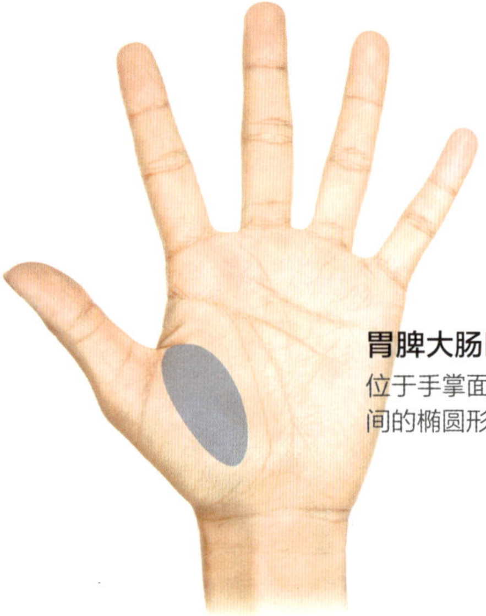

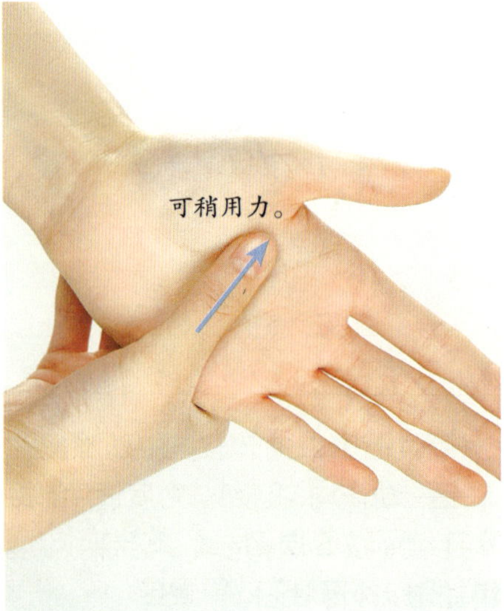

按摩方法

用食指和拇指用力掐该反射区，也可用牙签或发夹的末端来刺激。力度要尽量大，持续时间要长，直到感觉肿胀疼痛为止。注意一定要用强刺激，否则会起到相反效果。

耳部刺激 交感反射区、脾反射区、神门反射区、肺反射区

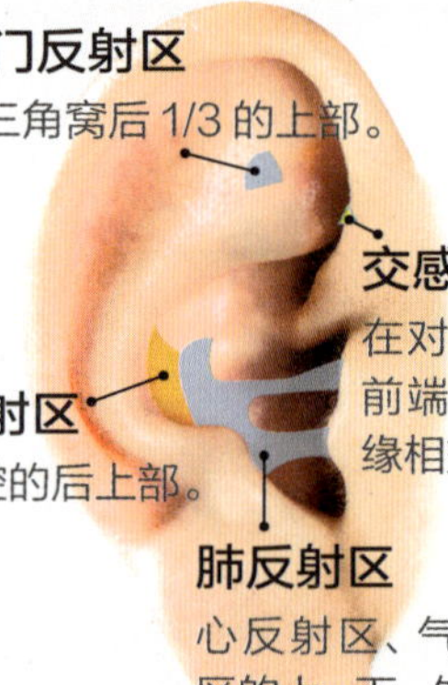

按摩方法

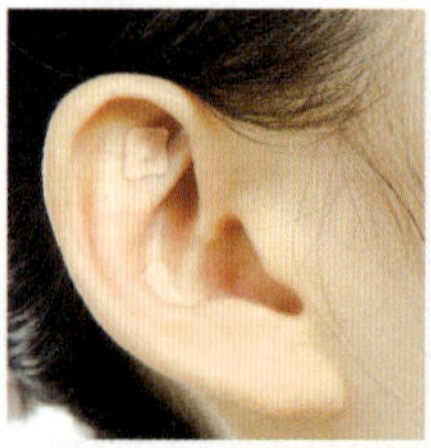

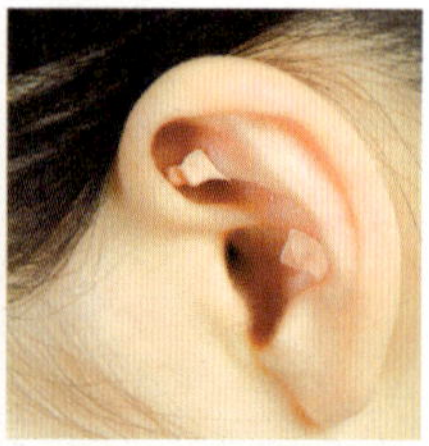

用医用酒精棉对选定部位消毒，然后用 0.5 厘米见方的医用胶布，将中药王不留行籽 1 粒压贴于第一组反射区（脾、神门）。每一处按压 30 秒左右，等耳部有热痛感停止，保留压贴物。

隔 1 天取第二组反射区（肺、交感），交替进行治疗。每次均于饭前变替按压 5 分钟交替进行治疗。

足部按摩 胃反射区、十二指肠反射区、横结肠反射区、肾反射区、输尿管反射区、膀胱反射区

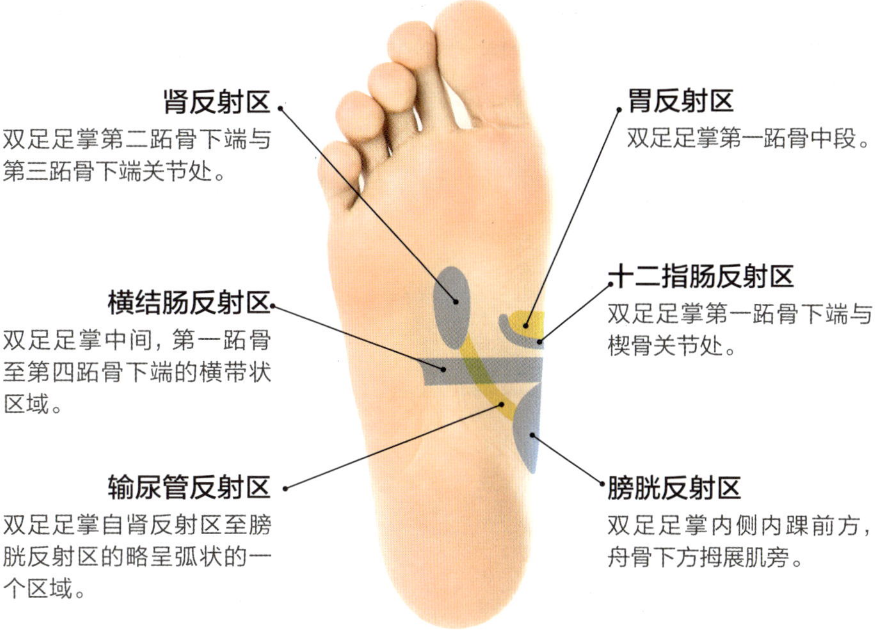

按摩方法

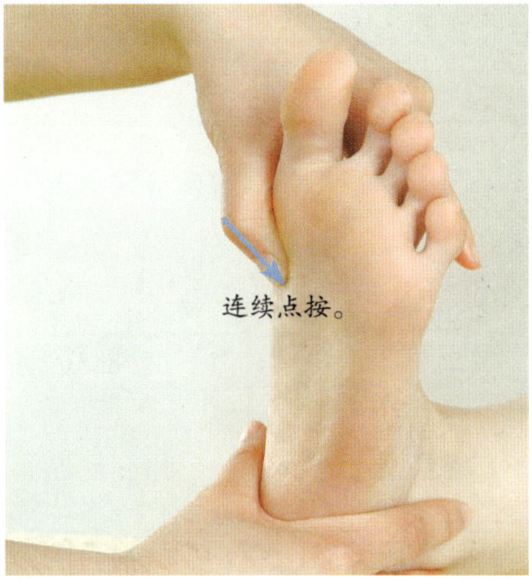

1 点按胃、十二指肠反射区，力度适中，每次连续点按 5 次，连续进行 3 分钟，可以调节自主神经系统，增强消化系统功能。

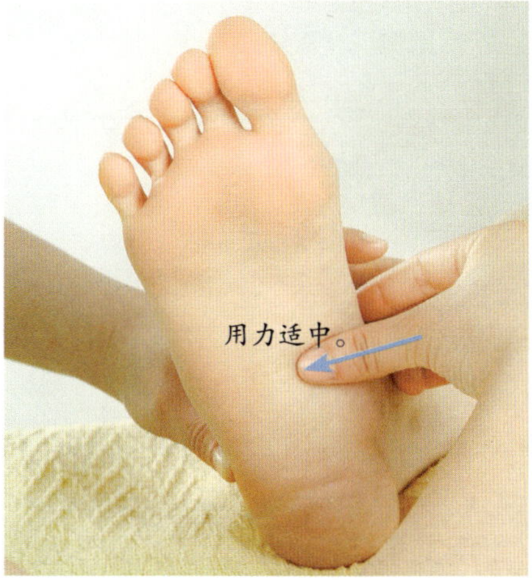

2 用一手拇指推摩横结肠反射区，手法轻柔缓慢，持续 3 分钟，可调节自主神经系统，消化系统的功能也会加强。

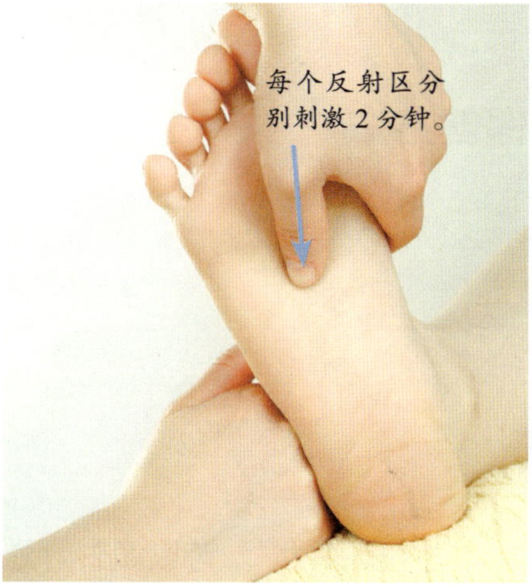

3 用拇指指腹推按肾、输尿管、膀胱等反射区各 2 分钟，动作连续均匀。可以增强泌尿系统功能。同时配合腹部按摩，效果更佳。

排毒养颜按摩法

爱美是女人的天性，美容养颜是女性永恒的话题。滋润的皮肤，就是指皮肤分泌出来的油脂和汗水被适当保存，刚好适于皮肤，使皮肤保持湿润的状态。要达到这样的状态，首先就要从胸部到腹部的内脏保持健康，身体内部的调节不容忽视。

手部按摩 关冲穴、阳池穴、命门点

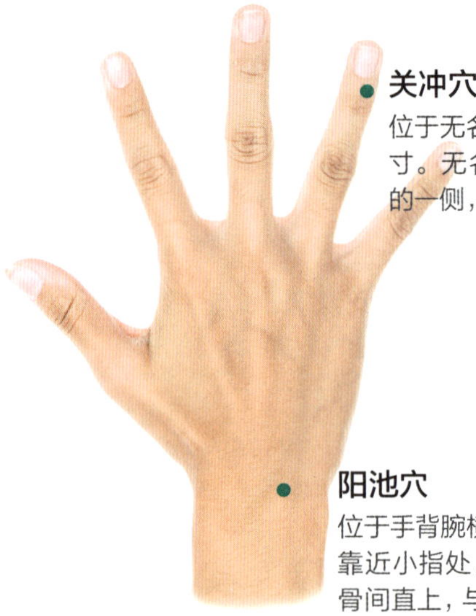

关冲穴

位于无名指尺侧，距指甲根角 0.1 寸。无名指指甲根部，靠近小指的一侧，即为关冲。

阳池穴

位于手背腕横纹的正中央稍微靠近小指处，于第三、第四掌骨间直上，与腕横纹交点处的凹陷中取穴即可。

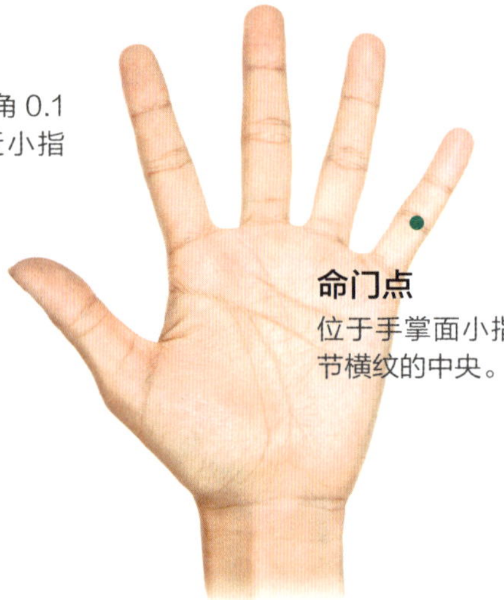

命门点

位于手掌面小指近端指关节横纹的中央。

保健方法

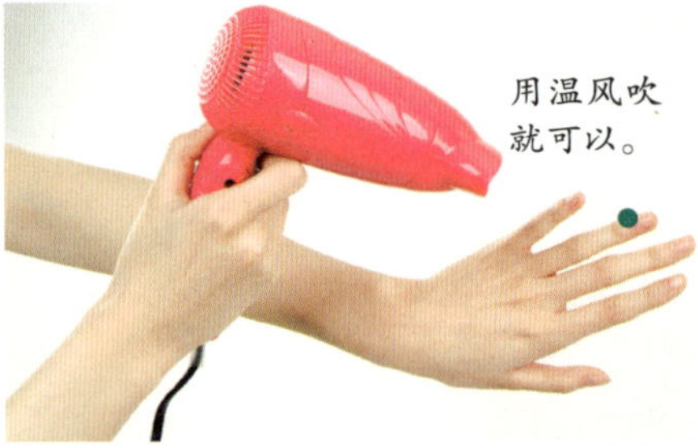

1 用艾条灸关冲穴，可以调节内分泌，有助于美容。刺激时不要太过强烈，稍感觉热就离开，刺激10~15 分钟即可。如果艾灸不方便，也可以用吹风机温风刺激。

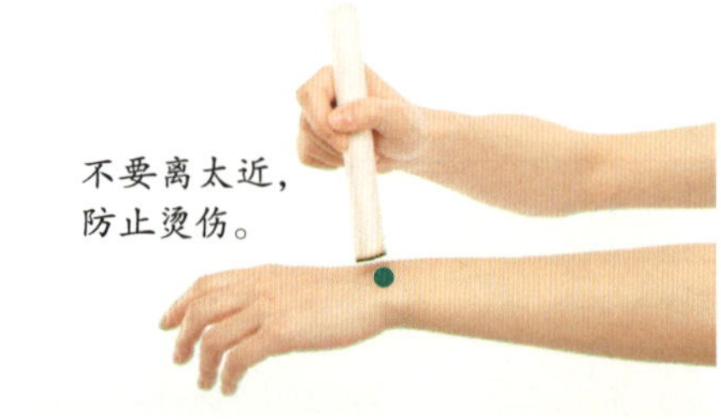

2 用艾条灸阳池穴，可以调节内分泌，有助于美容。刺激时不要太过强烈，稍感觉热就离开，刺激10~15 分钟即可。如果艾灸不方便，也可以用吹风机温风刺激。

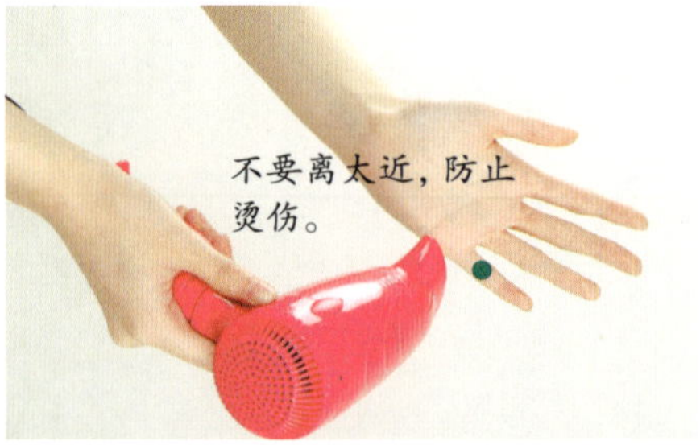

3 用艾条灸命门点，可以调节内分泌，有助于美容。刺激时不要太过强烈，稍感觉热就离开，刺激10~15 分钟即可。如果艾灸不方便，也可以用吹风机温风刺激。

耳部刺激 全耳

按摩方法

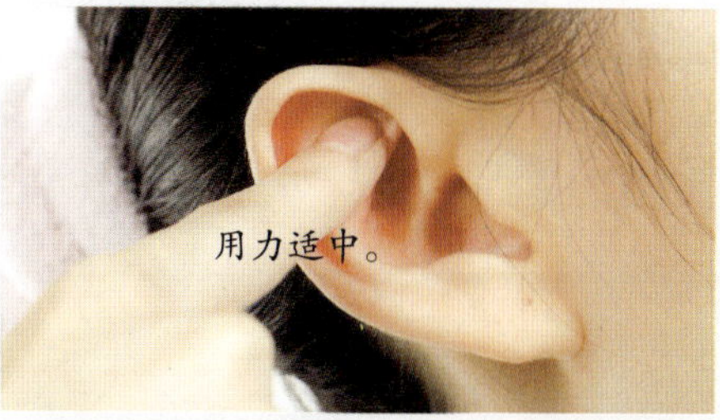

1 用食指从三角窝开始，向耳甲艇、耳甲腔处按摩，重点按摩耳甲艇处，手法宜轻柔，用力宜均匀。按摩耳甲艇对消化系统及泌尿系统的疾病有很大好处，按摩耳甲腔能防治心、肺及呼吸道疾病。

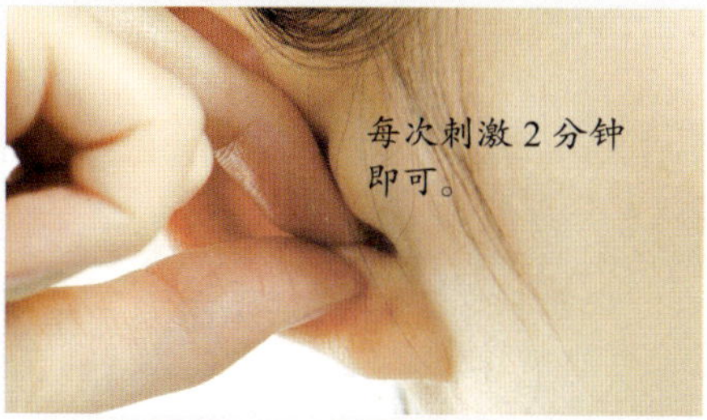

2 再以食指和拇指对耳屏和耳垂进行捏揉，动作轻柔，先上后下，反复按摩一段时间，直到感觉发热为止，能止痛、健脑、聪耳、补肾。

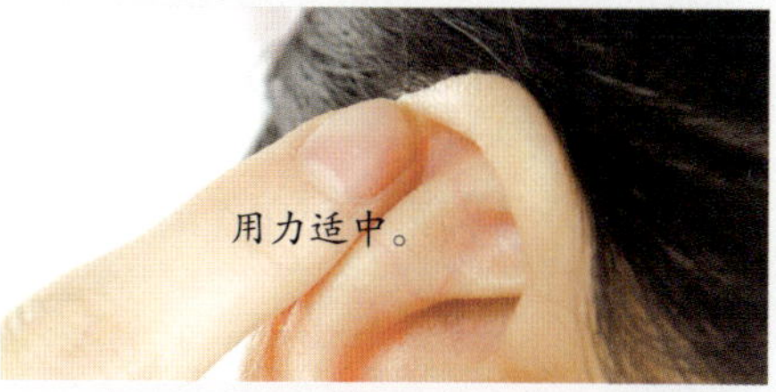

3 以食指沿对耳轮、耳轮上下来回按摩，直到耳轮充血发热为止。用力均匀，不要用力摩擦，以免擦伤。从步骤 1 开始，反复按摩 3~5 遍。

足部按摩 足临泣穴、足窍阴穴

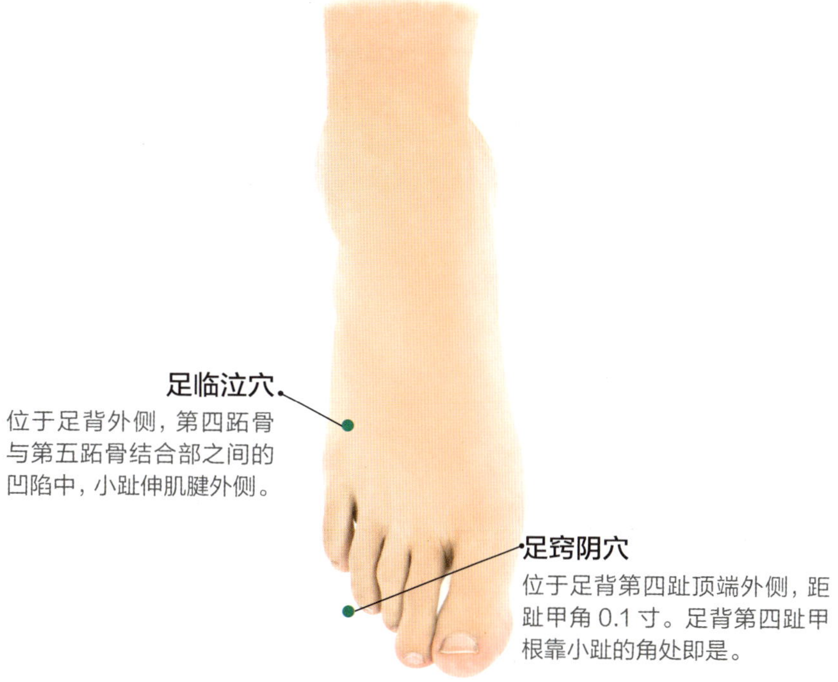

按摩方法

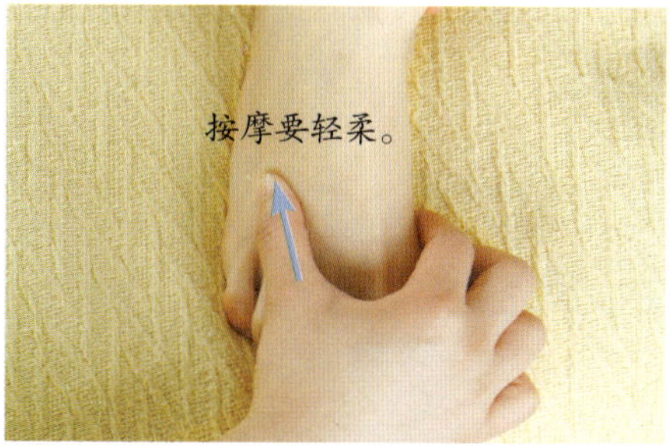

1 用拇指轻柔地按摩足临泣穴，直到穴位周围慢慢暖和起来，可美容养颜。

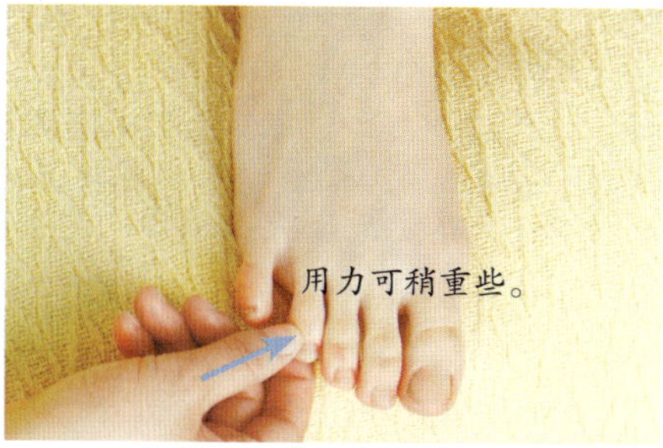

2 用拇指轻柔地按摩足窍阴穴，直到穴位周围慢慢暖和起来，可美容养颜。

图书在版编目（CIP）数据

手耳足简易按摩（畅销升级版）/王东坡主编. —北京：中国轻工业出版社，2024.1

ISBN 978-7-5019-9793-0

Ⅰ. ①手… Ⅱ. ①王… Ⅲ. ①手—按摩疗法（中医） ②耳—按摩疗法（中医） ③足—按摩疗法（中医） Ⅳ. ①R244.1

中国版本图书馆CIP数据核字（2014）第118488号

责任编辑：高惠京　张　弘
策划编辑：张　弘　　责任终审：李　洁　　封面设计：锋尚设计
版式设计：小芸芸　　责任校对：朱燕春　　责任监印：张京华

出版发行：中国轻工业出版社（北京鲁谷东街5号，邮编：100040）
印　　刷：北京博海升彩色印刷有限公司
经　　销：各地新华书店
版　　次：2024年1月第1版第4次印刷
开　　本：889×1194　1/20　印张：9
字　　数：208千字
书　　号：ISBN 978-7-5019-9793-0　定价：69.80元
邮购电话：010-85119873
发行电话：010-85119832　010-85119912
网　　址：http://www.chlip.com.cn
E-mail：club@chlip.com.cn
如发现图书残缺请与我社邮购联系调换
231937S2C104ZBQ